Antonio Leone • Fabio Martino

Imaging del rachide

Il vecchio e il nuovo

Springer

A cura di

ANTONIO LEONE
Dipartimento di Bioimmagini e Scienze Radiologiche
Università Cattolica del Sacro Cuore
Policlinico "A. Gemelli"
Roma

FABIO MARTINO
Unità Operativa di Radiologia
Azienda Ospedaliera Policlinico "Giovanni XXIII"
Bari

ISBN 978-88-470-0835-9 ISBN 978-88-470-0836-6 (eBook)

Springer fa parte di Springer Science+Business Media

springer.com

Layout di copertina: Simona Colombo, Milano
Impaginazione: XMedium srl, Monticello Brianza (Lecco)
Stampa: Printer Trento Srl, Trento

Springer-Verlag Italia S.r.l., Via Decembrio 28, I-20137 Milano

Presentazione

Nell'ambito della patologia muscolo-scheletrica lo studio del rachide rappresenta sicuramente un elemento di estrema importanza sia per la frequenza sia per l'estrema varietà delle cause scatenanti la sintomatologia. Quest'ultima infatti spesso non è specifica e viene pertanto identificata con il generico termine "lombalgia".

È ben presente, quindi, da un lato il risvolto sociale di tale patologia, vista l'estrema diffusione, dall'altro la difficoltà ad inquadrare le diverse cause scatenanti.

L'imaging rappresenta, nelle varie fasce di età, una tappa fondamentale nella codificazione delle diverse patologie ed è quindi indispensabile che sia la componente medica, cui spetta l'inquadramento terapeutico, sia quella a cui tocca l'importante compito di formulare una diagnosi abbiano dei riferimenti nello stabilire il corretto iter diagnostico e nell'individuare le alterazioni eventualmente presenti con le varie metodiche diagnostiche.

Pur con alcune carenze peraltro veniali (la traumatologia da sport per esempio), il testo che qui presento risponde in modo estremamente didattico ed esaustivo al compito di fornire al clinico radiologo gli elementi diagnostici fondamentali per una corretta conduzione tecnica e un'esaustiva valutazione diagnostica.

Ampio è lo spettro coperto dai vari capitoli, dalla valutazione in età di accrescimento alla patologia flogistica, degenerativa e tumorale, tutti trattati in modo completo con ricca e ottima iconografia.

Vengono trattati, inoltre, altri importanti campi diagnostici: alcuni, come quello della densitometria, per ribadire l'importanza della valutazione dell'osteoporosi, ed altri estremamente nuovi, come la RM in carico e la sempre più importante componente interventistica, per rappresentare il clinico radiologo come protagonista *primus inter pares* nella valutazione e nel trattamento.

Non ultima, scaturisce dalla lettura dei capitoli l'opinione sempre più diffusa che trattare la patologia del rachide non sia appannaggio di singole branche specialistiche ma debba sempre di più diffondersi fra tutti gli specialisti dell'area radiologica, visto l'alto numero di esami che vengono richiesti ed eseguiti.

Complimenti, quindi, ai curatori dell'opera, che hanno riunito quanto oggi di meglio fornisce il "panorama" dei clinici radiologi specialisti in campo muscolo-scheletrico nel descrivere e rappresentare le diverse componenti della patologia e dell'imaging vertebrale.

Ritengo quindi che il presente testo sia non solo interessante come lettura di approfondimento, ma anche e soprattutto come "compagno" di lavoro nell'attività quotidiana.

Torino, 11 febbraio 2008

Professor Carlo Faletti
Direttore
Dipartimento di Diagnostica per Immagini
A.S.O. C.T.O. / Maria Adelaide
Torino

Presentazione

Con piacere pongo all'attenzione dei radiologi, ortopedici e neurochirurghi il volume *Imaging del rachide* edito dai Dottori Fabio Martino e Antonio Leone. Merito degli Autori è l'aver focalizzato in ogni capitolo, in maniera sintetica ma chiara, l'anatomia morfologica, correlandola all'eziopatogenesi della malattia.

Altrettanto grande pregio è quello di aver sempre collocato al primo posto delle indagini la radiologia tradizionale, considerando tomografia assiale computerizzata (TAC) e risonanza magnetica nucleare (RMN) ulteriori necessari approfondimenti della prima, e trovando una corretta collocazione della moderna radiologia interventistica all'interno nell'ambito diagnostico terapeutico.

L'iconografia, che, per un testo di radiologia, è l'aspetto più apprezzato, è completa e particolarmente curata dagli autori e dall'editore. Il giovane specialista che lavora nell'ambito della colonna vertebrale apprezzerà l'impostazione metodologica dell'opera traendone grande utilità culturale, mentre quello più anziano potrà facilmente appropriarsi di quanto più aggiornato la scienza propone in questo settore.

Complimenti agli Autori ed in particolare al Dott. Fabio Martino, la cui competenza nel settore della radiologia muscolo scheletrica è ampiamente riconosciuta non solo a livello nazionale.

Bari, 13 febbraio 2008

Professor Giuseppe De Giorgi
Ordinario Ortopedia e Traumatologia
Università di Bari
Presidente Società Italiana di Chirurgia Vertebrale
GIS Gruppo Italiano Scoliosi
Bari

INDICE

Elenco degli Autori

CARLINA V. ALBANESE
Dipartimento di Scienze Radiologiche
Università degli Studi di Roma
"La Sapienza"
Policlinico "Umberto I"
Roma

UGO ALBISINNI
Servizio di Radiologia e Diagnostica
per Immagini
Istituti Ortopedici Rizzoli
Bologna

GIOVANNI C. ANSELMETTI
Unità di Radiologia Interventistica
Istituto per la Ricerca
e Cura del Cancro (IRCC)
Candiolo (TO)

DOMENICO BARBUTI
Dipartimento Immagini
Ospedale "Bambino Gesù"
Roma

ANTONIO BARILE
Dipartimento di Diagnostica
per Immagini
Università degli Studi dell'Aquila
L'Aquila

MASSIMILIANO BRAINI
Unità Clinico-Operativa di Radiologia
Università degli Studi di Trieste
Ospedale di Cattinara
Trieste

ROBERTO CAUDANA
Unità Operativa di Diagnostica
per Immagini
Azienda Ospedaliera "C. Poma"
Mantova

MARCO CIRILLO
Dipartimento di Bioimmagini
e Scienze Radiologiche
Università Cattolica del Sacro Cuore
Roma

ALESSANDRO M. COSTANTINI
Dipartimento di Bioimmagini
e Scienze Radiologiche
Università Cattolica del Sacro Cuore
Roma

MARIA A. COVA
Unità Clinico-Operativa di Radiologia
Università degli Studi di Trieste
Ospedale di Cattinara
Trieste

Primo A. Da Olio
Servizio di Radiologia
Centro di Chirurgia Ortopedica
Oncologica
Istituto Ortopedico "G. Pini"
Milano

Rosanna De Amicis
Dipartimento di Diagnostica
per Immagini
Università degli Studi dell'Aquila
L'Aquila

Daniele Diacinti
Dipartimento di Scienze Radiologiche
Policlinico "Umberto I"
Roma

Maria V. Di Fabio
Dipartimento di Diagnostica
per Immagini
Università degli Studi dell'Aquila
L'Aquila

Francesco Di Pietto
Dipartimento di Diagnostica
per Immagini A.O.R.N.
Ospedale "A. Cardarelli"
Napoli

Mauro Gallazzi
Servizio di Radiologia
Centro di Chirurgia Ortopedica
Oncologica
Istituto Ortopedico "G. Pini"
Milano

Massimo Gallucci
Dipartimento di Diagnostica per
Immagini
Università degli Studi dell'Aquila
L'Aquila

Piero G. Garbagna
Servizio di Radiologia
Centro di Chirurgia Ortopedica
Oncologica
Istituto Ortopedico "G. Pini"
Milano

Giacomo Garlaschi
Istituto di Radiologia
Università degli Studi di Genova
Genova

Roberto Izzo
U.O.C. di Neuroradiologia A.O.R.N.
Ospedale "A. Cardarelli"
Napoli

Ernesto La Paglia
Dipartimento di Radiodiagnostica e
Radiologia Interventistica
Ospedale "SS. Antonio e Biagio
e C. Arrigo"
Alessandria

Antonio Leone
Dipartimento di Bioimmagini e
Scienze Radiologiche
Università Cattolica del Sacro Cuore
Roma

Alessandro Luzzati
Unità Operativa di Ortopedia e
Traumatologia
Ospedale di Cremona
Cremona

Luca Macarini
Dipartimento di Scienze Chirurgiche
Radiodiagnostica Universitaria
Azienda Ospedaliera-Universitaria
OO.RR. Foggia
Foggia

Fabio Martino
Unità Operativa di Radiologia
Ospedale "Giovanni XXIII"
Azienda Ospedaliera Policlinico
Bari

Carlo Masciocchi
Dipartimento di Diagnostica
per Immagini
Università degli Studi dell'Aquila
L'Aquila

Rosa Masi
Dipartimento di Diagnostica
per Immagini
Università degli Studi dell'Aquila
L'Aquila

Paola Milillo
Dipartimento di Scienze Chirurgiche
Radiodiagnostica Universitaria
Azienda Ospedaliera-Universitaria
OO.RR. Foggia
Foggia

Enrico Motta
Unità Operativa di Diagnostica per
Immagini
Azienda Ospedaliera "C. Poma"
Mantova

Silvana Muscarella
Dipartimento di Scienze Chirurgiche
Radiodiagnostica Universitaria
Azienda Ospedaliera-Universitaria
OO.RR. Foggia
Foggia

Mario Muto
U.O.C. di Neuroradiologia A.O.R.N.
Ospedale "A. Cardarelli"
Napoli

Enzo Pacciani
Dipartimento Immagini
Ospedale "Bambino Gesù"
Palidoro (RM)

Alessandro Pedicelli
Dipartimento di Bioimmagini
e Scienze Radiologiche
Università Cattolica del Sacro Cuore
Policlinico "A. Gemelli"
Roma

Luigi Satragno
Scuola di Specializzazione
in Radiodiagnostica
Università degli Studi di Genova
Genova

Enzo Silvestri
Istituto di Radiologia
Università degli Studi di Genova
Genova

Alessandra Splendiani
Dipartimento di Diagnostica
per Immagini
Università degli Studi dell'Aquila
L'Aquila

Enrico Vittorini
Unità Operativa di Diagnostica
per Immagini
Azienda Ospedaliera "C. Poma"
Mantova

1 RACHIDE PEDIATRICO

DOMENICO BARBUTI, ENZO PACCIANI

ANATOMIA RADIOGRAFICA E VARIANTI

MORFOLOGIA VERTEBRALE Alla nascita sono presenti un nucleo di ossificazione del corpo vertebrale e due nuclei, uno per lato, degli archi neurali (Fig. 1.1a). Il nucleo del corpo è rotondeggiante od ovoidale, rettangolare nel tratto dorsale e, spesso, presenta un lieve strozzamento con aspetto ad “8” orizzontale nella parte centrale.

FESSURE VASCOLARI Nei corpi vertebrali è presente una banda radiotrasparente orizzontale, corrispondente ai canali vascolari, che conferisce un aspetto a “biscotto” o a “sandwich” in proiezione L-L o ad "H" un po’ allargata in A-P (Fig. 1.1b).

OSSO NELL'OSSO (*BONE WITHIN BONE*) Tale reperto, osservabile nei lattanti, specialmente nei prematuri, dopo 6 settimane di vita, è legato al metabolismo osseo esuberante; è transitorio e da non confondere con l’osteopetrosi (Fig. 1.1c).

SCHISI FISIOLOGICA Nella proiezione A-P i nuclei degli archi posteriori non fusi danno un aspetto di schisi generalizzata che scompare nel 2° anno di vita; la fusione dei nuclei dell'arco dell'atlante e delle ultime vertebre lombari avviene invece più tardivamente, al 5°-6° anno.

SPAZIO INTERSOMATICO Alla nascita, nei radiogrammi A-P e L-L, gli spazi intersomatici presentano forma biconcava e spessore pressoché uguale a quello del corpo vertebrale; il maggiore spessore è dovuto al fatto che lo spazio radiotrasparente tra i corpi vertebrali è costituito, oltre che dal disco, dalla cartilagine presente sulle superfici somatiche.

CURVE FISIOLOGICHE Alla nascita è presente un'unica curva ad ampio raggio in cifosi, estesa da C1 a L5 (Fig. 1.1b). La lordosi lombare compare dopo l'assunzione della stazione eretta.

CARTILAGINE INTERMEDIA La sincondrosi tra corpo ed arco vertebrale è ben visibile, nella proiezione L-L, come una sottile stria di radiotrasparenza (Fig. 1.1b) e corrisponde alla cartilagine di accrescimento. La fusione tra corpo ed arco inizia intorno ai 3 anni di vita a livello cervicale, completandosi tra il 3° e 4° anno in direzione caudale.

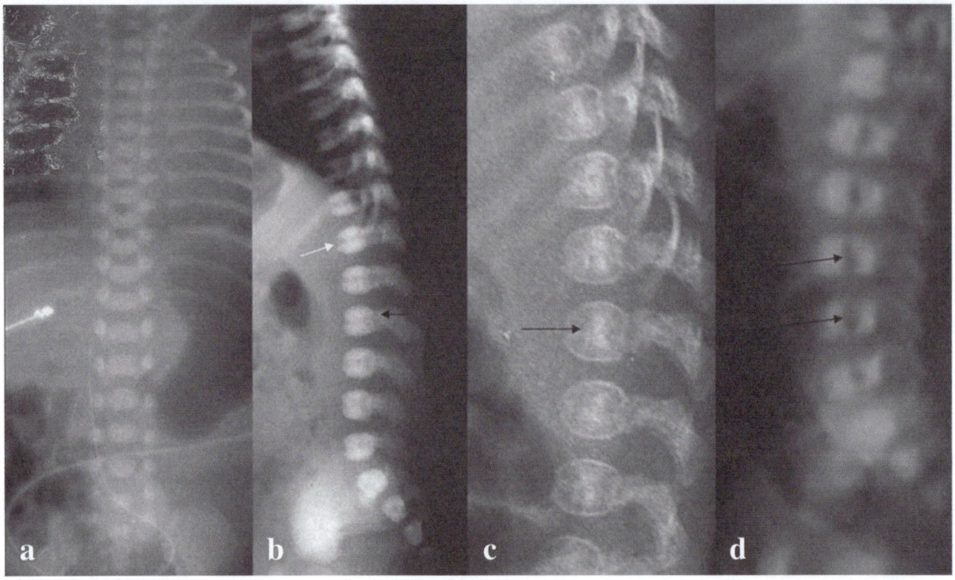

Fig. 1.1a-d. Neonato normale. **a** Radiogramma AP: nuclei di ossificazione del corpo e, uno per lato, degli archi neurali. La distanza interpeduncolare è più ampia a livello cervicale e lombare. **b** Radiogramma LL: curva unica in cifosi toraco-lombare, con aspetto a "biscotto" della vertebre, dovuto alla presenza delle fessure vascolari (*freccia bianca*) e delle strie radiotrasparenti della cartilagine intermedia (*freccia nera*). **c** "osso nell'osso" (*freccia*). **d** *coronal cleft* (*frecce*)

SCHISI CORONALE (*CORONAL CLEFT*) Nei radiogrammi in proiezione L-L è talora presente un'immagine radiotrasparente che divide verticalmente, a metà, il corpo vertebrale (Fig. 1.1d); essa costituisce una variante di sviluppo che si osserva nel feto, nel neonato e nel piccolo lattante, dovuta alla persistenza di tessuto cartilagineo tra i centri di ossificazione anteriore e posteriore del corpo vertebrale che scompare dopo qualche settimana e non ha significato patologico.

DISTANZA INTERPEDUNCOLARE La distanza tra i peduncoli, più ampia a livello cervicale e lombare per la presenza dei rigonfiamenti midollari di tali livelli, non deve far sospettare una patologia espansiva.

ACCRESCIMENTO VERTEBRALE E NUCLEI SECONDARI I centri primari di ossificazione si saldano nel primo anno ed il corpo rimane separato dall'arco posteriore dalla cartilagine intermedia. A 6-8 anni nelle femmine e 7-9 anni nei maschi, in corrispondenza degli angoli antero-superiori ed antero-inferiori dei corpi vertebrali, si formano delle incisure a scalino per la comparsa di un anello cartilagineo; a 12-14 anni compaiono dei nuclei secondari di ossificazione chiamati *ring apophisis*, la cui fusione con il corpo vertebrale inizia verso i 18 anni, completandosi entro i 25. I nuclei secondari delle apofisi articolari compaiono a 11-14 anni, mentre quelli delle apofisi trasverse e delle spinose intorno ai 16 anni.

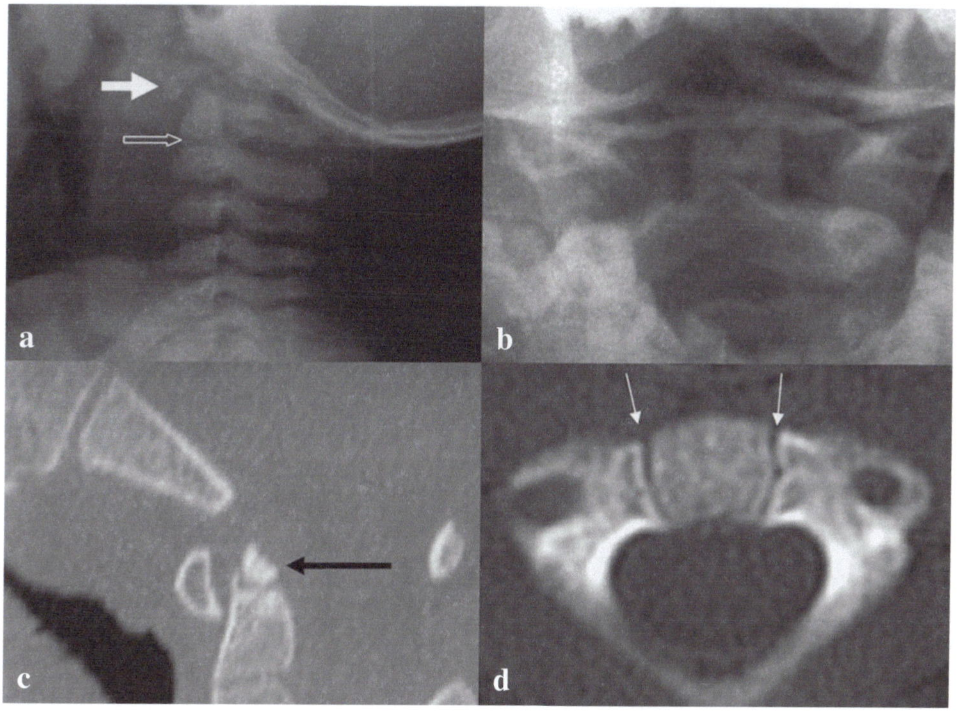

Fig. 1.2a-d. Radiogramma LL in bambino di 4 mesi. **a** Nucleo dell'arco anteriore dell'atlante (*freccia bianca*) e spazio radiotrasparente che separa il corpo di C2 dall'apofisi odontoide (*freccia vuota*). **b** Radiogramma in proiezione trans-orale in bambino di 5 anni: aspetto a "V" dell'apice del processo odontoideo. **c** Ricostruzione multiplanare TC sul piano sagittale mediano, in bambino di 3 anni: ossiculo accessorio di Bergmann (*freccia*). **d** Scansione TC assiale in bambino di 2 anni: le due linee ipodense parallele rappresentano le sincondrosi tra corpo ed arco di C2 (*frecce*)

Rachide cervicale Nei bambini fino a circa 8 anni il rachide cervicale presenta alcune diversità anatomiche ed una fisiologica ipermobilità. La sincondrosi alla base del processo odontoideo, la cui fusione avviene al 7°-8° anno di vita, è più ampia nei piccoli (Fig. 1.2a) ed in un terzo dei casi può rimanere aperta tutta la vita, simulando una frattura. Nei più grandi, l'estremità craniale del dente dell'epistrofeo ha forma di "V" nella proiezione A-P (Fig. 1.2b).

L'ossiculo terminale è un nucleo di ossificazione secondario del dente dell'epistrofeo, talora presente nel solco a "V" dell'apofisi odontoide, ed appare come un ossicino rotondeggiante, talvolta frammentato (Fig. 1.2c), simulando un distacco osseo parcellare.

Nell'atlante sono presenti una sincondrosi posteriore, interposta tra i due emiarchi, e due sincondrosi anteriori, ai lati del centro di ossificazione mediano dell'arco anteriore; in tali aree possono osservarsi numerose varianti.

L'anatomia dell'epistrofeo è più complessa: sono presenti, oltre alla sincondrosi centrale tra dente e corpo, una sincondrosi per lato, tra corpo ed arco neurale e tra dente ed arco neurale, riconoscibili radiograficamente nelle proiezioni oblique, ma meglio evidenziate con la TC (Fig. 1.2d). I corpi vertebrali cervicali hanno spesso una morfo-

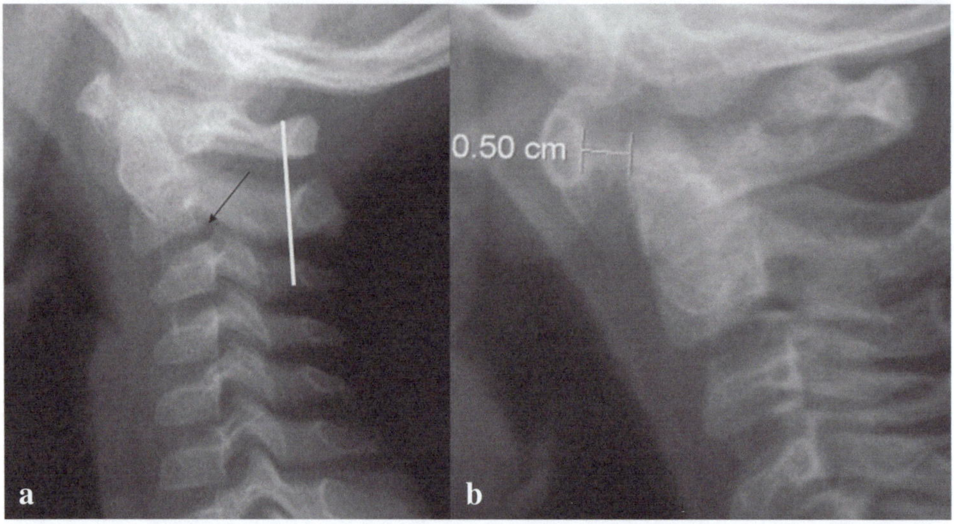

Fig. 1.3a, b. **a** Radiogramma LL in bambino di 4 anni: "pseudo-sub-lussazione" di C2 su C3 (*freccia*); la linea di Swischuck (*linea bianca*) è continua e conferma la normalità del reperto. **b** Radiogramma LL: distanza atlo-epistrofica di 5 mm, reperto normale nei bambini

logia cuboide, rettangolare o piatta, che può simulare collassi vertebrali. La fisiologica ipermobilità del rachide cervicale dei bambini causa un aspetto di pseudo-sublussazione di C2 su C3 in proiezione L-L (Fig. 1.3a). Utile, nella proiezione L-L, la valutazione della linea di Swischuck, tangente il margine anteriore delle apofisi spinose, che, in condizioni di normalità, non deve presentare una discontinuità di oltre 1,5 mm (Fig. 1.3a). La distanza massima tra l'arco anteriore di C1 ed il dente dell'epistrofeo, nei bambini, è di 5 mm (Fig. 1.3b). L'ampliamento dello spazio interspinoso tra C1 e C2 è frequente e non deve essere attribuito ad una lesione legamentosa. Una posizione alta dell'arco anteriore dell'atlante è un reperto normale nella radiografia in iperestensione. Nei bambini di età inferiore ai 2 anni, un differente accrescimento delle masse laterali dell'atlante rispetto all'epistrofeo nella proiezione trans-orale, detto pseudo-offsetting, può simulare una frattura di Jefferson. È importante la valutazione dei tessuti molli prevertebrali, possibile se la radiografia viene ripresa in inspirazione ed in estensione. Una tumefazione dei tessuti molli può essere secondaria ad ematoma, ascesso, linfoadenomegalia, tumori, mixedema o a sindrome della vena cava superiore.

Alterazioni congenite

Le malformazioni del rachide costituiscono oltre la metà delle deformità congenite dello scheletro. Sono state proposte numerose classificazioni, considerando embriologia, sede, morfologia ed alterazioni dell'asse. Per semplicità di approccio radiologico consideriamo le anomalie della vertebra, del corpo vertebrale, dello spazio intervertebrale e dell'arco neurale.

Anomalie della vertebra Si caratterizzano per un interessamento globale della vertebra (corpo ed arco neurale):

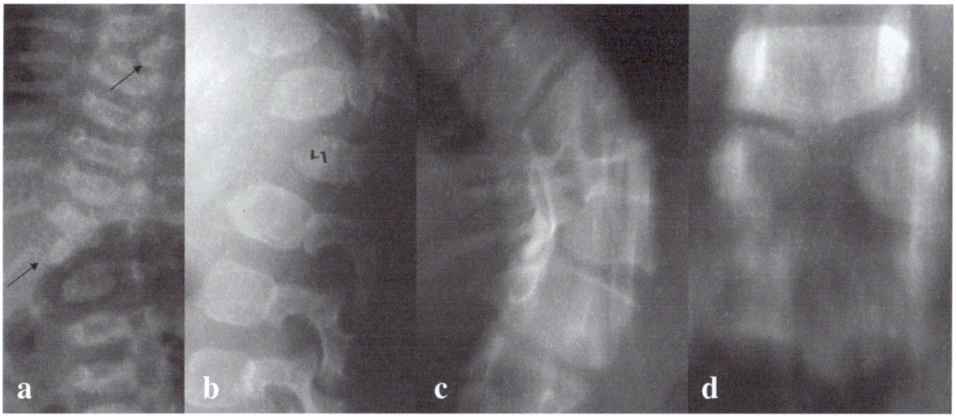

Fig. 1.4a-d. **a** Radiogramma AP di neonato:emispondilo destro in D12-L1 e D6-D7 a sinistra (*frecce*). **b** Radiogramma LL in bambino di un anno: emisoma dorsale di L1, con cifosi angolare. **c** Stratigrafia sul piano frontale di bambina di 9 anni: barra ossea posteriore destra con scoliosi sinistro-convessa. **d** Stratigrafia frontale di bambino di 6 mesi: vertebra L4 a "farfalla"

Fig. 1.5a, b. Sindrome da regressione caudale in bambina di 5 mesi. **a** Radiogramma A-P: agenesia completa del sacro e degli ultimi due metameri lombari, con contatto delle ali iliache e lussazione bilaterale delle anche. **b** Immagine RM sagittale mediana SE T1-pesata: normale posizione del cono midollare e presenza di un fibrolipoma del filum terminale a livello D12 (*freccia*); si associa brevità congenita del sacco durale

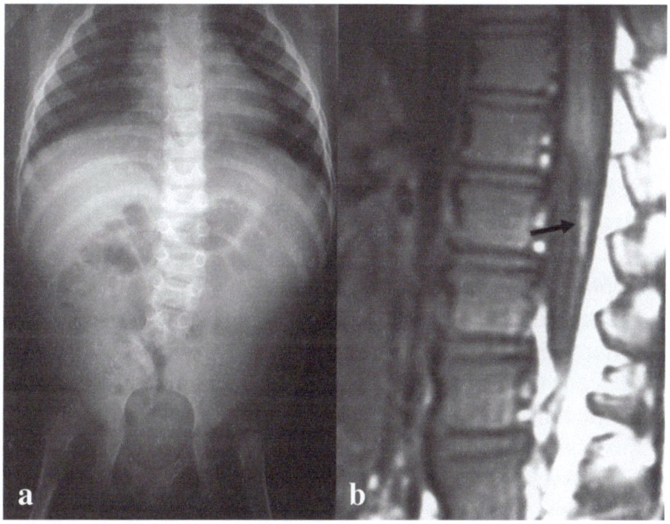

- emispondilo: difetto di formazione unilaterale e completo della vertebra, con presenza di una metà laterale del corpo e dell'arco neurale corrispondente (Fig. 1.4a). Gli emispondili possono essere saldati, semisaldati e liberi. Se saldati, generalmente non provocano anomalo allineamento del rachide, mentre gli emispondili liberi, presentando un normale disco sovra e sottostante, causano scoliosi progressiva;
- sindrome da regressione caudale: rara deformità congenita (circa 1/25.000 nati vivi), caratterizzata da assenza di una parte variabile del rachide distale con deficit della funzione motoria al di sotto del livello lesionale (Fig. 1.5);
- disgenesia segmentaria spinale: nei casi più severi è costituita da ipoplasia, fino all'agenesia, segmentaria vertebro-midollare, con disgiunzione completa del midollo spinale.

Anomalie del corpo vertebrale Le anomalie più frequenti sono:
- asomia: esiste solo un piccolo abbozzo somatico con normale rappresentazione del corrispondente arco posteriore; è causa di cifosi angolare;
- vertebra a cuneo laterale: difetto di formazione unilaterale e parziale che determina cuneizzazione laterale del corpo; può essere associata ad ipoplasia del peduncolo omolaterale ed a cuneizzazione;
- emisoma: da non confondere con l'emispondilo, è il mancato sviluppo di una parte del soma (Fig. 1.4b). Più frequente è l'emisoma dorsale in cui manca la metà somatica anteriore, con conseguente cifosi angolare; vi è una normale rappresentazione dell'arco neurale;
- somatoschisi: persistenza di tessuto notocordale che divide il corpo vertebrale in due emisomi laterali con quadro radiografico di vertebra a "farfalla" (Fig. 1.4d).

Anomalie dello spazio intervertebrale Le anomalie più frequenti sono:
- sinostosi vertebrale congenita: difetto di segmentazione con fusione di due o più corpi vertebrali. Può essere di due tipi: somato-arcale o intersomatica. Nel primo caso vi è una fusione di tutti gli elementi costituenti la vertebra, nel secondo del solo corpo vertebrale;
- fusione vertebrale anteriore progressiva (*progressive non-infectectious anterior vertebral fusion*): anomalia di recente acquisizione che interessa prevalentemente il rachide dorsale e lombare. Si osserva nella prima e seconda infanzia con restringimento della porzione anteriore degli spazi intersomatici e profonde incisure a margine sclerotico delle limitanti somatiche adiacenti che simulano la malattia di Scheuermann, con progressivo restringimento degli spazi intersomatici fino alla completa fusione anteriore (Fig. 1.6);

Anomalie dell'arco neurale Le anomalie più frequenti sono:
- agenesia dell'arco posteriore: eccezionale, il corpo è rappresentato da un piccolo emisoma ventrale;
- deiscenza dell'arco neurale: più frequentemente unilaterale, può verificarsi a livello dei peduncoli (cleft peduncolare) o delle lamine (cleft laterale);
- ipoplasia-agenesia del peduncolo: in caso di agenesia, si associa l'assenza di un'apofisi trasversa;
- sinostosi arcale: barra ossea posteriore a decorso verticale, estesa per due o più vertebre, in genere a livello dei peduncoli vertebrali, responsabile di una scoliosi congenita evolutiva (Fig. 1.4c). La RM consente la visualizzazione delle sinostosi di natura cartilaginea;
- spina bifida: rappresenta la più frequente anomalia di sviluppo del rachide, caratterizzata dalla mancata fusione degli archi posteriori; spesso rappresenta un elemento di complesse sindromi malformative.

Alterazioni congenite del rachide cervicale Lo studio radiografico completo comprende radiografie ortogonali, proiezione trans-orale e radiografie laterali in flesso-estensione, indispensabili per la valutazione di un'eventuale instabilità vertebrale. La TC con ricostruzioni multiplanari e 3D è indispensabile nelle anomalie della giunzione cranio-cervicale di difficile analisi radiografica. La RM fornisce una rappresentazione

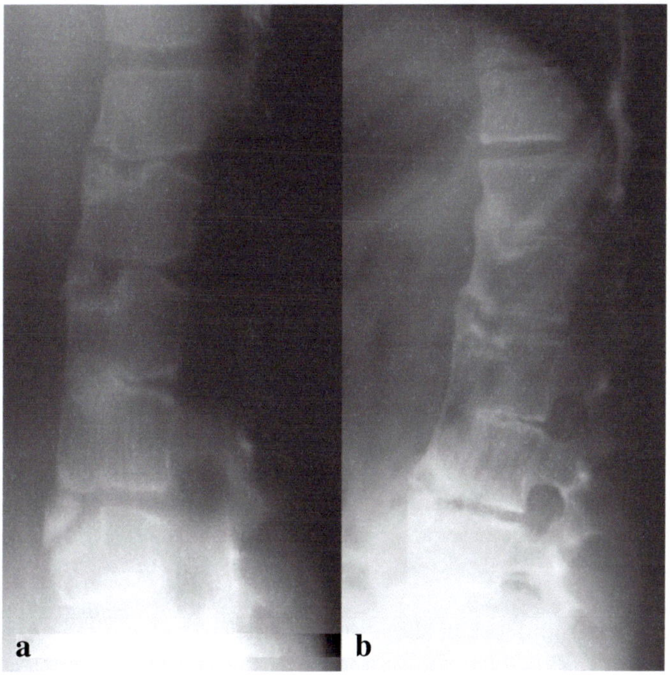

Fig. 1.6a, b. Fusione vertebrale anteriore progressiva in bambina di 7 anni. **a** Stratigrafia laterale: restringimento della porzione anteriore degli spazi intersomatici e profonde incisure delle limitanti somatiche. **b** Il controllo stratigrafico, effettuato 5 anni dopo, documenta un progressivo restringimento degli spazi intersomatici fino alla completa fusione anteriore

delle strutture nervose e discali evidenziando eventuali lesioni midollari associate, come la siringomielia. Le anomalie della giunzione occipito-cervicale sono più frequenti in pazienti affetti da acondroplasia, nanismo diastrofico, displasia spondiloepifisaria, sindrome di Larsen e di Morquio. Spesso si associa fusione della seconda e terza vertebra cervicale con instabilità. Le anomalie più frequenti sono:

- fusione atlanto-occipitale: detta anche occipitalizzazione, o assimilazione dell'atlante, è relativamente frequente e può essere completa o unilaterale;
- invaginazione basilare: introflessione endocranica dei bordi del forame occipitale, in genere in rapporto ad ipoplasia del clivus, con conseguente risalita del processo odontoide all'interno del forame magno. Può essere congenita, più comune, o secondaria a rachitismo, osteogenesi imperfetta, neurofibromatosi e artrite reumatoide. L'invaginazione basilare può essere valutata nella radiografia in proiezione L-L utilizzando la linea di Chamberlain dal labbro posteriore del forame magno (*opisthion*) al margine dorsale del palato duro;
- platibasia: l'angolo basale del cranio si misura tra 3 punti: nasion, tubercolo sellare e basion ed è compreso tra 120 e 150°. Si parla di platibasia quando l'angolo basale è oltre 150°. Si associa ad anomalo impianto dei condili occipitali con conseguente alterato affrontamento delle prime vertebre cervicali. È causa di instabilità cervico-occipitale;
- ipoplasia dei condili occipitali: può essere bilaterale e causare ipermobilità occipito-cervicale, soprattutto se associata a lassità delle strutture legamentose, come nella sindrome di Down. L'ipoplasia unilaterale rappresenta la causa più frequente del torcicollo osseo;
- ipoplasia-agenesia del dente dell'epistrofeo: si riscontra più frequentemente nella sindro-

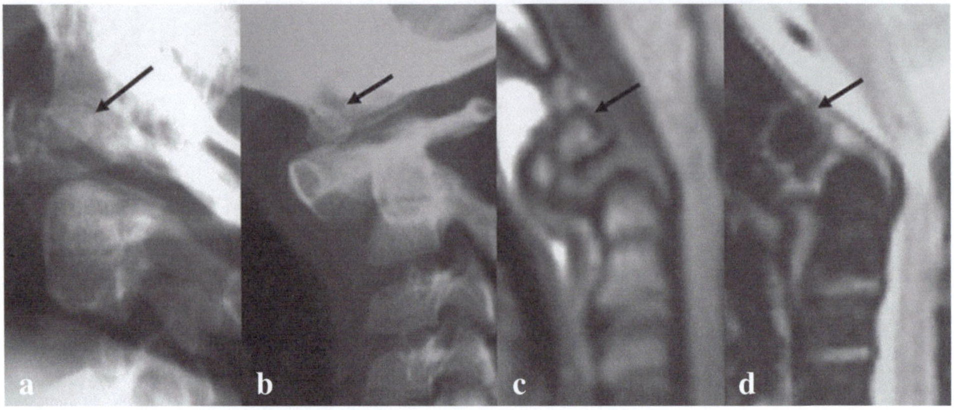

Fig. 1.7a-d. Os odontoideum mobile in bambino di 7 anni. **a** Radiogramma LL: *os odontoideum* (*freccia*) separato dal corpo di C2. **b** Radiogramma LL in flessione: dislocazione anteriore dell'ossiculo (*freccia*). **c** RM sagittale mediana T1: lieve sublussazione anteriore dell'ossiculo (*freccia*) rispetto al soma di C2. **d** RM sagittale T2 in flessione mostra dislocazione posteriore del corpo di C2, con conseguente compressione midollare (*freccia*)

me di Morquio e in altre displasie scheletriche; può causare instabilità atlanto-assiale;
- *os odontoideum*: struttura ossea ovalare o rotondeggiante separata dal corpo dell'epistrofeo da un'ampia banda radiotrasparente. La patogenesi è incerta, forse congenita, ma recentemente è stata avanzata l'ipotesi traumatica. L'ipermobilità dell'os odontoideum può causare compressione midollare (Fig. 1.7);
- sindrome di Klippel-Feil: caratterizzata da impianto basso dei capelli, collo corto ed ipomobile; radiograficamente si rileva fusione somatica ed arcale di due o più vertebre cervicali. Risulta frequentemente associata a scoliosi, anomalie renali, scapola alta di Sprengel, sordità, cardiopatie congenite.

Anomalie del contenuto nervoso In questo gruppo di patologie, che verranno analizzate sinteticamente seguendo la classificazione di Barkovich, l'esame radiografico è in grado di mostrare anomalie vertebrali o schisi degli archi posteriori, eventualmente con un incremento della distanza interpeduncolare, ma è indispensabile uno studio RM per una precisa valutazione.
- anomalie della formazione della notocorda: la più frequente è la diastematomielia (Fig. 1.8), in cui il midollo si divide verticalmente in due porzioni, ognuna con un canale ependimale centrale e rivestimento piale. Frequente è l'associazione con anomalie ossee; le femmine sono più colpite (80%);
- anomalie da prematura disgiunzione: sono rappresentate dai lipomi spinali, masse di tessuto adiposo e connettivo adese al rivestimento meningeo;

Anomalie da non-disgiunzione Le anomalie più frequenti sono:
- seno dermico dorsale: tragitto fistoloso rivestito da epitelio che dalla superficie cutanea raggiunge il canale spinale. Si associa spesso ad una cisti dermoide o a lipoma. La sede più frequente è il tratto lombo-sacrale o occipitale. Può essere complicato da infezione (Fig. 1.9);

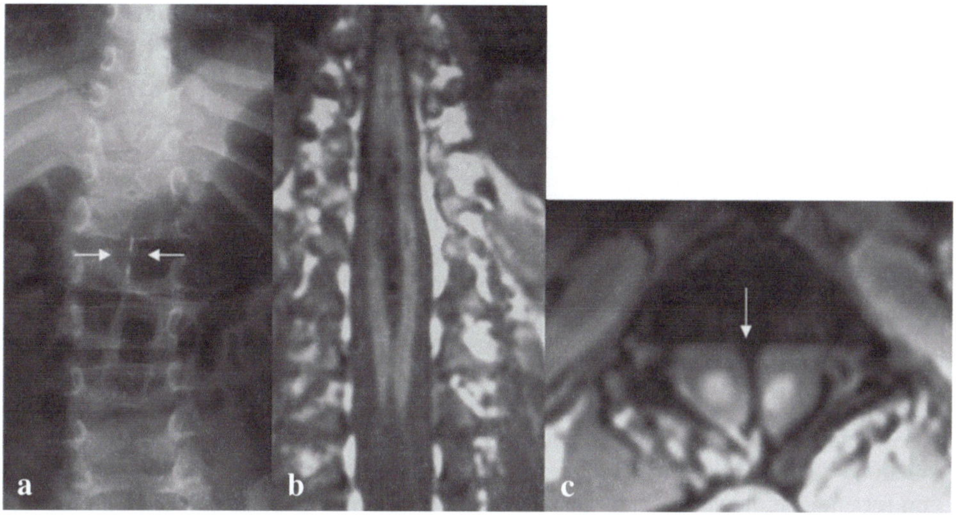

Fig. 1.8a-c. Diastemato-mielia dorso-lombare in bambino di 5 anni. **a** Radiogramma A-P: setto osseo endocanalare (*frecce*) con aumento della distanza interpeduncolare. **b** L'immagine RM coronale T1-pesata, mostra la presenza di due emi-midolli. **c** L'immagine RM assiale GE T1-pesata documenta bene il setto osseo (*freccia*) che separa gli emi-midolli

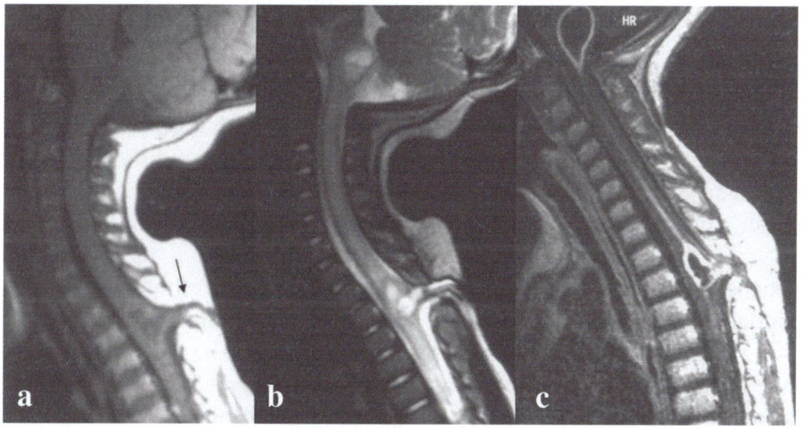

Fig.1.9a-c. Seno dermico dorsale infetto in bambina di un anno. **a** Immagine RM sagittale SE T1-pesata: presenza di un tragitto fistoloso (*freccia*) che dalla fovea cutanea si dirige anteriormente nel canale rachideo. **b** L'immagine RM sagittale SE T2-pesata mostra la presenza di una duplice raccolta fluida endomidollare a livello del tragitto fistoloso e in corrispondenza della giunzione bulbomidollare. **c** L'immagine RM sagittale T1-pesata dopo somministrazione di MdC evidenzia enhancement delle pareti del canale ependimale centrale e delle cavità ascessuali

- mielocele e mielomeningocele: derivano da un difetto di chiusura del tubo neurale. La corda midollare è spesso ancorata in basso (*tethered cord*).

Anomalie della massa cellulare caudale Le anomalie più frequenti sono:
- sindrome del filum terminale ispessito (*tethered cord sindrome*): caratterizzata da un

cono midollare posizionato in sede più bassa rispetto alla norma, al di sotto di L2-L3, con filum terminale corto e ispessito. Può associarsi a disfunzioni vescicali, sensoriali, piede torto e scoliosi;
- fibrolipoma del filum terminale: apprezzabile alla RM come una lesione fusiforme iperintensa nelle sequenze T1-dipendenti, per la componente adiposa;
- meningocele sacrale anteriore: deficit di sviluppo del sacro-coccige che può causare un'erniazione nella pelvi di una sacca liquorale anteriore con segni di compressione sugli organi circostanti.

Anomalie di origine sconosciuta Rientrano in questo gruppo:
- mielocistocele: variante rara del mielomeningocele, associata a dilatazione cistica del canale ependimale, con conseguente erniazione attraverso la schisi ossea. Generalmente nella regione lombosacrale si può associare ad anomalie anorettali o urogenitali, come estrofia della cloaca;
- meningocele laterale: protrusione aracnoido-durale a contenuto liquorale attraverso un forame neurale slargato. L'85% dei meningoceli del torace sono associati a neurofibromatosi;
- siringoidromielia: cavità liquorale all'interno della corda midollare estesa longitudinalmente in modo variabile ed indipendente dal canale centrale. L'idromielia è una dilatazione del canale ependimale. Tale distinzione non è sempre possibile, per cui viene comunemente utilizzato il termine di idrosiringomielia.

Alterazioni acquisite Rientrano in questo gruppo:
- sublussazione atlanto-assiale: caratterizzata da torcicollo, dolore, spasmo e rigonfiamento dei tessuti molli cervicali. Consegue a lesione distorsiva, lassità congenita del legamento traverso, come nella sindrome di Down, o acquisita, per infezioni della regione nasofaringea, in cui la flogosi si estende dal rinofaringe, attraverso le vene faringo-vertebrali, alle strutture legamentose, causando iperemia e lassità (torcicollo di Grisel);
- lesioni traumatiche vertebrali: le fratture vertebrali sono rare nel bambino per la maggiore elasticità del rachide (solo il 2% sotto i 15 anni). In un trauma spinale, lo studio radiografico si effettua in barella con radiogrammi in proiezione A-P e L-L con raggio incidente orizzontale. In caso di trauma cervicale si esegue la proiezione transorale nel paziente collaborante. Nel sospetto di lesione neurologica è necessaria la RM. Nei traumi del rachide cervicale spesso è indispensabile il completamento di indagine con TC. Nel rachide cervicale il fulcro della flessione, nei bambini fino ad 8 anni, è a livello di C2-C3, ed essendo la flessione il meccanismo traumatico più frequente, sono più comuni lesioni del tratto cervicale superiore, mentre nei più grandi si hanno prevalentemente nel tratto medio-distale. Tipiche sono la frattura di Jefferson, da compressione o da scoppio di C1, e la frattura dell'impiccato *(hangman)*, causata da iperestensione, instabile, che interessa i peduncoli di C2 con spondilolistesi di C2 su C3 (Fig. 1.10). Nei traumi da parto, per eccessiva flesso-estensione del collo nel disimpegno della testa, possono osservarsi sublussazione del rachide cervicale, distacco del processo odontoideo o disgiunzione somato-arcale a livello della cartilagine intermedia (Fig. 1.11). Le fratture più frequenti sono quelle somatiche da compressione, con deformazione a cuneo a base posteriore. Talora la RM è

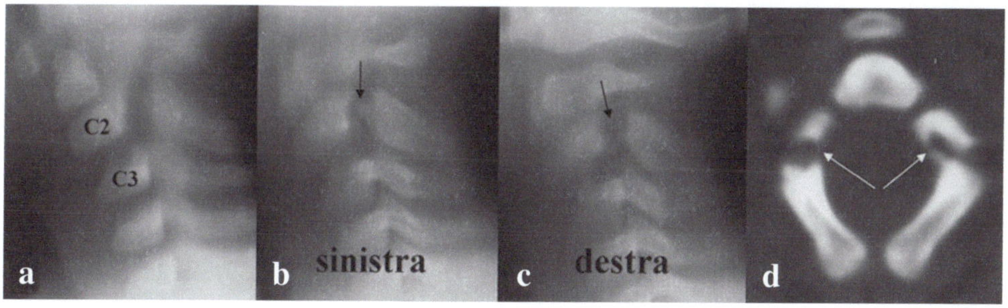

Fig. 1.10a-d. Frattura dell'impiccato (*hangman*) in bambino di 6 mesi (trauma della strada). **a** Stratigrafia sagittale mediana: sublussazione di C2 su C3. **b, c** Tomogrammi laterali paramediani: frattura peduncolare C2 (*frecce*). **d** La TC documenta bene la frattura bilaterale (*frecce*)

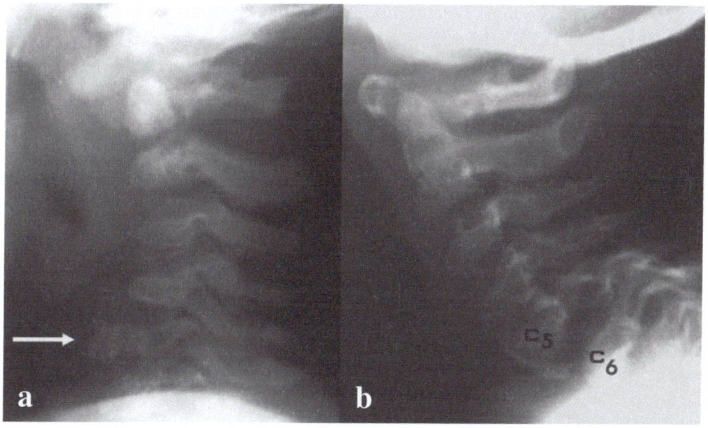

Fig. 1.11a, b. Trauma da parto, in due pazienti. **a** Radiogramma L-L che mostra disgiunzione somato-arcale di C5 in bambino di 4 mesi (*freccia*). **b** Radiogramma L-L in cui si documentano esiti di lussazione interapofisaria bilaterale di C5 in bambino di 18 mesi

indispensabile per distinguere una frattura da compressione di modesta entità da una variante morfologica del corpo vertebrale. Nel 20% dei traumi spinali, nei bambini al di sotto degli 8 anni, si possono osservare lesioni midollari in assenza di anomalie dimostrabili radiograficamente; tali lesioni, denominate *Spinal Cord Injury Without Radiographic Abnormality* (SCIWORA) (Fig. 1.12), si verificano per la maggiore elasticità del rachide che consente movimenti abnormi (fattore predisponente nei bambini più piccoli è dato dal fatto che la testa è proporzionalmente più grande e più pesante rispetto al tronco) in grado di danneggiare il midollo spinale senza determinare fratture o lussazioni. Infine ricordiamo la *Sindrome del Bambino Battuto (Battered Child Syndrome)*, in cui possono riscontrarsi, per scuotimento, fratture da compressione con cuneizzazione somatica, sublussazioni, disgiunzione somato-arcale e la frattura dell'impiccato.

ANOMALIE DEL DISCO INTERVERTEBRALE Nei bambini più grandi che praticano attività sportiva non è raro riscontrare erniazioni di tessuto discale, la cui diagnosi viene effettuata preferibilmente mediante RM. La discopatia calcificante dell'infanzia è più frequente in sede cervicale, asintomatica oppure associata a cervicalgia e torcicollo.

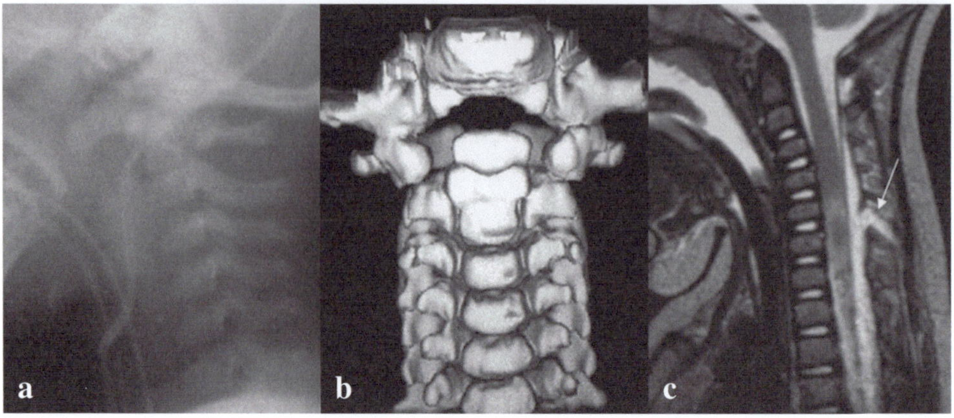

Fig. 1.12a-c. SCIWORA: bambino politraumatizzato di un anno con tetraparesi. Il radiogramma L-L (**a**) e la ricostruzione TC 3D (**b**) non evidenziano lesioni ossee traumatiche. **c** L'immagine RM sagittale mediana T2-pesata evidenzia un'alterazione di segnale del midollo cervicale, estesa da C5 a D1 con fistola liquorale posteriore (*freccia*)

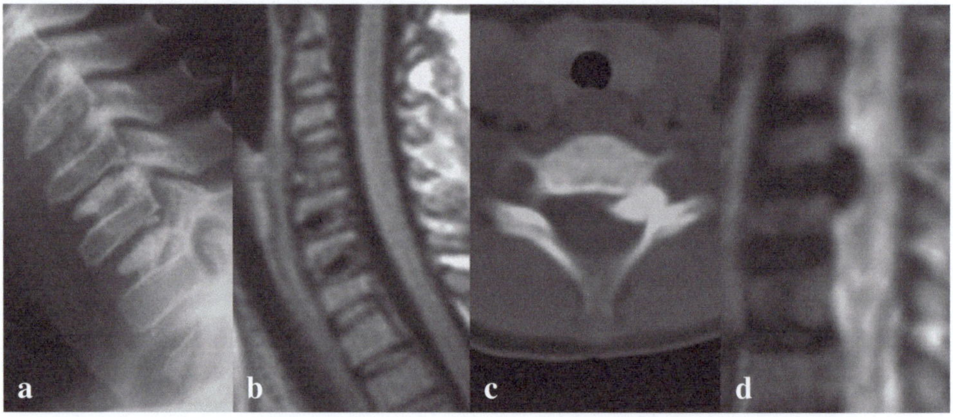

Fig. 1.13a-d. Discopatia calcificante dell'infanzia a localizzazione cervicale in due pazienti. Radiogramma L-L (**a**) di bambino di 6 anni con torcicollo che mostra duplice calcificazione dei dischi C5-C6 e C6-C7, che appaiono ipointensi nell' RM sagittale T1-pesata (**b**). **c** Scansione TC assiale di bambino di 3 anni con brachialgia: migrazione intraforaminale di porzione del disco calcifico C4-C5. **d** RM sagittale T2-pesata: protrusione posteriore del disco calcifico

L'esame radiografico mostra calcificazione di in uno o più dischi e possibile riduzione in altezza dei corpi vertebrali adiacenti. La calcificazione discale può protrudere sia anteriormente che posteriormente nel canale spinale con compressione mielo-radicolare (Fig. 1.13). Il decorso della malattia è generalmente benigno e la calcificazione tende al riassorbimento spontaneo.

Infezioni del rachide

Spondilodiscite batterica L'infezione per via ematica è quella di più comune osservazione. I germi responsabili sono: stafilococco, streptococco, salmonella del tifo e paratifo, pneumococco, meningococco e brucella melitensis. Più raramente la via d'ingresso è un trauma penetrante o, a livello cervicale, ascessi prevertebrali da ingestione accidentale di corpi estranei appuntiti. L'esordio è acuto con rachialgia, rifiuto di camminare, irritabilità, febbre, dolorabilità locale. Si riteneva che l'infiammazione iniziasse nel disco ipervascolarizzato in età pediatrica, ma probabilmente inizia con microascessi nel corpo vertebrale adiacente alla limitante somatica e procede verso il disco, diffondendosi ai corpi vertebrali limitrofi. L'esame radiografico in fase iniziale è negativo, potendo mostrare solo una moderata osteopenia. Dopo 7-10 giorni è possibile apprezzare un restringimento dello spazio intersomatico con irregolarità delle limitanti e talora aree osteolitiche. La RM effettuata precocemente mostra alterazione di segnale di due vertebre contigue e del disco intersomatico, con segnale ridotto nelle sequenze T1 pesate ed aumentato nelle sequenze a TR lungo, meglio se con soppressione del tessuto adiposo. Dopo somministrazione di mezzo di contrasto paramagnetico si evidenzia potenziamento dei corpi vertebrali, del disco e della porzione periferica dei tessuti molli tumefatti (*ring enhancement*). Nei neonati la spondilodiscite batterica tende ad avere sequele più severe per rapida progressione dei fenomeni distruttivi e per frequente ritardo diagnostico, potendo determinare una cifosi che simula una malformazione congenita (Fig. 1.14). Anche la scintigrafia è precocemente positiva. Nelle osteomieliti multifocali, non rare in età pediatrica, sono frequenti le localizzazioni sia verte-

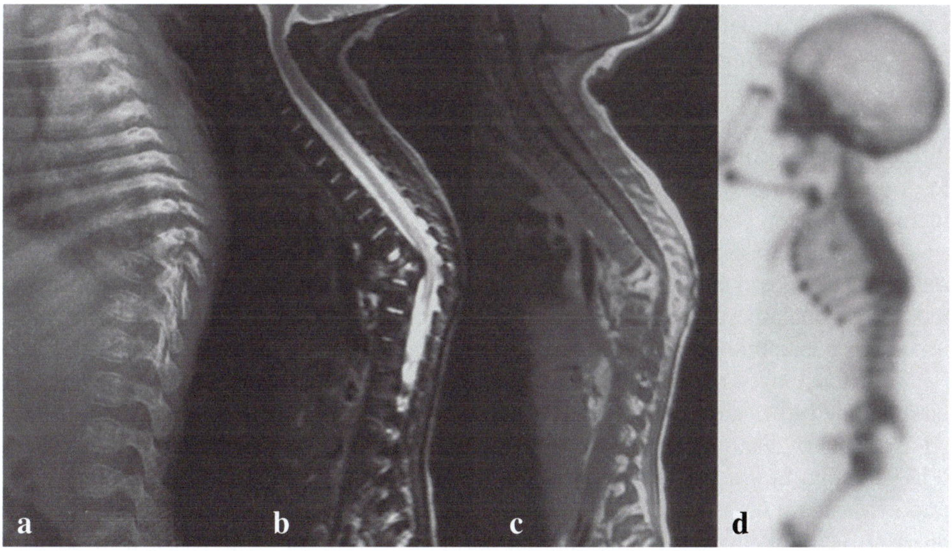

Fig. 1.14a-d. Spondilite stafilococcica in bambino di 14 mesi. **a** Radiogramma L-L: cifosi angolare tra D10 e D11. **b** L'immagine RM sagittale T2-pesata documenta alterazione strutturale e di segnale dei corpi di D10 e D11. **c** L'immagine RM sagittale T1 post-contrasto documenta potenziamento dei corpi vertebrali e dei tessuti molli prevertebrali. **d** Scintigrafia: ipercaptazione del tratto di passaggio dorso-lombare

brali che extra-assiali. Nelle osteomieliti croniche ricorrenti multifocali (OCRM), caratterizzate istologicamente da infiltrati plasmacellulari sterili associati a pustulosi palmoplantare, possono riscontrarsi quadri di imaging variabili, con evidenza in RM di un edema della spongiosa ossea o collasso somatico con aspetto radiografico addensato.

Spondilite tubercolare Nell'infanzia e nell'adolescenza può manifestarsi negli stadi precoci di un'infezione primaria polmonare, ma può seguirla di anni. Gli aspetti anatomo-radiografici sono la distruzione dei corpi vertebrali e del disco intersomatico con formazione di ascesso paraspinale. La lesione inizia generalmente nella porzione antero-inferiore del corpo vertebrale, estendendosi rapidamente all'intero soma. Le lesioni sono prevalentemente distruttive; le alterazioni osteoblastiche, generalmente tardive, determinano cifosi angolare e fusione somatica, simulando anomalie congenite.

Artrite reumatoide

L'interessamento del rachide è più frequente nel tratto cervicale, nei pazienti di sesso femminile e nelle forme ad esordio poli-articolare o sistemico. I segni clinici possono precedere quelli radiologici di varie settimane. Radiograficamente si osservano rarefazione ossea ed alterazioni erosive delle apofisi articolari, con riduzione, fino all'obliterazione, degli spazi interfaccettali, reperto che può simulare un'anomalia congenita. A carico del dente dell'epistrofeo possono evidenziarsi erosioni ossee e in RM la presenza di "panno" sinoviale.

Tumori ossei vertebrali

I tumori primitivi delle vertebre, rari in età infantile, includono il Sarcoma di Ewing, la cisti ossea aneurismatica, l'osteoblastoma, l'osteoma osteoide e l'osteocondroma e, meno frequentemente, l'osteosarcoma, l'emangioma ed il tumore giganto-cellulare. L'osteoma osteoide e l'osteoblastoma causano scoliosi dolorosa. L'istiocitosi a cellule di Langerhans è considerata una lesione pseudotumorale con proliferazione di materiale granulomatoso; in essa è frequente la localizzazione vertebrale, che esordisce con rachialgia ed impotenza funzionale, o torcicollo se la localizzazione è cervicale.

All'esame radiografico si riscontra frequentemente un crollo vertebrale fino alla *vertebra plana*. Spesso si associa un ispessimento a "manicotto" dei tessuti molli paravertebrali, talvolta ad estrinsecazione endospecale con conseguente compressione midollare, ben evidenziabile in RM. L'arco posteriore è generalmente risparmiato (Fig. 1.15).

Nella leucemia e nel linfoma si possono osservare crolli vertebrali da osteoporosi da terapia o da infiltrazione del midollo osseo da parte del tessuto patologico. Talora questi aspetti si rilevano ancora prima della manifestazione clinica della patologia. La TC e la RM sono in grado di differenziare il collasso osteoporotico o neoplastico. La TC può evidenziare un aspetto di tipo permeativo *moth eaten* del soma; la RM è in grado di identificare alterazioni di segnale dei corpi vertebrali, anche in assenza di collassi vertebrali (Fig. 1.16) e la presenza di tessuto patologico endorachideo. Le lesioni metastatiche del rachide sono più frequenti nel neuroblastoma, più rare nel rabdomiosarcoma, nei tumori extra-vertebrali, quali il sarcoma di Ewing, il tumore di Wilms e l'osteosarcoma. Il neuroblastoma vertebrale, sia metastatico che da estensione diretta,

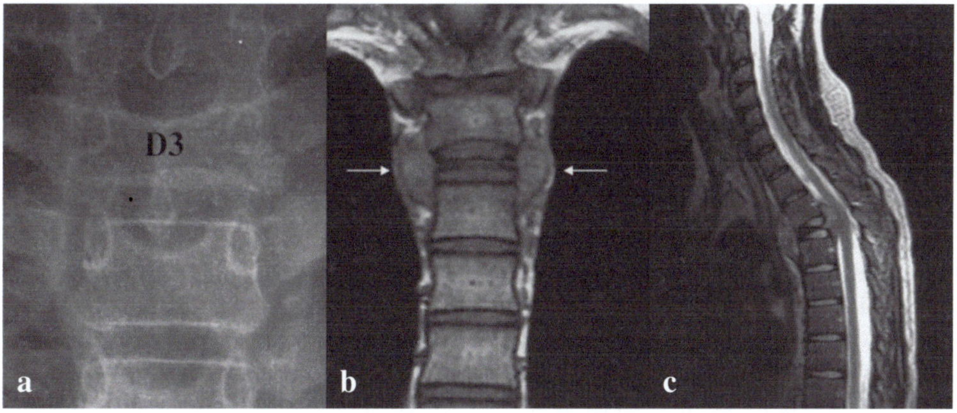

Fig. 1.15a-c. Istiocitosi a cellule di Langherans in bambino di 9 anni. **a** Il radiogramma A-P mostra collasso somatico di D3. **b** L'immagine RM coronale T1-pesata documenta tessuto patologico paravertebrale (*frecce*). **c** L'immagine RM sagittale T2-pesata mostra l'estensione endocanalare del tessuto patologico con compressione midollare

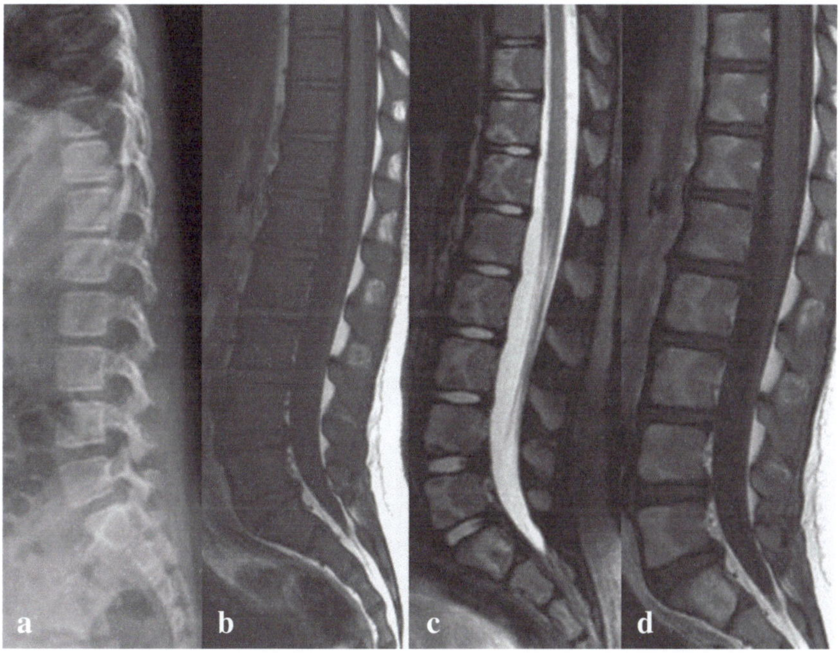

Fig. 1.16a-d. Leucemia linfoide acuta in bambina di 7 anni. **a** Il radiogramma L-L del rachide mostra una modica osteopenia senza evidenza di lesioni ossee focali. **b** L'immagine RM sagittale SE T1-pesata documenta una diffusa ipointensità di segnale dei corpi vertebrali. L'immagine sagittale SE T2-pesata (**c**) e la corrispondente immagine T1-dipendente dopo somministrazione di MdC (**d**) evidenziano una disomogenea alterazione di segnale dei corpi vertebrali con enhancement degli stessi, in rapporto a sostituzione del midollo osseo da parte di tessuto patologico

generalmente è distruttivo; l'estensione di tessuto neoplastico nello speco vertebrale attraverso i forami coniugali può determinare ampliamento con erosione ossea degli stessi.

PATOLOGIE EMATOLOGICHE NON NEOPLASTICHE

Le alterazioni radiografiche sono più severe nel morbo di Cooley, meno marcate nell'anemia falciforme e nella sferocitosi. La vertebra mostra aspetto reticolato per l'iperplasia midollare. Possono osservarsi disturbi della crescita con ipoplasia dei corpi vertebrali. Il midollo iperplasico si può estendere attraverso le sottili corticali della vertebra, originando masse paravertebrali di ematopoiesi extra-midollare con slargamento delle linee paravertebrali. Fratture da compressione sono più comuni nell'anemia a cellule falciformi, probabilmente a causa di lesioni infartuali tipiche della patologia. L'aumentato contenuto marziale nella talassemia può determinare, in RM, una riduzione del segnale in tutte le sequenze.

2 SPONDILOLISI LOMBARE

ANTONIO LEONE, MARCO CIRILLO, ALESSANDRO M. COSTANTINI

INTRODUZIONE ED ANATOMIA

La spondilolisi è un difetto uni o bilaterale dell'istmo, o *pars interarticularis,* della vertebra. L'istmo rappresenta il punto di giunzione tra il peduncolo, le faccette articolari e la lamina. I capi ossei affrontati a livello della spondilolisi sono collegati tra loro da un tessuto che è una combinazione di materiale fibroso, cartilagineo ed osseo, che può evolvere in pseudoartrosi. Alcune volte si ha la guarigione del difetto istmico con formazione di callo osseo riparatore. L'incidenza della spondilolisi lombare, nella popolazione generale, è stimata intorno al 6%, ma raggiunge il 63% tra coloro che praticano particolari attività sportive. La spondilolisi, rara prima dei cinque anni, è molto più frequente dopo i dieci anni di età; l'incidenza aumenta negli anni fino ad arrestarsi in età adulta.

La spondilolisi coinvolge soprattutto la quinta vertebra lombare (95% dei casi); le restanti vertebre sono colpite in maniera decrescente, procedendo in senso craniale. Quasi sempre è bilaterale, ma è risultata essere unilaterale nel 16% dei casi: questo dato potrebbe essere spiegato con la guarigione unilaterale di una spondilolisi inizialmente bilaterale.

Se l'alterazione è bilaterale, può aversi una listesi del corpo della vertebra coinvolta o una retro-lussazione dell'arco vertebrale. Rothman e collaboratori hanno riscontrato un'associazione spondilolisi-spondilolistesi nell'81% dei casi. Per spondilolistesi si intende lo scivolamento in avanti, per qualsiasi causa, di un corpo vertebrale rispetto a quello sottostante.

PATOGENESI

La patogenesi della spondilolisi lombare è ancora oggi molto controversa; la causa più probabile, tuttavia, è una frattura da stress che insorge su una *pars interarticularis* congenitamente debole o displastica. Il meccanismo lesionale è costituito da una combinazione di ripetute flessioni, estensioni o rotazioni del rachide lombare. In particolare, la *pars interarticularis* di L5 è sottoposta ad una forza di "taglio" esercitata, durante l'estensione, dal processo articolare inferiore di L4 e da quello superiore di S1, che agiscono come un paio di tenaglie (Fig. 2.1). Questo meccanismo può esitare in una frattura da stress. Questa teoria, denominata *bony pincers*, è confermata dalla più alta incidenza di spondilolisi negli atleti e nei soggetti sottoposti ad elevate sollecitazioni statico-dinamiche, a causa della loro attività lavorativa. La displasia rappresenterebbe un fattore predisponente, mentre le sollecitazioni meccaniche, precedentemente descritte, costituirebbero l'elemento scatenante.

Clinica

Le spondilolisi spesso sono asintomatiche e rappresentano un reperto radiografico occasionale. Nonostante ciò, la spondilolisi e la spondilolistesi rappresentano le due più comuni cause di lombalgia nei bambini e negli adolescenti di età superiore ai dieci anni.

Quando presente, la sintomatologia è in genere caratterizzata da una lombalgia di tipo meccanico accentuata dal movimento e che migliora con il riposo. Il dolore radicolare è meno frequente nei giovani, ma può aversi in caso di listesi di grado severo.

Fortunatamente, anche nei pazienti sintomatici con lombalgia e/o sciatalgia, il trattamento conservativo risulta spesso sufficiente. Tuttavia, in alcuni pazienti la sintomatologia può essere refrattaria al trattamento e di tale entità e durata da richiedere l'intervento chirurgico.

Nella valutazione dei pazienti sintomatici, quindi, si chiede al radiologo di individuare la lisi e, se presente, di determinare la causa della sintomatologia.

Esame radiografico (ER)

La spondilolisi è riconoscibile come un difetto radiotrasparente della pars interarticularis. L'ampiezza del difetto dipende dal grado di spondilolistesi.

Le spondilolisi "fresche" presentano modesta diastasi e margini ossei irregolari, mentre nelle forme "mature" i margini sono lisci e arrotondati (Fig. 2.1).

Nel sospetto clinico di spondilolisi, dovrebbero essere eseguite le proiezioni antero-posteriore (A-P), latero-laterale (L-L) e le oblique destra e sinistra. Utilizzando queste quattro proiezioni, Amato e collaboratori hanno individuato il 96,5% delle spondilolisi in un'ampia serie di pazienti, tuttavia, la proiezione L-L collimata sulla giunzione

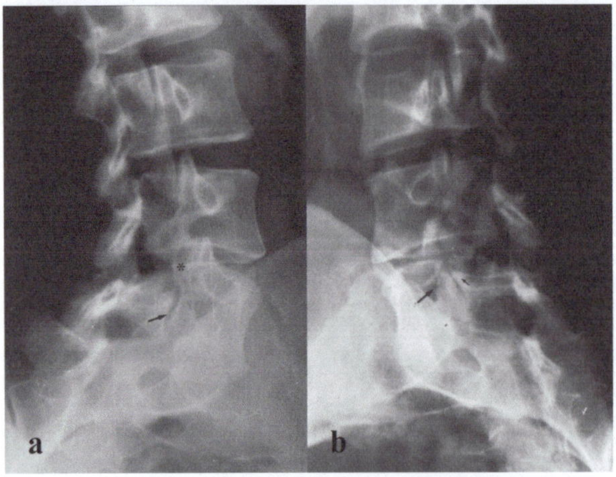

Fig. 2.1a, b. Spondilolisi "matura" bilaterale di L5 in maschio di 21anni. **a** Radiogramma in proiezione obliqua destra che documenta come il processo articolare di S1 (*frecce*) penetri nella lisi in corrispondenza del "collo del cagnolino" tendendo a prendere contatto con il processo articolare inferiore di L4 (*). L'istmo di L5 risulta compresso dai processi articolari in estensione. Questo meccanismo porta all'allungamento della *pars interarticularis* e quindi alla frattura da stress. **b** Radiogramma in proiezione obliqua sinistra che documenta meglio i margini lisci, arrotondati e la sclerosi dei capi ossei della lisi (*frecce*)

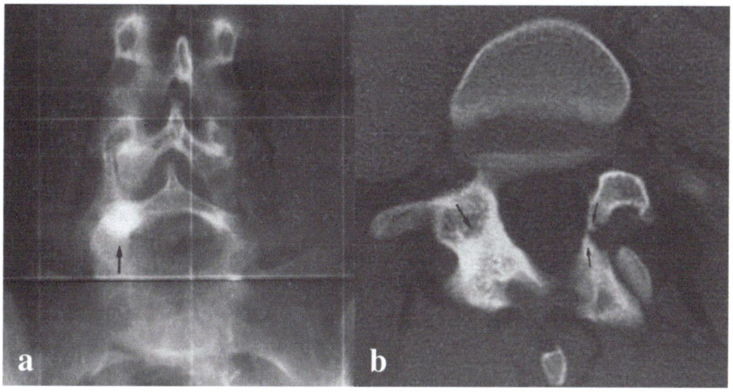

Fig. 2.2a, b. Anisocoria peduncolare di L5 in maschio di 25 anni. **a** Radiogramma in proiezione A-P che mostra una sclerosi del peduncolo destro di L5 (*freccia*). **b** Scansione TC assiale passante per i peduncoli di L5 che documenta meglio la sclerosi (*freccia*) e mostra la spondilolisi sinistra (*frecce piccole*)

lombo-sacrale è risultata essere la più sensibile nel riconoscimento della lisi. Segni indiretti di spondilolisi nella proiezione A-P sono la deviazione laterale del processo spinoso e la sclerosi del peduncolo controlaterale.

La deviazione laterale del processo spinoso è l'espressione della relativa rotazione tra le due vertebre derivante dall'allungamento di una lamina dovuto alla frattura e alla successiva riparazione della pars interarticularis.

La sclerosi del peduncolo controlaterale, definita anisocoria peduncolare (Fig. 2.2), rappresenta una fisiologica risposta allo stress: è una sclerosi reattiva ad una spondilolisi unilaterale, conseguente al sovraccarico funzionale cui sono sottoposti il peduncolo e la lamina controlaterali. L'anisocoria peduncolare può però anche essere espressione della guarigione di una pregressa spondilolisi.

Il segno del cagnolino (*Scotty Dog*) (Fig. 2.1), con il difetto che compare in corrispondenza del collo del cane (che corrisponde alla pars interarticularis), costituisce un segno affidabile nelle proiezioni oblique. Queste ultime, sebbene siano state a lungo ritenute le migliori proiezioni per l'individuazione della spondilolisi, possono essere scarsamente sensibili a causa dell'orientamento obliquo della pars interarticularis rispetto a tutti e tre i piani ortogonali (le fratture sono ben evidenti soltanto quando il fascio di raggi X è tangente al piano di frattura). Uno studio sull'orientamento spaziale delle spondilolisi ha dimostrato che la maggior parte di esse è orientata quasi sul piano coronale, e questo spiegherebbe perché la proiezione L-L collimata sulla giunzione lombo-sacrale è la proiezione più sensibile nel riconoscimento della lisi.

Nella spondilolistesi, il dislocamento anteriore del soma vertebrale è valutato, nella proiezione L-L, con il metodo di Meyerding in base alla percentuale dello scivolamento: il diametro A-P del piatto vertebrale inferiore è diviso in tre parti uguali. Uno scivolamento che rientra nel primo terzo (il più posteriore) rappresenta il grado I, lo scivolamento oltre il margine anteriore del piatto vertebrale rappresenta il grado IV.

Nelle spondilolistesi sintomatiche, la stabilità vertebrale è valutata con i radiogrammi L-L funzionali collimati sulla giunzione lombo-sacrale ed eseguiti in massima flessione e massima estensione sul piano sagittale. Queste proiezioni possono dimostrare un'instabilità dinamica, che spesso rappresenta l'unica alterazione nei soggetti giovani con lombalgia.

TOMOGRAFIA COMPUTERIZZATA (TC)

La TC rappresenta il *reference standard* nello studio della spondilolisi: la sua alta risoluzione per i tessuti molli e per le piccole alterazioni ossee dell'arco vertebrale posteriore facilitano, inoltre, la valutazione del canale rachideo e l'individuazione di eventuali stenosi dei canali radicolari.

Un'accurata tecnica TC è di fondamentale importanza per ottenere immagini diagnostiche. Perché si abbia una buona dimostrazione TC di una frattura, è necessario che il piano di scansione sia perpendicolare al piano della rima di frattura. I difetti istmici a livello di L5 (95%) giacciono approssimativamente sul piano del disco intersomatico L5-S1. Pertanto, se le scansioni sono coassiali al disco intervertebrale, l'orientamento delle scansioni sarà quasi parallelo alla spondilolisi, che potrebbe essere quindi misconosciuta.

Se l'esame TC viene eseguito specificatamente per dimostrare una spondilolisi, dovrebbe essere utilizzata la tecnica che prevede l'inversione dell'angolo di gantry (con scansioni parallele all'asse lungo del pilastro articolare), per assicurarsi che il piano di scansione sia perpendicolare a quello di frattura.

Nelle routinarie scansioni coassiali al disco intersomatico, passanti per i peduncoli, la spondilolisi è spesso confusa con le adiacenti rime articolari interapofisarie che hanno un orientamento simile a quello delle spondilolisi (Fig. 2.3). Per differenziare la spondilolisi dalle rime articolari interapofisarie bisogna valutare i contorni ed i margini dei capi ossei affrontati e della capsula articolare. Nelle spondilolisi i contorni dei capi ossei sono ondulati ed irregolari, i margini sono sclerotici e manca inoltre l'indentatura dell'inserzione capsulare (Fig. 2.3). Questa differenziazione è molto agevole utilizzando la tecnica dell'inversione dell'angolo del gantry (Fig. 2.4).

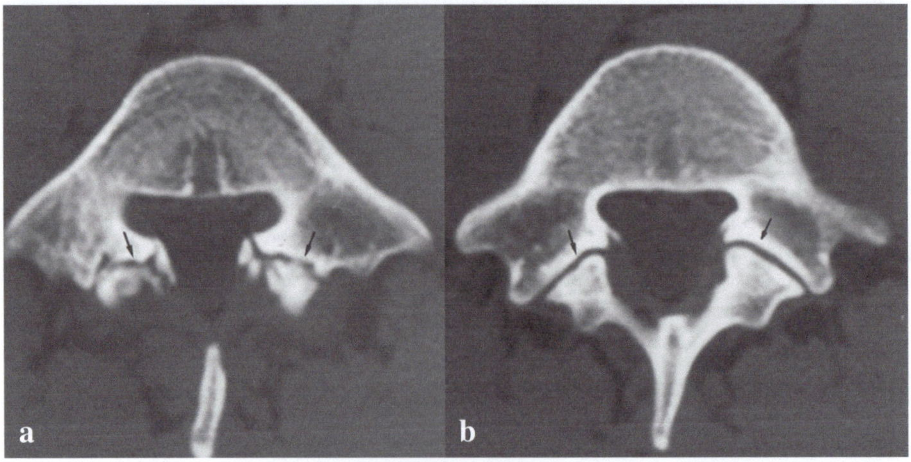

Fig. 2.3a, b. Distinzione della lisi istmica dalle rime articolari interapofisarie in ragazzo di 16 anni con lombosciatalgia. Scansioni TC assiali orientate secondo il disco intersomatico e passanti per la porzione inferiore dei peduncoli di L5. Le scansioni mostrano la lisi istmica bilaterale (**a**, *frecce*) che non deve essere confusa con le rime articolari interapofisarie, visibili nella scansione immediatamente caudale (**b**, *frecce*); la spondilolisi presenta capi ossei più irregolari, sclerotici e con profili ondulati. L'esame mostra inoltre un costante segno indiretto: l'aumento del diametro sagittale del canale rachideo

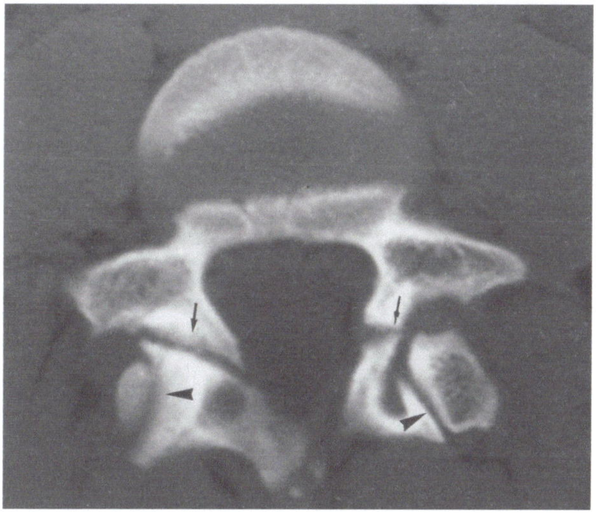

Fig. 2.4. Tecnica dell'inversione dell'angolo di gantry. Spondilolisi bilaterale di L5 in uomo di 29 anni. La scansione TC, orientata secondo l'asse lungo dei pilastri articolari e passante per la parte inferiore dell'istmo vertebrale, mostra contemporaneamente le articolazioni interapofisarie (*teste di freccia*) e la spondilolisi (*frecce*), e permette di valutare meglio le caratteristiche della lisi

Nelle scansioni assiali TC è immediato il riconoscimento dell'aumento del diametro sagittale del canale rachideo che, sebbene caratteristico della spondilolistesi da spondilolisi, può aversi anche per una sublussazione degli elementi posteriori vertebrali, in assenza di listesi. Al contrario, nelle spondilolistesi degenerative, il diametro sagittale rachideo risulta ridotto in ampiezza.

La TC rappresenta lo standard di riferimento anche nell'individuazione di eventuali calcificazioni od ossificazioni focali (noduli di Gill) nel contesto del tessuto fibroso o fibro-cartilagineo che occupa il difetto istmico (Fig. 2.5) e che, talora, può essere ipertrofico. Questo tessuto, o eventuali speroni ossei, possono svilupparsi medialmente ed improntare il margine laterale del sacco durale (Fig. 2.6), oppure, nel caso si sviluppino anteriormente, possono causare una sindrome del recesso laterale per compromissione della radice nervosa.

La TC è inoltre fondamentale nella diagnosi e nella valutazione dell'iter terapeutico a breve e lungo termine, nonché nel determinare la prognosi della lesione. Un difet-

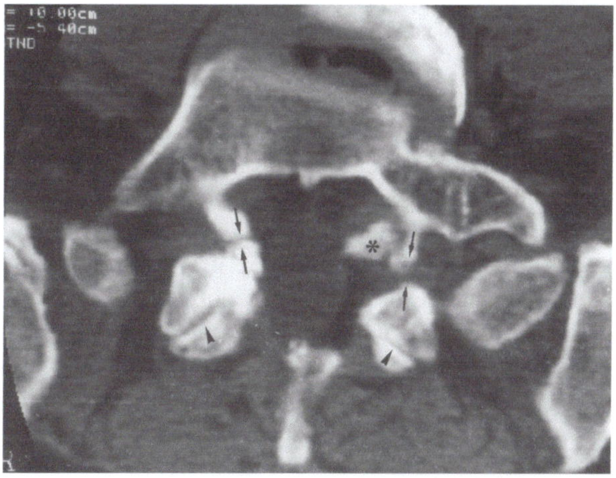

Fig. 2.5. Spondilolisi bilaterale di L5 associata a noduli di Gill in maschio di 59 anni. La lisi (*frecce*) viene visualizzata anteriormente alle articolazioni interapofisarie (*teste di freccia*). Si noti inoltre l'aumento del diametro sagittale del canale rachideo e l'elemento osseo che comprime la porzione laterale sinistra del sacco durale (*)

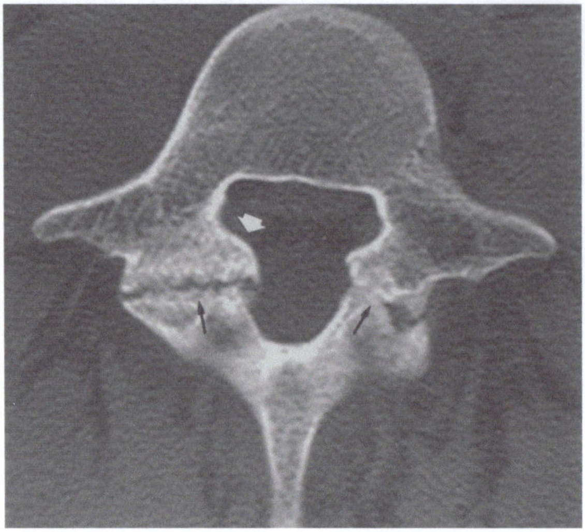

Fig. 2.6. Tessuto osteo-fibroso ipertrofico. Spondilolisi bilaterale di L5 in uomo di 34 anni. La scansione TC assiale passante per i peduncoli di L5 mostra chiaramente la lisi istmica bilaterale (*frecce nere*), con tessuto osteo-fibroso ipertrofico a destra che comprime il sacco durale (*freccia bianca*)

to osseo con ampia diastasi e margini sclerotici sta ad indicare una lisi “matura” che non ha possibilità di guarigione mediante trattamento conservativo. Viceversa, un difetto istmico minimamente diastasato, con margini ossei non “corticalizzati”, è suggestivo di una lisi “fresca”, suscettibile di trattamento conservativo. I pazienti che presentano quest’ultimo aspetto di spondilolisi beneficiano della limitazione dell’attività fisica e dell’utilizzo di ortesi toraco-lombari; tale trattamento può risolvere i sintomi in quasi tutti i pazienti (fino all’80%) e, talora, consentire la guarigione del difetto.

La stenosi del canale radicolare è la causa più frequente di compressione radicolare. Tale compressione può essere causata dalla dislocazione antero-inferiore di un capo osseo della soprastante spondilolisi oppure dal tessuto fibroso o fibro-cartilagineo che riempie il difetto istmico e che si è esteso nel sottostante canale radicolare. La presenza di questo tessuto ipertrofico può spiegare i casi in cui vi sia una severa compressione radicolare con solo una lieve listesi e solo una moderata stenosi foraminale all’ER.

Nelle scansioni assiali TC, la scomparsa del grasso epidurale che circonda la radice nervosa anteriormente e posteriormente è il segno della compressione radicolare. Se però la compressione radicolare avviene in senso cranio-caudale, tale reperto manca e le scansioni assiali TC sono falsamente negative. Questo tipo di compressione della radice nervosa nel canale radicolare dovrebbe essere indagata con il ricorso alle ricostruzioni sagittali. Le ricostruzioni TC sono tuttavia meno efficaci delle immagini RM sagittali nel documentare i rapporti tra la radice, il tessuto che riempie il difetto istmico ed il disco intersomatico. All’esame TC, infatti, le densità di questi tre elementi risultano simili ed i loro rapporti possono essere chiari solo se la radice nervosa è circondata dal grasso epidurale. Al contrario, nelle immagini RM T1-pesate, la radice nervosa ha un’intensità di segnale intermedia, il disco intervertebrale normale appare lievemente ipointenso ed il materiale che occupa il difetto istmico ha un'intensità di segnale variabile a seconda del contenuto di cartilagine, di grasso e di fluido presenti nel difetto. La RM risulta quindi l'esame di scelta nell’identificazione della compressione radicolare dovuta all’ipertrofia del tessuto che occupa il difetto istmico e che si è esteso nel sottostante canale radicolare (Fig. 2.7).

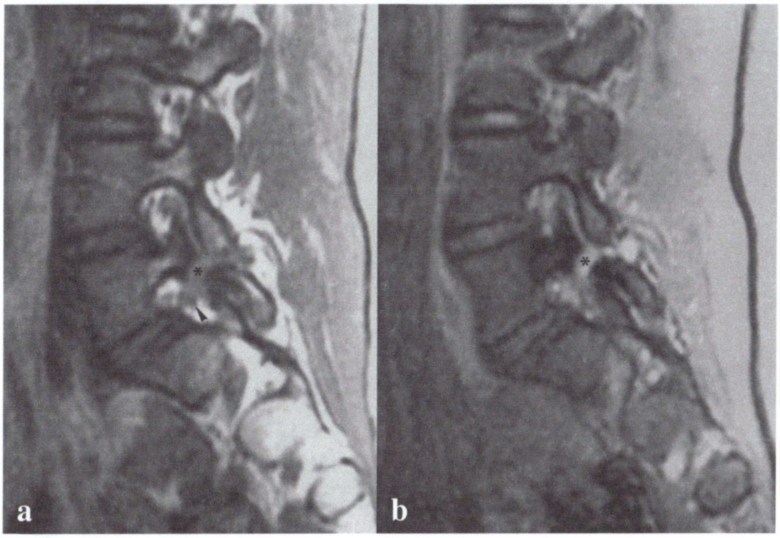

Fig. 2.7a, b. Estensione cranio-caudale del tessuto interposto tra i capi ossei di una spondilolisi di L5 in uomo di 27 anni con lombo-sciatalgia sinistra. **a** L'immagine RM sagittale T1-pesata paramediana sinistra e (**b**) la corrispondente immagine T2-pesata mostrano tale tessuto (*) che si estende nel sottostante canale radicolare giungendo a contatto della corrispondente radice nervosa (**a,** *testa di freccia*)

Risonanza magnetica (RM)

Sebbene la RM sia potenzialmente utile nello studio della spondilolisi, essa presenta alcune carenze soprattutto in assenza di spondilolistesi. Dal momento, però, che la RM è sempre più utilizzata come metodica di prima istanza nella valutazione del dolore lombare o radicolare, è essenziale che il radiologo riconosca l'aspetto RM della spondilolisi. Quest'ultima appare come un'interruzione a tutto spessore della pars interarticularis, meglio evidente nelle immagini T1-pesate che presentano un migliore rapporto segnale-rumore e che forniscono un maggiore contrasto tra la spongiosa e la corticale ossea (Fig. 2.8). Il difetto istmico può apparire come un'area lineare di ipointensità di segnale dovuta alla sclerosi marginale della frattura.

Se i capi ossei della spondilolisi sono diastasati, l'intensità di segnale del tessuto che occupa il difetto istmico è variabile: bassa nelle sequenze T1-pesate, da bassa a intermedia nelle sequenze T2-pesate quando è composto principalmente da tessuto fibroso o fibro-cartilagineo, mentre è ipointenso in tutte le sequenze quando è osteo-fibroso. Talvolta nel difetto istmico è riconoscibile un'area iperintensa nelle immagini a TR lungo, riconducibile a tessuto infiammatorio o fluido. In generale, la bassa intensità di segnale nel contesto della pars interarticularis nelle immagini T1-pesate può essere dovuta anche ad altre condizioni non correlate alla spondilolisi (effetti di volume parziale, fenomeni degenerativi delle faccette articolari, esiti di artrectomia parziale o metastasi osteoblastiche istmiche).

L'esame RM routinario è in grado di documentare adeguatamente la *pars interarticularis* normale e patologica, ma con un alto tasso di falsi positivi nella diagnosi di lesioni istmiche. La diagnosi RM di spondilolisi può essere particolarmente difficile nei

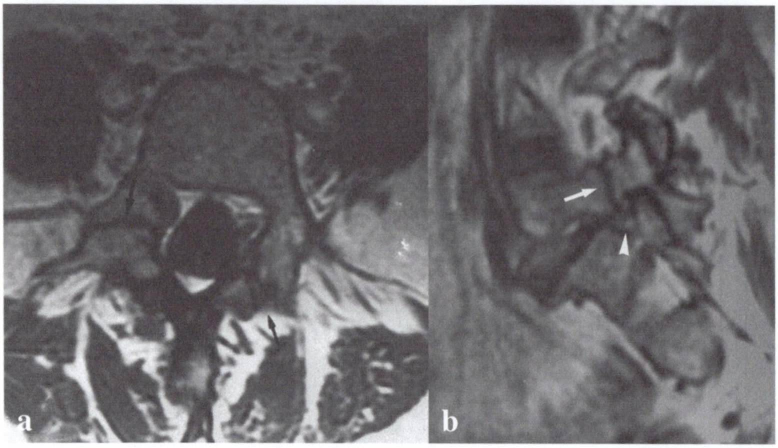

Fig. 2.8a, b. Spondilolisi bilaterale di L5 in donna di 47 anni. **a** L'immagine RM assiale T1-pesata mostra l'aumento del diametro sagittale del canale rachideo e le aree di ipointensità lineare (*freccia*) corrispondenti alla sclerosi dei capi ossei della lisi bilaterale. **b** L'immagine RM sagittale T1-pesata paramediana destra conferma la spondilolisi (*freccia*) e mostra la stenosi del canale radicolare e la compressione della radice di L5 con la quasi completa scomparsa dell'iperintensità di segnale del grasso periradicolare

casi in cui non sia associata alla spondilolistesi. I reperti che possono agevolare la diagnosi sono: l'aumento del diametro sagittale del canale rachideo, l'aspetto a cuneo a base anteriore del corpo della vertebra sede di spondilolisi e le modificazioni reattive della spongiosa peduncolare adiacente alla spondilolisi.

L'aumento del diametro sagittale del canale rachideo è stato riscontrato in più del 90% dei casi di spondilolisi, con o senza spondilolistesi. Questo reperto risulta facilmente rilevabile e non richiede misurazioni dedicate; purtroppo è risultato maggiormente evidente nei pazienti con spondilolistesi.

La cuneizzazione a base anteriore del corpo vertebrale si valuta nelle immagini RM sagittali T1-pesate, utilizzando l'indice lombare (*lumbar index*), che si ottiene dividendo l'altezza del muro vertebrale posteriore per l'altezza del corrispondente muro anteriore. È considerato patologico un indice lombare inferiore di oltre due deviazioni standard rispetto al normale (<0,75). Non è chiaro se questo reperto sia solamente una conseguenza della spondilolistesi o rappresenti una condizione predisponente ed anch'esso è risultato maggiormente evidente nei pazienti con spondilolistesi.

Le alterazioni di segnale della spongiosa peduncolare contigua al difetto istmico sono risultate correlate all'età del paziente e riferibili ad edema intra-spongioso o a sostituzione adiposa, così come avviene nei piatti vertebrali adiacenti ad un disco degenerato. Si suppone che le alterazioni di segnale riconducibili ad edema corrispondano a spondilolisi sintomatiche, mentre quelle da sostituzione adiposa corrispondano a difetti cronici. Queste ipotesi necessitano, tuttavia, di approfondimento e conferme.

La RM ha dei limiti nella dimostrazione dell'interessamento e dello stiramento della radice nervosa dovuta alla spondilolistesi, ma è tuttavia in grado di dimostrare altre possibili cause di compressione radicolare come l'ernia del disco, il tessuto ipertrofico che occupa il difetto istmico (Fig. 2.7) e la stenosi del canale radicolare (Fig. 2.8).

Una vera e propria ernia del disco a livello della spondilolisi è un reperto raro. Risultano più frequenti il semplice bulging oppure, in caso di associata spondilolistesi in estensione, una pinzatura dell'anulus fibroso da parte del piatto vertebrale sovrastante, con conseguente "rigonfiamento" della porzione di anulus retrosomatica. Questo rigonfiamento della porzione più posteriore dell'anulus può concorrere ad aggravare la stenosi foraminale.

Il tessuto ipertrofico che occupa il difetto istmico può essere identificato agevolmente nelle immagini sagittali T1 e T2-pesate; le corrispondenti caratteristiche di segnale sono state già descritte precedentemente (Fig. 2.7).

La stenosi nel canale radicolare è la causa più frequente di compressione radicolare. A causa della spondilolistesi e/o della riduzione in altezza del disco intersomatico, l'asse maggiore del canale radicolare, da verticale-obliquo, diventa orizzontale, ed il corrispondente forame di coniugazione assume un aspetto bilobato ed orizzontale (Fig. 2.8).

Le immagini sagittali RM consentono una visualizzazione ottimale dei forami di coniugazione ed una valutazione diretta dell'impegno foraminale a causa della dislocazione antero-inferiore di un capo osseo della lisi o da parte del tessuto che riempie il difetto istmico e che si è esteso in basso. La parziale o completa perdita del segnale del tessuto adiposo che normalmente circonda la radice nervosa è suggestiva di un incarceramento della radice nel canale radicolare.

Medicina nucleare

Nei bambini con sospetto clinico di spondilolisi ed ER negativo, la scintigrafia ossea con metilen-difosfonati marcati con ^{99m}Tc può essere utilizzata come indagine diagnostica di seconda istanza. Il sospetto clinico di spondilolisi, non confermato all'ER, potrebbe essere supportato, infatti, dalla positività scintigrafica legata all'attività metabolica presente in corrispondenza del focolaio di spondilolisi. Inoltre, l'evidenza radiografica di spondilolisi cui corrisponde un aumentato turnover osseo all'esame scintigrafico, è da interpretare come una spondilolisi "fresca" e, in quanto tale, suscettibile di trattamento con immobilizzazione ed ortesi toraco-lombare (Fig. 2.9). Viceversa, l'evi-

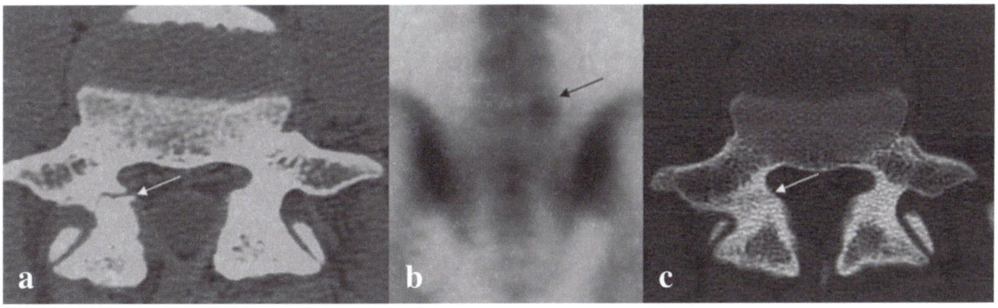

Fig. 2.9a-c. Spondilolisi unilaterale di L5 andata incontro a guarigione in ragazzo di 16 anni. **a** La scansione assiale TC, passante per i peduncoli di L5, mostra la spondilolisi destra (*freccia*). **b** Immagine scintigrafica coronale postero-anteriore che mostra una iperfissazione del tracciante in corrispondenza dell'istmo destro di L5 (*freccia*). **c** La scansione assiale TC passante per i peduncoli di L5, eseguita 7 mesi dopo l'inizio del trattamento conservativo (ortesi toraco-lombare) mostra una completa riparazione del difetto osseo (*freccia*)

denza radiografica di spondilolisi a cui non corrisponde un aumentato turnover osseo all'esame scintigrafico è da interpretare come una spondilolisi "matura" e che, pertanto, non si gioverà di una eventuale ortesi toraco-lombare.

La tomografia computerizzata ad emissione di fotoni singoli (SPECT) è uno strumento ancor più sensibile nell'individuazione delle spondilolisi. Tuttavia la specificità rimane bassa; la SPECT non può distinguere tra spondilolisi ed artrosi inter-faccettale e, in caso di lesione unilaterale, non può differenziarla da un'infezione o da un osteoma osteoide. Pertanto se la SPECT mostra un'aumentata attività in corrispondenza di un istmo vertebrale, con ER negativo, andrebbe sempre effettuato un esame TC per definirne la causa.

3 RACHIDE DEGENERATIVO

LUCA MACARINI, PAOLA MILILLO, SILVANA MUSCARELLA

I processi degenerativi del rachide sono manifestazioni patologiche principalmente correlate all'età, alla costituzione ed all'attività del paziente e si estrinsecano con diverse modalità a livello delle articolazioni disco-vertebrali, di quelle sinoviali interapofisarie e di quelle miste sinoviali-cartilaginee uncovertebrali. Le alterazioni in tali sedi sono rappresentate dall'osteocondrosi vertebrale, dall'osteoartrosi interapofisaria e uncovertebrale e da due complicanze ad esse collegate, l'ernia del disco e la stenosi del canale vertebrale.

OSTEOCONDROSI VERTEBRALE

Per osteocondrosi si intende un processo degenerativo che coinvolge primariamente il disco intersomatico e successivamente le vertebre con osteocondrosi della limitante somatica e osteofitosi somato-marginale. Con la diagnostica per immagini possiamo riconoscere gran parte di tali alterazioni e seguirne l'evoluzione.

Con la radiologia convenzionale (Fig. 3.1) si valuterà: il restringimento dello spazio intersomatico, che deve essere di almeno 2 mm rispetto all'altezza del disco intervertebrale adiacente, visualizzabile nella proiezione L-L e quantificato a livello della parte centrale dei piatti vertebrali; la sclerosi subcondrale, descritta anche come addensamento delle limitanti somatiche; gli osteofiti, espressione principale della spondilosi deformante e visibili come escrescenze da proliferazione ossea che originano a qualche mm di distanza dal vero margine vertebrale, lì dove il legamento longitudinale anteriore è più sviluppato ed aderente all'osso ed al periostio; l'ernia intraspongiosa di Schmorl che si presenta come un'area circoscritta di radiotrasparenza, di dimensioni variabili e circondata da un sottile orletto sclerotico, che dalla limitante somatica vertebrale si estende all'interno del corpo vertebrale. Con la radiologia convenzionale è possibile osservare, inoltre, il *vacuum phenomenon* e le calcificazioni intradiscali, rappresentati rispettivamente da aree lineari, o globose, di radiotrasparenza e come piccoli spots di radioopacità nello spessore discale.

Con la RM è possibile visualizzare le varie fasi della degenerazione discale in cui il nucleo polposo si riduce di spessore e diventa di segnale progressivamente più ipointenso, in T1 e in T2, man mano che procede il processo di disidratazione. L'anulus fibroso, invece, diventa più spesso ed a contorni interni meno regolari (Fig. 3.2). La RM dimostra, inoltre, meglio di qualsiasi altra tecnica d'imaging, le alterazioni osteocon-

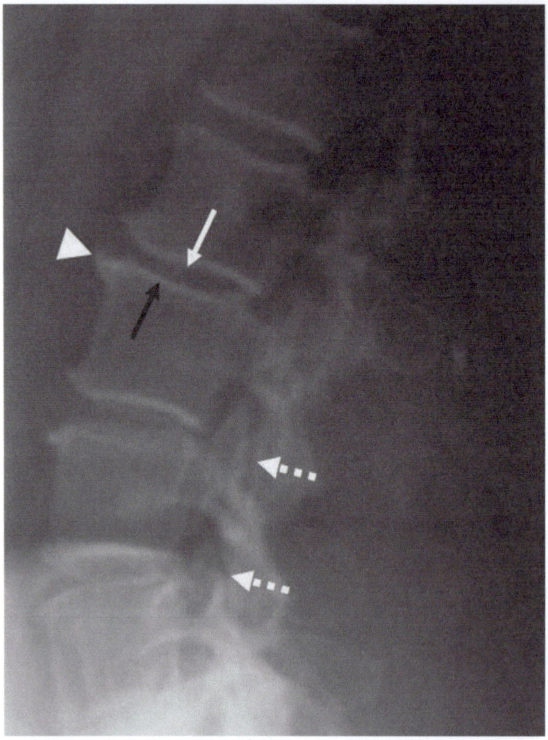

Fig. 3.1. Spondilosi-artrosi lombare. Radiogramma L-L del rachide lombare. L'esame dimostra una riduzione degli spazi intersomatici (*freccia bianca*) ed una sclerosi dell'osso subcondrale con addensamento delle limitanti somatiche vertebrali (*freccia nera*). Si associano osteofiti somato-marginali anteriori (*punta di freccia bianca)* e artrosi interapofisaria con sclerosi subcondrale ed osteofiti marginali che determinano stenosi laterale del forame di coniugazione (*frecce tratteggiate*)

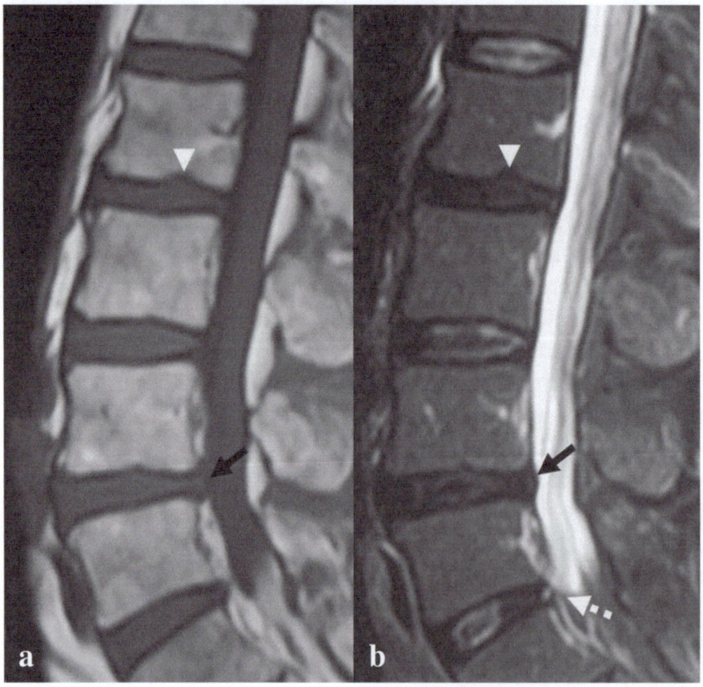

Fig. 3.2a, b. Spondilosi lombare. RM sagittale con immagini TSE T1-pesate (**a**) e TSE STIR T2-pesate (**b**). Disidratazione dei dischi L2-L3 e L4-L5 che appaiono ipointensi nelle immagini T2-pesate. I dischi L3-L4 e L5-S1 presentano anch'essi vari gradi di disidratazione del nucleo polposo.
Protrusione posteriore dell'anulus di L4-L5 (*frecce nere*). Piccola ernia di Schmorl a livello della limitante superiore del disco L2-L3 (*punte di freccia*).
Presenza di piccola formazione liquida in sede sub-ligamentosa a livello di L5-S1 da fissurazione dell'anulus (*freccia tratteggiata*)

drosiche e le loro modificazioni nel tempo e con essa sono riconoscibili i tre tipi di sclerosi subcondrale, secondo la classificazione di Modic:

- nel tipo I, dell'edema pseudoinfiammatorio sterile, a causa dell'incremento d'acqua legata, si ha a carico del midollo osseo una riduzione del segnale in T1 (ipointensità) ed un aumento del segnale in T2 (iperintensità) (Fig. 3.3), con potenziamento del segnale in T1 dopo somministrazione di mezzo di contrasto;
- nel tipo II la trasformazione adiposa del midollo osseo si manifesta con iperintensità di segnale in T1 ed ipo o lieve iperintensità di segnale in T2, meglio evidente con sequenze eseguite con soppressione del segnale del grasso (Fig. 3.4);
- nel tipo III la sclerosi ossea del tessuto fibroadiposo riproduce il segnale dell'osso compatto, con ipointensità nelle sequenze T1 e T2.

Alla TC la riduzione di spessore del disco intersomatico, la sclerosi subcondrale, gli osteofiti e l'ernia intraspongiosa di Schmorl saranno meglio evidenziabili con le ricostruzioni multiplanari in sagittale o coronale (Fig. 3.5). Con la TC, inoltre, sono ben visibili il *vacuum phenomenon* e le calcificazioni discali, che appaiono rispettivamente come aree a densità gassosa o come aree a densità calcifica nell'ambito del disco intervertebrale (Fig. 3.5). Tale reperto è invece mal visualizzabile alla RM, dove in entrambi i casi si avranno immagini ipointense mal differenziabili tra loro.

Osteoartrosi interapofisaria e uncovertebrale

L'artrosi interapofisaria è un processo degenerativo che coinvolge le faccette articolari delle articolazioni interapofisarie. Con i radiogrammi standard, meglio nelle proiezioni oblique, dovranno essere ricercati i tre reperti caratteristici del processo degenerativo interapofisario: la riduzione dello spazio articolare, l'osteosclerosi e l'osteofitosi, la cui conseguenza ultima è la stenosi foraminale (Figg. 3.1, 3.6, 3.7). Le cisti subcondrali o i geodi, la deformità articolare, la pseudospondilolistesi e la spondilolistesi sono reperti meno frequenti ed espressione di fasi più avanzate della malattia.

La RM, e ancora più la TC, possono evidenziare meglio della radiografia convenzionale la presenza di calcificazioni, l'ossificazione capsulo-legamentosa, il *vacuum phenomenon* e le cisti sinoviali (Figg. 3.8, 3.9). Queste ultime appaiono come formazioni rotondeggianti od ovalari, a contenuto liquido, generalmente unilaterali, ad estrinsecazione intracanalare postero-laterale, più raramente antero-laterale. La sublussazione articolare cranio-caudale e l'impatto sull'anatomia del forame neurale sono meglio evidenziati con la RM e con le ricostruzioni multiplanari o 3D della TC multistrato (Fig. 3.9).

L'uncoartrosi è un processo degenerativo che coinvolge le articolazioni uncovertebrali, o di Luschka, poste tra i processi uncinati delle ultime cinque vertebre cervicali e gli omologhi processi della vertebra inferiore. Nella radiologia convenzionale, con le opportune proiezioni, sono evidenziabili (Fig. 3.6): la riduzione dello spazio articolare, meglio evidente nelle proiezioni A-P, con associato arrotondamento dei processi uncinati; gli osteofiti, che qualora aggettino posteriormente, possono provocare riduzione dell'ampiezza dei forami intervertebrali, configurando il quadro della stenosi vertebrale laterale; la modificazione dell'allineamento vertebrale, con riduzione della normale lordosi cervicale nel segmento inferiore, ed iperlordosi della porzione superiore.

Con la RM e la TC, oltre a visualizzare i tipici reperti dell'artrosi delle articolazioni sinoviali, sarà possibile individuare, meglio che con la radiologia convenzionale, le complicanze dell'uncoartrosi, come la stenosi vertebrale.

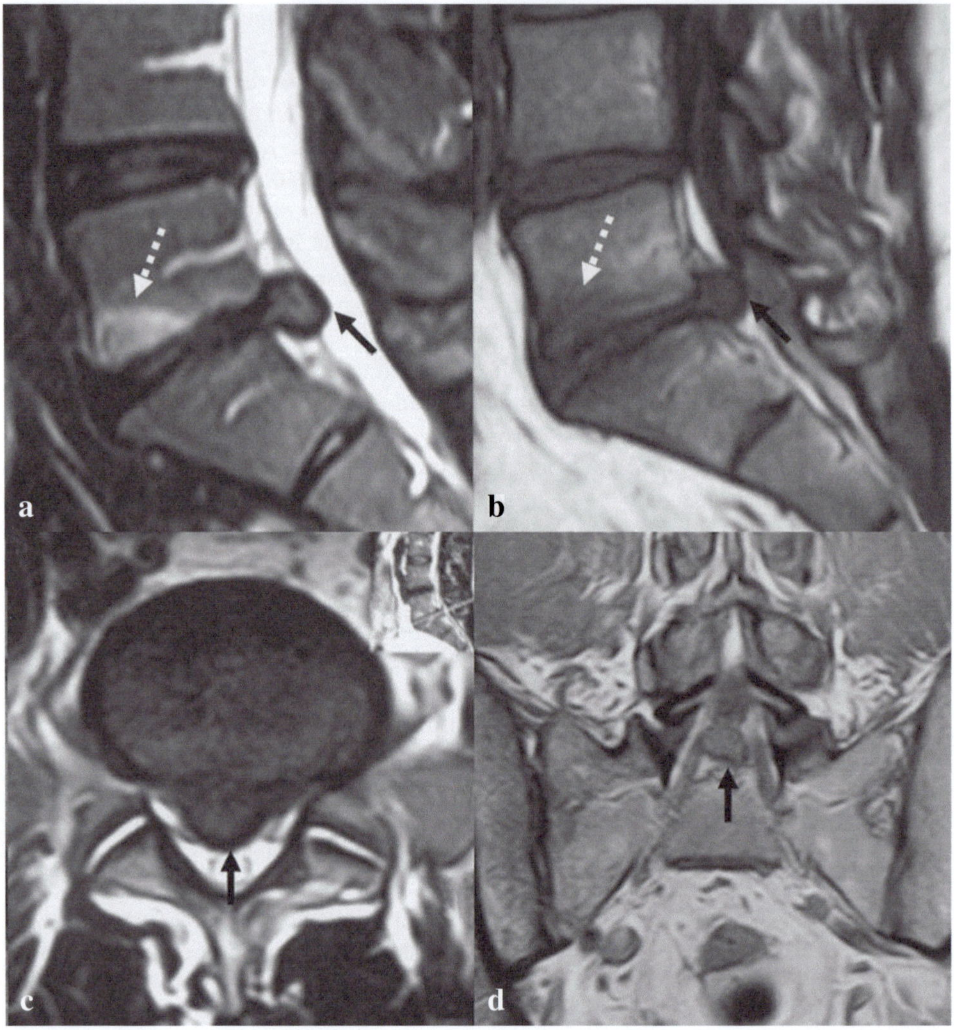

Fig. 3.3a-d. Osteocondrosi tipo I secondo Modic ed ernia del disco estrusa L5-S1. RM sagittale TSE STIR T2-pesata (**a**) e TSE T1-pesata (**b**), assiale TSE T2-pesata (**c**) e coronale TSE DP-pesata (**d**). La porzione antero-inferiore del corpo vertebrale di L5 (**a, b**) presenta un'alterazione di segnale del midollo osseo iperintensa in T2 e ipointensa in T1, riferibile ad edema da osteocondrosi di tipo I (*frecce tratteggiate*). Il disco L5-S1 (**a, b, c**) è ridotto di spessore e presenta una voluminosa ernia estrusa (*frecce nere*) di tipo molle, localizzata in sede postero-mediana, contenuta e sub-legamentosa. L'ernia comprime e deforma il sacco durale e presenta rapporti con le radici nervose, come evidente anche dalla scansione coronale (**d**) non eseguita di routine.

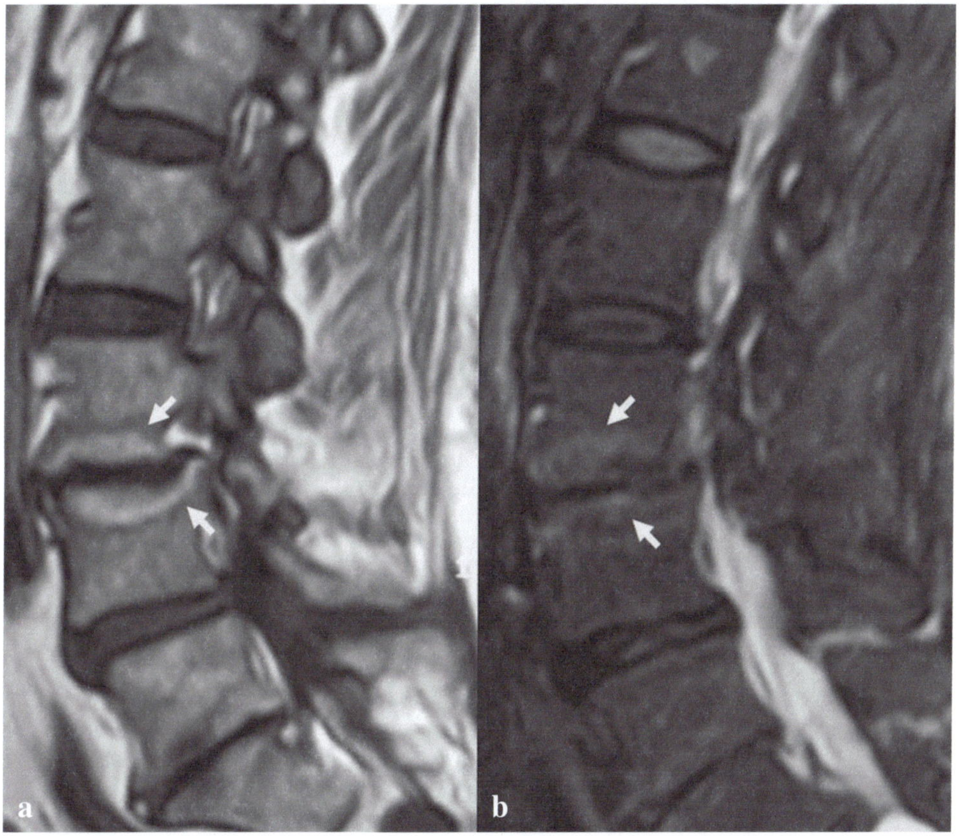

Fig. 3.4a, b. Osteocondrosi tipo II secondo Modic con spondilo-artrosi lombare e discopatie multiple. RM sagittale TSE T1-pesata (**a**) e TSE STIR T2-pesata (**b**). Il midollo osseo subcondrale di L3-L4 (*frecce*) presenta un'alterazione di segnale iperintensa in T1 e disomogeneamente ipointensa in T2 con soppressione del grasso, riferibile a degenerazione fibro-adiposa da osteocondrosi di tipo II. Un'alterazione simile è evidente anche a livello di L5-S1. I dischi intersomatici sono ridotti di spessore e disidratati con associata osteofitosi somato-marginale. Lieve spondilolistesi L5-S1

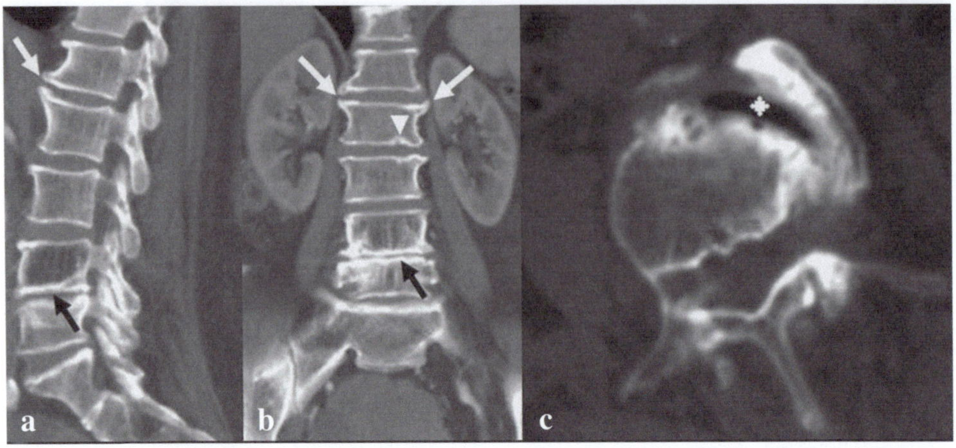

Fig. 3.5a-c. Spondilo-artrosi osteofitosica lombare. Ricostruzioni TC MIP sul piano sagittale (**a**), coronale (**b**) e TC assiale (**c**) con finestra per la visualizzazione dell'osso. Diffusi segni di spondilo-artrosi (**a, b**) con riduzione dello spazio intersomatico L4-L5 e sclerosi dell'osso subcondrale delle limitanti somatiche (*frecce nere*). Presenza di una piccola ernia di Schmorl (**b**) a livello della limitante somatica inferiore di L2 (*punta di freccia*) e di osteofiti somato-marginali (**a, b**) (*frecce bianche*). In un altro paziente (**c**) sono presenti fenomeno di "vacuum" (*asterisco*), alterazioni osteocondrosiche del piatto cartilagineo e grossolani osteofiti somato-marginali antero-laterali

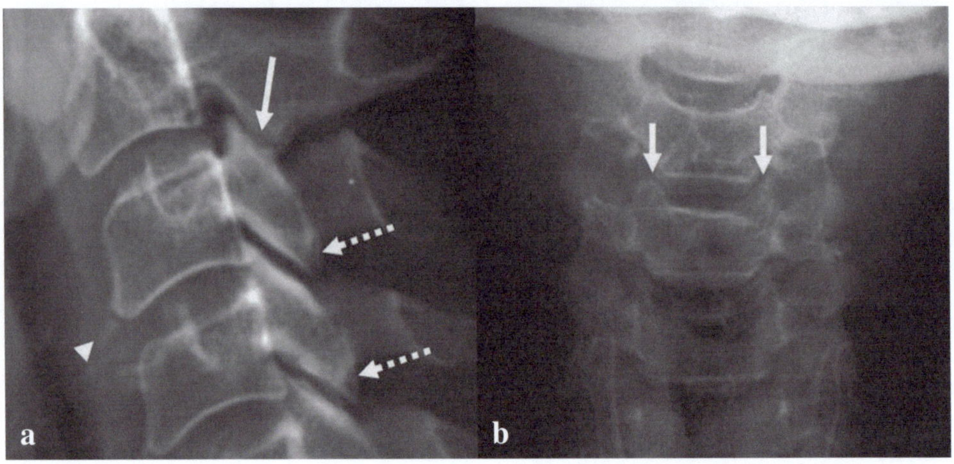

Fig. 3.6a, b. Spondilo-artrosi vertebrale ed interapofisaria associata ad uncoartrosi cervicale. Rx rachide cervicale in proiezione L-L (**a**) e A-P (**b**). Irregolarità delle articolazioni interapofisarie (**a**) con iniziale sclerosi subcondrale ed osteofitosi marginale evidenti in proiezione L-L (*frecce tratteggiate*). Presenza di osteofitosi somato-marginale anteriore (*punta di freccia*). Sclerosi, appuntimento e irregolarità dei processi uncinati delle articolazioni di Luschka (**b**) evidente nella proiezione A-P (*frecce*)

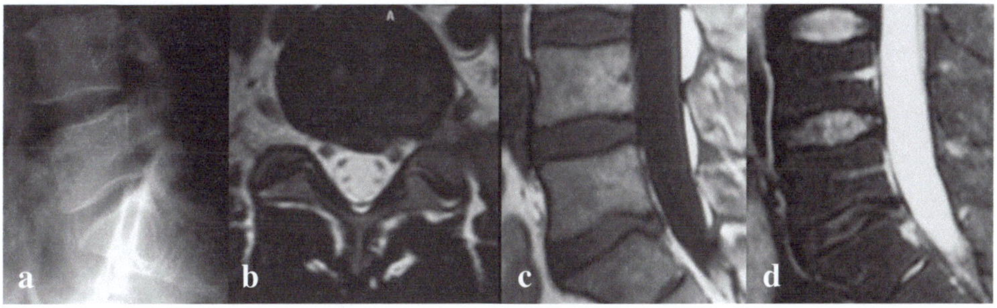

Fig. 3.7a-d. Ernia del disco protrusa L5-S1. Rx in proiezione L-L (**a**), RM assiale TSE T2-pesata (**b**), RM sagittale TSE T1-pesata (**c**) e TSE T2-pesata (**d**). L'esame radiologico (**a**) dimostra segni indiretti di discopatia rappresentati dalla riduzione posteriore dello spazio intersomatico, iniziali alterazioni osteocondrosiche ed artrosiche interapofisarie. La RM (**b-d**) dimostra, in un disco ridotto di spessore e con segni di disidratazione, la presenza di una piccola ernia protrusa, a larga base, di tipo molle, contenuta. L'ernia è localizzata in sede sub-articolare o paramediana sinistra, è sub-legamentosa e presenta rapporti di contiguità con la radice nervosa omolaterale, che tuttavia non è compressa

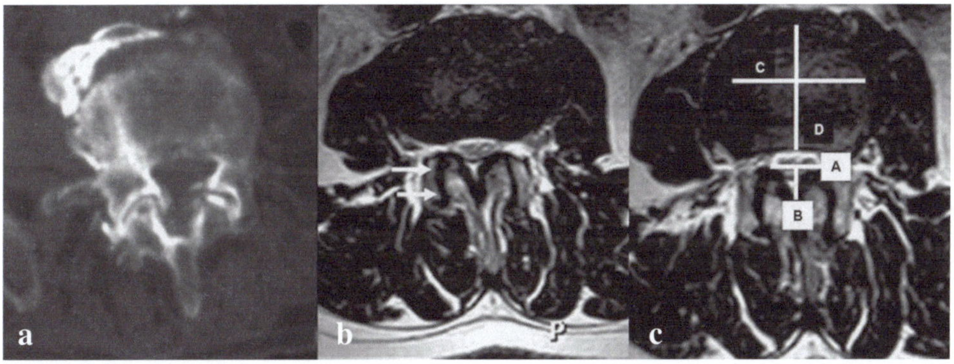

Fig. 3.8a-c. Stenosi del canale vertebrale. TC assiale con finestra dell'osso (**a**), RM assiale TSE T2-pesata (**b**, **c**). L'esame TC (**a**) dimostra una deformazione e stenosi del canale vertebrale lombare da ipertrofia, su base artrosica, dei processi articolari interapofisari. In un altro paziente, l'esame RM (**b**) dimostra una stenosi del canale vertebrale lombare da maggiore orientamento sagittale delle faccette articolari interapofisarie (*frecce bianche*). Il quoziente di Jones-Thompson (**c**), utilizzato per quantificare la riduzione dei diametri del canale, viene calcolato nel seguente modo: AxB / CxD. V.N.>4,5. *A* = distanza interpeduncolare, *B* = diametro A-P massimo del canale, *C* = diametro traverso massimo del disco, *D* = diametro A-P massimo del disco

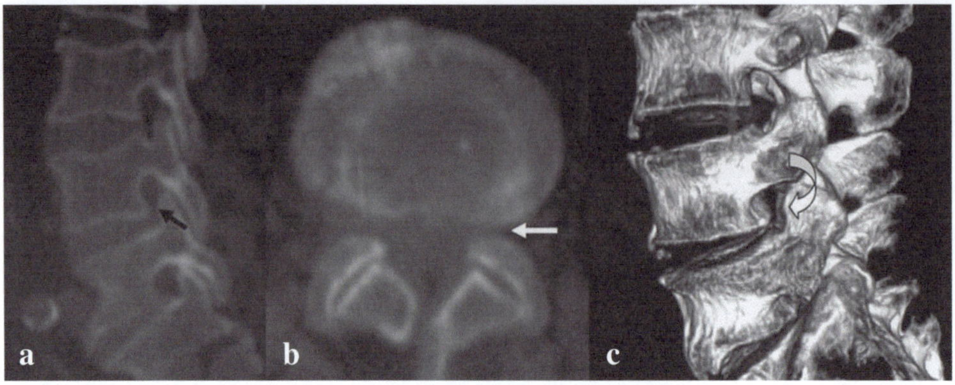

Fig. 3.9a-c. Stenosi laterale lombare da spondiloartosi. TC con finestra per l'osso con ricostruzione MIP sagittale (**a**), sezione assiale (**b**) e ricostruzione 3D volumetrica (**c**). Diffusi segni di spondiloartrosi. In corrispondenza del forame di coniugazione di sinistra dello spazio L4-L5 sono presenti una osteofitosi somato-marginale di L4 ed un appuntimento ed una sclerosi del processo articolare superiore di L5 che determinano una stenosi laterale di grado moderato con restringimento del forame di coniugazione (*frecce*)

ERNIA DEL DISCO

L'ernia discale, secondo la nomenclatura fornita nel 2001 dalla NASS (*North American Spine Society*), approvata dall'ASNR (*American Society of Neuroradiology*) e dall'ASSR (*American Society of Spine Radiology*), è una dislocazione localizzata del disco intervertebrale oltre i limiti dello spazio da esso fisiologicamente occupato. Il materiale discale erniato può essere rappresentato dal nucleo polposo, dalla cartilagine, dalle apofisi ossee frammentate, dall'anulus fibroso o da una combinazione di questi elementi. La protrusione discale, o *bulging* discale (Fig. 3.2), è invece definita come una dislocazione generalizzata, del 50-100% della circonferenza discale al di là del margine vertebrale e non deve essere considerata un'ernia.

La radiologia convenzionale ha un ruolo marginale nella diagnosi di ernia discale, in quanto è in grado di fornire informazioni solo sulla riduzione dello spazio intersomatico e sull'osteocondrosi (Fig. 3.7).

Nella descrizione con RM di un'ernia discale (Tabella 3.1) bisognerà considerare

Tabella 3.1. Descrizione di un'ernia del disco

- Grado di erniazione
- Morfologia
  - ernia protrusa
    a. focale
    b. a larga base
  - ernia estrusa
- Contenzione
- Zona di estrinsecazione
- Continuità
- Rapporti con il legamento longitudinale posteriore
- Rapporti con la dura e con le redici nervose emergenti

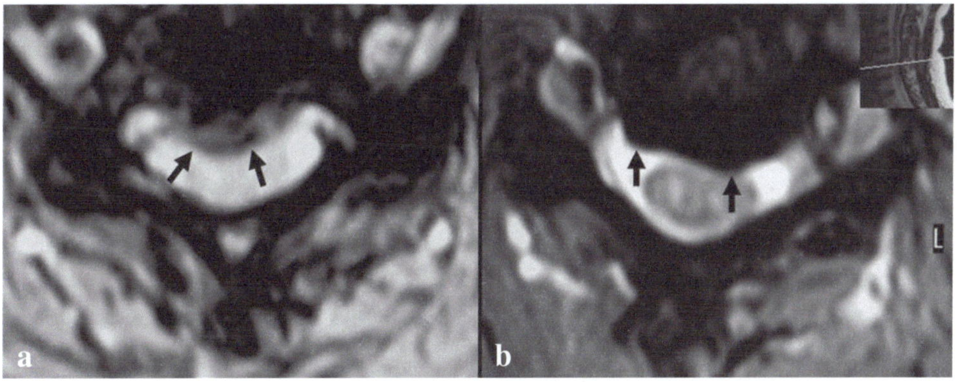

Fig. 3.10a, b. Ernie del rachide cervicale, molle e dura. RM assiale GE T2-pesata. **a** In un paziente è presente una discreta ernia discale protrusa a larga base, iperintensa, di tipo molle, localizzata in sede mediana e che determina lieve compressione sul midollo spinale. **b** In un altro paziente è evidente una discreta ernia ipointensa, di tipo duro da apposizione ossea, localizzata in sede paramediana sinistra e che determina una lieve compressione sul midollo spinale. Un'altra piccola ernia dura è evidente in sede foraminale destra

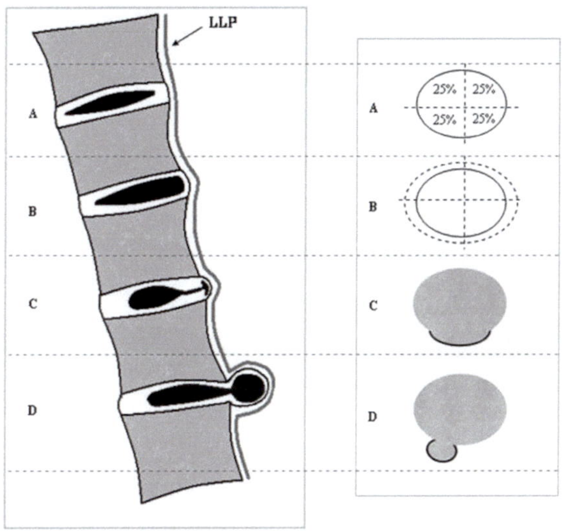

Fig. 3.11. Rappresentazione schematica, in sezione sagittale ed assiale, di disco normale (*A*), bulging discale (*B*), ernia protrusa (*C*) ed ernia estrusa (*D*). *LLP*: legamento longitudinale posteriore. Modificata da: Milette PC (2000) Classification, diagnostic imaging and imaging characterization of a lumbar herniated disc. Radiol Clin North Am 38:1267-1292

vari fattori ed in primo luogo identificare il disco intersomatico d'origine dell'ernia. In base al grado di erniazione potremo distinguere un'ernia di grado lieve, moderato o grave (oppure piccola, discreta o voluminosa) a seconda che in sezione assiale il materiale discale occupi meno di 1/3, da 1/3 a 2/3 e più dei 2/3 del canale vertebrale (Figg. 3.4, 3.7, 3.10). Dal punto di vista morfologico l'ernia andrà distinta in "protrusa", se la sua altezza è inferiore alla sua base (Fig. 3.7), ed in "estrusa", se la sua altezza è superiore alla sua base (Figg. 3.3, 3.11). L'ernia protrusa potrà essere ulteriormente classificata in focale o a larga base, se interessa rispettivamente meno del 25% o tra il 25 ed il 50% della circonferenza del disco. Il segnale RM del materiale discale erniato dipen-

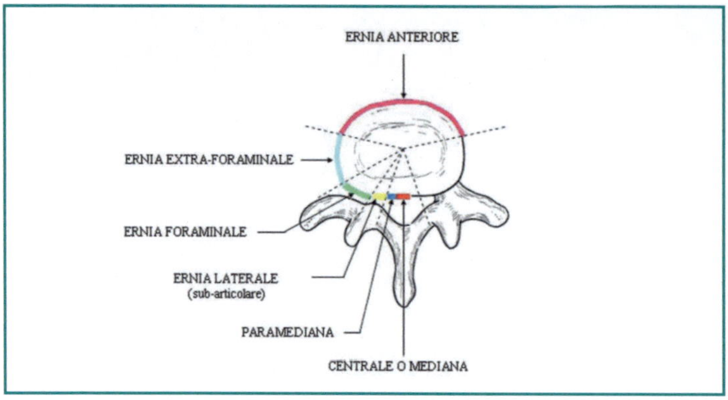

Fig. 3.12. Rappresentazione schematica delle zone di estrinsecazione di un'ernia sul piano assiale. Modificata da: Wiltse LL, Berger PE, McCulloch JA (1997) A system for reporting the size and location of lesions of the spine. Spine 22:1534-1537, con autorizzazione)

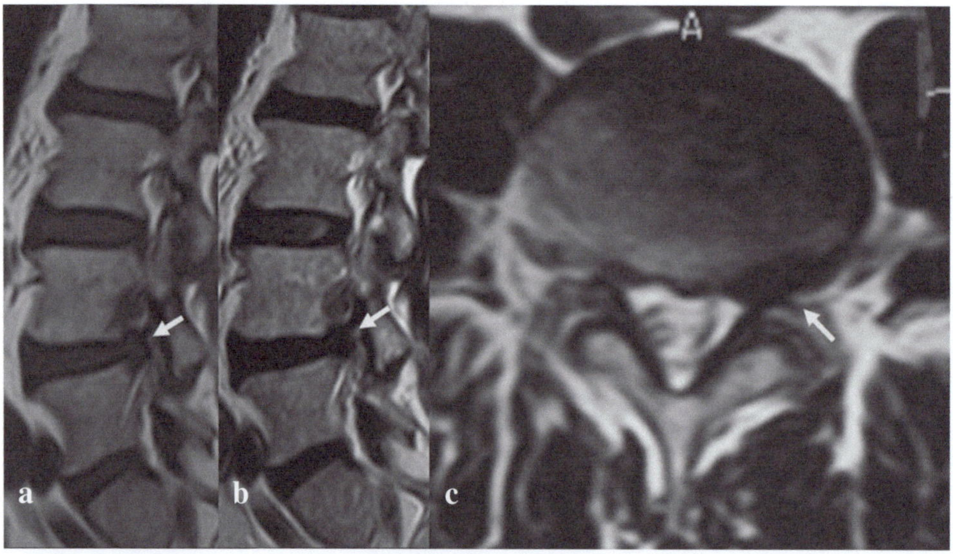

Fig. 3.13a-c. Ernia del disco L4-L5 migrata. Immagine RM sagittale TSE T1-pesata (**a**), TSE T2-pesata (**b**) e RM assiale TSE T2-pesata (**c**). L'esame dimostra un'ernia foraminale sinistra (*frecce*). Nelle sezioni sagittali (**a, b**) il forame di coniugazione omolaterale è occupato da materiale ipointenso in entrambe le sequenze, riferibile a frammento discale migrato

derà dal contenuto d'acqua e dalla presenza di gas o calcificazioni. Le erniazioni acute appariranno iperintense in T2, mentre nelle erniazioni croniche ci sarà una riduzione del segnale sia in T1 sia in T2, a mano a mano che la lesione si disidrata e diventa più fibrotica. L'ernia del disco dura, dovuta sia a disco calcifico sia ad osteofiti, mostrerà bassa intensità di segnale in entrambe le sequenze; l'ernia del disco molle produrrà, invece, un segnale intermedio nelle immagini T2-pesate ed un aumento dell'intensità di segnale nelle sequenze GE (Fig. 3.10). Le ernie del disco potranno essere distinte in "contenute", se la porzione dislocata è totalmente contenuta all'interno dell'anulus fibroso (Fig. 3.3) e "non contenute", in caso contrario.

In base alla zona d'estrinsecazione, le ernie discali potranno essere distinte, sul piano assiale, in centrali o mediane, sub-articolari o paramediane, foraminali, extra-foraminali, anteriori (Fig. 3.12); sul piano sagittale, in ernie localizzate a livello discale, infrapeduncolare, peduncolare e soprapeduncolare. Nel caso in cui il materiale discale estruso abbia perso completamente ogni continuità con il disco d'origine si parla di "sequestro" o di "frammento libero". Il termine "migrazione" può essere utilizzato per indicare una dislocazione del disco lontano dal sito d'estrusione, sia essa sequestrata o no (Fig. 3.13). Nelle sequenze T2-pesate sarà possibile individuare lo spostamento del legamento longitudinale posteriore ed il materiale dislocato sarà distinto in "subligamentoso", "extraligamentoso" e "transligamentoso", (Fig. 3.7). Nelle sezioni assiali, con sequenze T2-pesate, saranno ben documentabili i rapporti dell'ernia con la dura e con le radici nervose emergenti, in cui la radice nervosa apparirà ipointensa rispetto all'iperintensità del liquor circostante. Qualora sia compressa, essa sarà aumentata di calibro, ma difficilmente delineabile per l'edema. Un'osteofitosi importante in sede foraminale o a livello delle articolazioni interapofisarie, che riduce il calibro del canale, renderà ancora meno agevole la sua delineazione. In casi dubbi la somministrazione di mezzo di contrasto consentirà una diagnosi differenziale tra edema radicolare da compressione erniaria e neurinoma, in cui l'impregnazione sarà intensa ed omogeneamente distribuita a differenza che nell'edema in cui, invece, sarà scarsa, esterna e grossolanamente lineare.

Nell'ambito della patologia erniaria, studi recenti hanno evidenziato l'importanza della RM effettuata con apparecchiature che consentono di eseguire l'esame in ortostasi sottocarico per rendere evidenti ernie discali occulte in clinostatismo.

La TC, come accennato, è tecnica complementare o, in casi di controindicazioni, alternativa alla RM nella diagnosi di ernia del disco. La TC dimostra l'ernia come un'alterazione del contorno del disco, di densità simile, o poco inferiore, al disco stesso, con una semeiotica simile a quella della RM e consente, inoltre, un'ottimale identificazione delle ernie calcifiche e degli osteofiti.

Stenosi vertebrale

La stenosi vertebrale è un restringimento unilaterale o bilaterale, mono o polisegmentario, che può comportare la compressione del midollo o delle radici spinali. È classificata in stenosi centrale, se interessa il canale vertebrale, e/o stenosi laterale, se sono invece interessati i recessi laterali e/o i canali neurali. La stenosi lombare è la più comune e si localizza più frequentemente a livello dei dischi intersomatici L3-L4 e L4-L5, dove un maggiore orientamento sagittale delle faccette articolari potrebbe incrementarne il rischio. Dal punto di vista clinico, sebbene le alterazioni degenerative del rachide siano universalmente diffuse, circa il 6% dei pazienti adulti soffre di stenosi sintomatica.

Nel valutare una stenosi vertebrale occorrerà innanzitutto chiarire se si tratta di stenosi centrale o di stenosi laterale e poi indicarne la possibile causa (Tabella 3.2).
La radiologia convenzionale non consente un'accurata diagnosi di stenosi vertebrale perché le misurazioni dei diametri del canale vertebrale sono poco attendibili, data la notevole variabilità individuale, soprattutto a livello lombare. Considerando, poi, le diverse cause della stenosi vertebrale, tra cui l'ispessimento delle componenti legamentose, è comprensibile come si renda necessario il ricorso alla TC od alla RM. La

Tabella 3.2. Principali cause di stenosi vertebrale

- Dislocazione discale
- Osteofitosi
- Ipertrofia del legamento giallo
- Ipertrofia delle faccette articolari
- Cisti delle capsule articolari e del legamento giallo
- Spondilolistesi

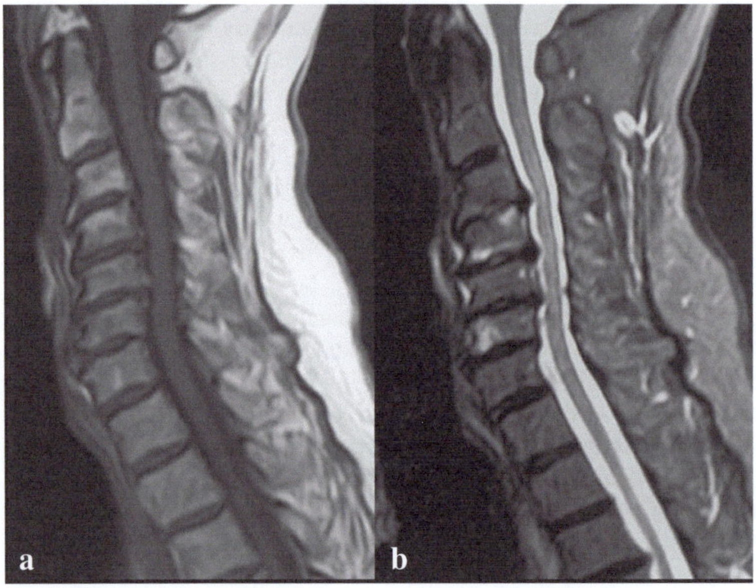

Fig. 3.14a, b. Stenosi centrale del canale vertebrale cervicale da spondiloartrosi osteofitosica e discopatie multiple. RM sagittale TSE T1-pesata (**a**) e TSE STIR T2-pesata (**b**). Cifosi cervicale con inversione della fisiologica lordosi con fulcro in C4. Marcate alterazioni osteocondrosiche delle limitanti somatiche vertebrali con aspetti di tipo I secondo Modic. I dischi intersomatici da C3 a C7 sono ridotti di spessore, disidratati, e presentano ernie posteriori con associata osteofitosi somato-marginale posteriore. Il canale vertebrale è moderatamente stenotico con segni di conflitto sul midollo spinale, che presenta piccole aree iperintense nelle zone di compressione, da sofferenza delle strutture nervose, e una lieve dilatazione distrettuale del canale ependimale

radiologia convenzionale ha il vantaggio di fornire una visione generale della stenosi, del suo livello e di valutarne le eventuali modificazioni nei radiogrammi effettuati in clinostatismo ed in ortostatismo, in cui la stenosi potrà essere aggravata dal carico, e nelle manovre dinamiche, principalmente flessione ed estensione. In particolare, durante l'estensione si ridurrà fisiologicamente lo spazio tra le lamine ed aumenterà lo spessore del legamento giallo, aggravandosi la stenosi. Il radiogramma A-P dimostrerà il ravvicinamento ed il maggior orientamento sagittale delle interlinee posteriori, mentre quello L-L metterà in evidenza la riduzione d'altezza dei peduncoli e la minore ampiezza del canale osseo delimitato, anteriormente, dalla linea vertebrale posteriore e, posteriormente, dalla linea spinolaminare. La radiografia convenzionale consentirà inoltre di inquadrare l'estensione della compressione e la presenza di instabilità vertebrale o deformità (Fig. 3.1).

La TC e la RM consentono di valutare meglio sul piano assiale il grado di stenosi del canale vertebrale, utilizzando vari criteri di misurazione (tra cui il quoziente di Jones-Thompson), che tuttavia risentono di una certa approssimazione legata alla genesi multifattoriale della stenosi (Fig. 3.8). In RM la dislocazione discale provocherà restringimenti multipli con impronte sul sacco durale, in corrispondenza dei dischi intersomatici, visibili nelle sezioni sagittali. Si renderà inoltre possibile la differenziazione tra la dislocazione discale, tendenzialmente iperintensa nelle immagini in T2 e l'osteofitosi, ipointensa nelle medesime sequenze. La sofferenza del midollo si evidenzierà con aree di tipo gliotico riparativo (isointensità in T1, iperintensità nelle sequenze in densità protonica e in T2) o di tipo malacico (ipointensità in T1, iperintensità nelle sequenze in densità protonica e in T2), (Fig. 3.14). L'osteofitosi è anche in grado di restringere il recesso laterale e/o il forame di coniugazione, alterando il normale aspetto del forame di coniugazione a "racchetta da tennis" nelle sezioni parasagittali. L'ispessimento dei legamenti gialli, dovuto a degenerazione fibroadiposa e a fenomeni calcifici, comporterà una loro alterazione di segnale, che sarà di bassa intensità in entrambe le sequenze. Le cisti delle capsule articolari delle faccette e del legamento giallo si presenteranno come già descritto in precedenza a proposito dell'osteoartrosi delle articolazioni interapofisarie. La somministrazione di mezzo di contrasto provocherà enhancement della parete della cisti.

La TC, meglio della RM, consente la misurazione dei diametri del canale vertebrale, dimostrando una distorsione della morfologia del canale, la compressione del sacco durale in direzione antero-posteriore e la scomparsa del grasso epidurale adiacente, considerata un segno patognomonico di stenosi vertebrale centrale. La TC, inoltre, sarà più utile della RM nell'identificazione dell'ipertrofia delle faccette articolari e della spondilolistesi degenerativa, con l'identificazione dei segni del "doppio arco" e, nelle ricostruzioni multiplanari sagittali, della deformazione a "baionetta" del sacco durale, specifici di spondilolistesi (Fig. 3.9).

4 RACHIDE INFIAMMATORIO NON INFETTIVO

GIACOMO GARLASCHI, LUIGI SATRAGNO, ENZO SILVESTRI, ERNESTO LA PAGLIA

ARTRITE REUMATOIDE

Sebbene le principali alterazioni dell'artrite reumatoide (AR) si manifestino a carico delle articolazioni sinoviali dello scheletro appendicolare, possono essere interessate anche le articolazioni sinoviali dello scheletro assiale, in particolare le interapofisarie cervicali e l'atlo-epistrofea, mentre infrequente è il coinvolgimento del rachide dorso-lombare e delle articolazioni sacro-iliache.

Per quanto riguarda le articolazioni cartilaginee, quelle intersomatiche (soprattutto cervicali) costituiscono il target di maggiore rilievo.

ARTICOLAZIONE SACRO-ILIACA Nell'AR, contrariamente alla spondilite anchilosante, l'interessamento di questa articolazione è raro e di lieve entità. Possono manifestarsi una modesta riduzione dello spazio articolare ed una predilezione delle erosioni ossee (superficiali, ben delimitate ed associate a sclerosi lieve o assente) specie sul versante iliaco dell'articolazione.

RACHIDE TORACICO E LOMBARE Rare le alterazioni delle articolazioni interapofisarie ed intersomatiche caratterizzate da rilievi radiografici aspecifici, quali riduzione dello spazio intersomatico, irregolarità subcondrali delle limitanti somatiche, erosioni e sclerosi.

RACHIDE CERVICALE Il 60-80% dei pazienti con AR può sviluppare sintomi e segni correlati ad alterazioni cervicali (dolore, astenia muscolare, riduzione dell'articolarità e manifestazioni neurologiche quali parestesie, paresi, atrofia muscolare, sino alla tetraplegia e morte del paziente). L'interessamento iniziale, o predominante, del rachide cervicale si può verificare senza evidenti anomalie cliniche (o radiografiche) in altre sedi.

ARTICOLAZIONI OCCIPITO-ATLO-ASSIALI Nell'AR sono stati descritti vari tipi di malallineamento atlo-assiale (Tabella 4.1): sublussazione atlo-assiale anteriore (20-25% dei pazienti con AR) consistente, negli adulti, in una distanza tra arco anteriore dell'atlante e dente dell'epistrofeo maggiore di 2,5 mm, per lesione del legamento trasverso, causata dall'interessamento infiammatorio della contigua borsa sinoviale retro-odontoidea e conseguente perdita della solidalità nei movimenti di flesso-estensione; sublussazione atlo-assiale verticale (o *cranial settling*) (5-22%), a livello di C1-C2, contraddistinta dal crollo delle masse laterali dell'atlante con discesa del cranio ed impegno del dente dell'epistrofeo all'interno del forame magno. Si può associare a segni neurologici per intrappolamento delle prime due radici nervose cervicali, lesione dei nervi cranici, compressione bulbo-midollare, occlusione dei rami delle arterie spinali e vertebrali ed idrocefalo. L'impatto atlo-assiale è diagnosticato valutando la relazione tra l'apice del processo odontoide e punti di repere alla base del cranio (linea di Mc Gregor). La sublussazione atlo-assiale verticale, se grave, è diagnosticata facilmente sui radiogrammi in L-L o sulle scansioni TC. La RM è efficace nella valutazione della sublussazione e dei suoi effetti sul midollo spinale (Fig. 4.1). Infine la sublussazione atlo-assiale laterale (10-20%) caratterizzata da un'asimmetria tra epistrofeo e masse laterali dell'atlante, dislocate di oltre 2 mm rispetto al dente dell'epistrofeo, spesso associata a riduzione dello spazio articolare, erosione ossea, distruzione delle capsule articolari e, nei casi gravi, collasso delle masse laterali dell'epistrofeo.

Erosioni del processo odontoide (localizzate all'apice, in corrispondenza delle sedi di inserzione legamentosa, ed alla base, per vicinanza delle articolazioni atlo-assiali laterali) sono state identificate nel 14-35% dei pazienti con AR. La progressiva erosione del processo odontoide è di solito associata a sublussazione atlo-assiale con importante osteolisi sino alla riduzione del dente ad una piccola spicula.

Articolazioni sotto-assiali Nel 9% dei pazienti con AR grave e cronica, si possono verificare lussazione e sublussazione ad uno o più livelli sotto-assiali; raramente si associa mielopatia da compressione midollare. Le sublussazioni a multipli livelli sono più tipiche e determinano un aspetto a "scalinata" nei radiogrammi in proiezione L-L. Le alterazioni delle articolazioni interapofisarie sotto-assiali sono frequenti e determinano restringimento della rima ed erosioni superficiali, anomalo ampliamento degli spazi articolari per inclinazione dei massicci laterali di una vertebra su quella successiva, anchilosi fibrosa.

Le alterazioni delle articolazioni intersomatiche vertebrali cervicali comprendono riduzione dello spazio intersomatico, erosioni ossee subcondrali ed eburneizzazione.

Manifestazione caratteristica della discite reumatoide è l'assenza di osteofitosi, mentre possibile è la comparsa di erosioni, assottigliamento ed appuntimento di uno o più processi spinosi, in particolare nel tratto cervicale distale e nel tratto toracico prossimale, per fenomeni di entesopatia dei legamenti sopraspinosi ed infiammazione delle borse sinoviali (Tabella 4.1).

Tra le varie tecniche di imaging, al di là della radiologia convenzionale, da sempre considerata l'indagine di primo approccio allo studio del paziente reumatoide, è la RM a rappresentare l'esame di elezione in grado identificare la presenza di malattia, valutarne lo stato di attività (*Dinamic Contrast Enhanced* MRI) e le eventuali complicanze. Attraverso tale via è infatti possibile valutare i rapporti tra osso occipitale, atlante ed epistrofeo e, pertanto, definire l'entità delle sublussazioni oltre, ovviamente, visualizzare il midollo spinale (compressione midollare da parte di vertebre dislocate, masse infiammatorie ed eventuale conseguente mielopatia).

La recente disponibilità di apparecchiature RM in grado di effettuare l'indagine anche in ortostasi ha consentito, inoltre, di ottenere informazioni supplementari nell'ambito delle complicanze in corso di patologia infiammatoria del rachide e nell'identificazione di altra patologia a carattere degenerativo eventualmente concomitante.

Tabella 4.1. Alterazioni del rachide cervicale nell'AR. Modificato da: Resnick D (2005), con autorizzazione

Articolazioni occipito-atlo-assiali:
- sublussazione atlo-assiale anteriore
- sublussazione atlo-assiale verticale (*cranial settling*)
- sublussazione atlo-assiale laterale
- erosione e frattura del processo odontoide
- erosione, sclerosi e fusione dell'articolazione interapofisaria

Articolazioni sotto-assiali:
- sublussazione sottoassiale
- srosione, sclerosi e fusione dell'articolazione interapofisaria
- riduzione dello spazio discale
- erosione e sclerosi delle limitanti somatiche vertebrali
- erosione del processo spinoso
- osteoporosi

Artrite cronica giovanile

L'artrite (o poliartrite) cronica giovanile (ovvero artrite giovanile idiopatica) comprende tutte le forme di artriti croniche primitive ad insorgenza entro i 16 anni, della durata di almeno 3 mesi. Da queste, vanno esclusi alcuni gruppi di patologie con aspetti tipici (malattie infettive, diatesi emorragiche, leucemie, neuroblastoma, collagenopatie vascolari, S. di Sjogren, febbre reumatica e artrite post-dissenterica). Alcune di queste forme possono interessare il rachide e le articolazioni sacro-iliache.

Artrite sieronegativa cronica (M. di Still) poliarticolare L'artrite poliarticolare può verificarsi in concomitanza con l'esordio del morbo di Still o come complicanza tardiva in un bambino con manifestazioni sistemiche.

Il rachide cervicale, sede frequente di alterazioni precoci, è l'unico tratto rachideo interessato (erosioni, riduzione ed anchilosi ossea delle articolazioni interapofisarie). Si associano alterazioni dell'accrescimento, quali ipoplasia dei corpi vertebrali e dei dischi intervertebrali (più o meno ridotti in altezza e talvolta parzialmente calcifici) con conseguente aspetto radiografico simile a quello del nanismo. La sublussazione può interessare qualunque metamero cervicale ma è più caratteristica a livello atlo-assiale.

L'instabilità atlo-assiale nel bambino non è patognomonica di artrite cronica giovanile, ma può essere di natura post-traumatica o associata a condizioni patologiche causa di ipoplasia del processo odontoide e meiopragia dei legamenti circostanti (S. di Down). Anchilosi delle articolazioni interapofisarie può riscontrarsi anche nella spondilite anchilosante, ma senza concomitante riduzione in altezza dei corpi vertebrali e dei dischi per l'esordio in età più avanzata della spondilite anchilosante.

Spondilite anchilosante ad esordio giovanile I bambini (più frequente interessamento del sesso maschile in età compresa tra i 10-12 anni) affetti da spondilite anchi-

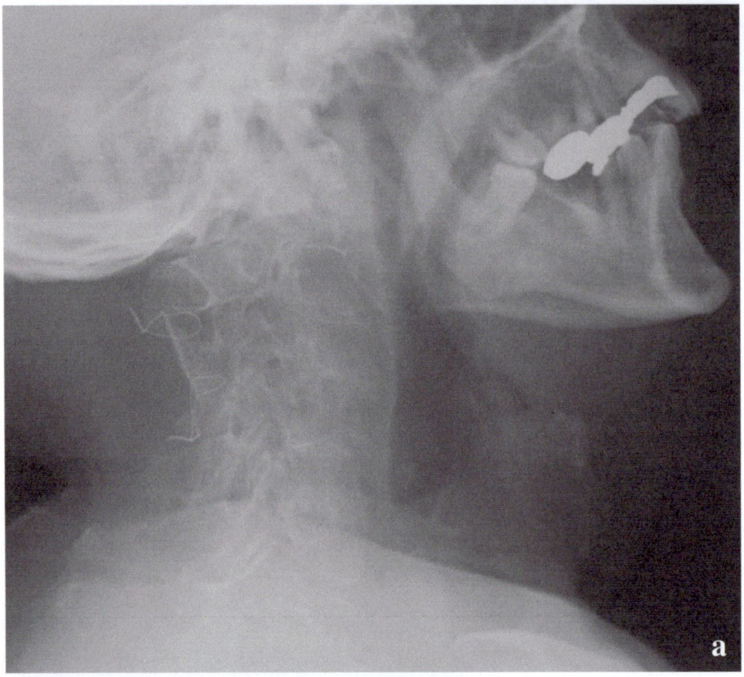

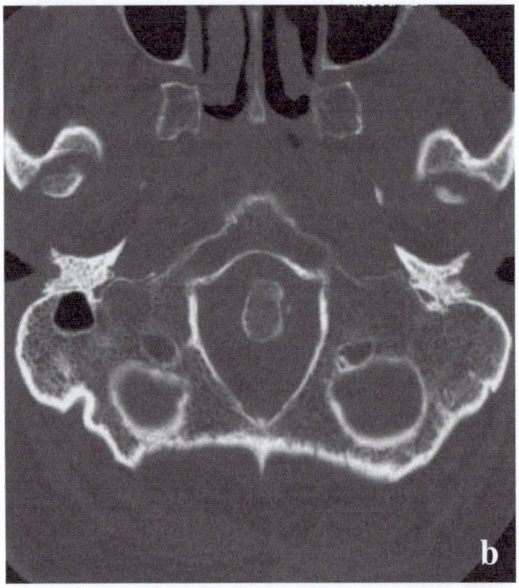

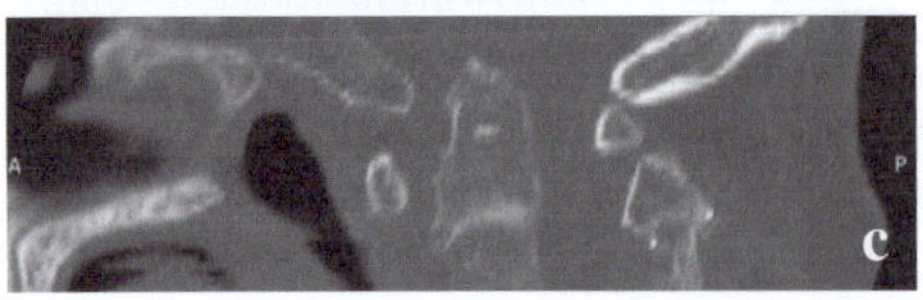

(segue ⇩)

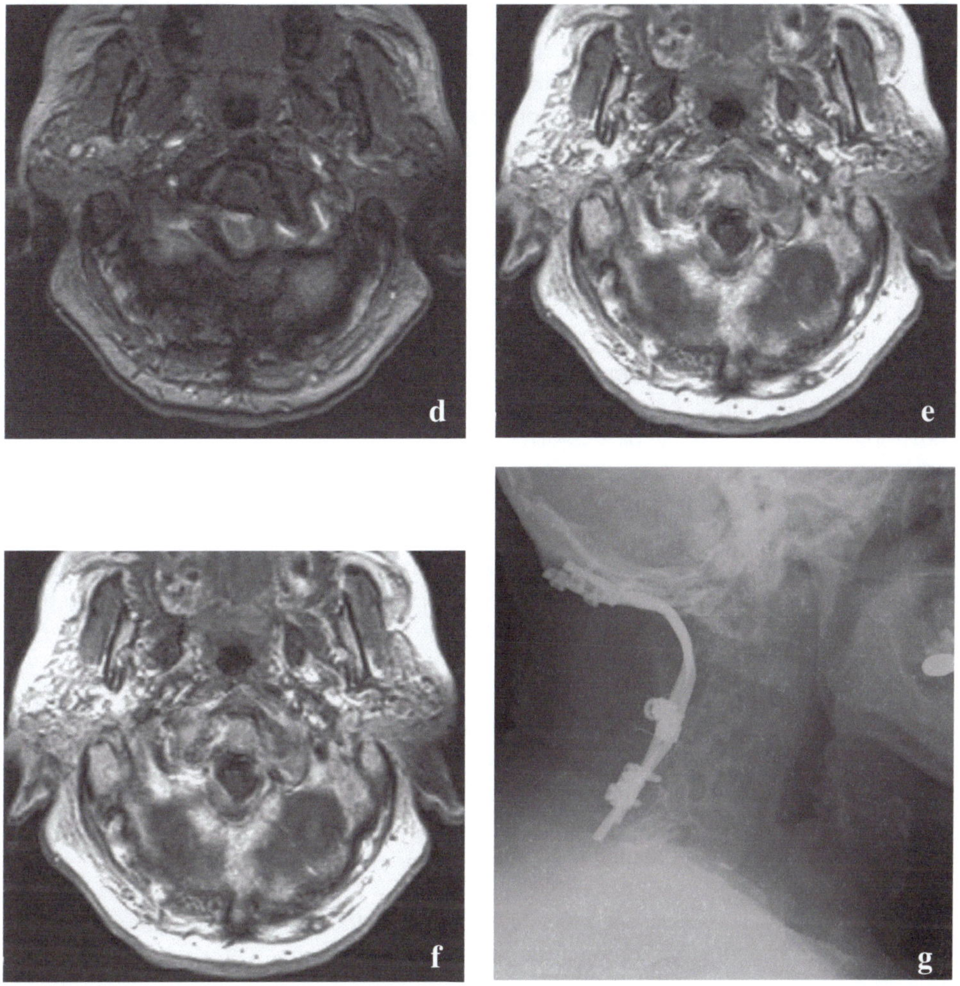

Fig. 4.1a-g. Cervicale. **a** Il radiogramma L-L del rachide cervicale dimostra mancata apprezzabilità dell'arco posteriore di C1 per assimilazione con l'occipite. I metameri cervicali da C2 a C7 sono pressoché completamente fusi tra loro con spazi intersomatici nettamente ridotti, scarsa riconoscibilità dei dischi interposti e spondilolistesi di C4 su C5. **b, c** La scansione assiale TC e la retroricostruzione elettronica MPR sagittale consentono di evidenziare la presenza di alterazioni ossee con un netto aumento della distanza tra l'arco anteriore di C1 ed il dente dell'epistrofeo, oltre alla risalita del dente all'interno del forame occipitale; concomita diffuso ispessimento dei tessuti molli limitrofi al dente dell'epistrofeo con dislocazione del midollo spinale. **d** L'immagine RM assiale GET2-pesata, e la corrispondente immagine SE T1-pesata prima (**e**) e dopo somministrazione di MdC (**f**) mostrano compressione sul versante di sinistra del sacco durale da parte di panno sinoviale iper-isointenso che si impregna di MdC. Il midollo è deformato a livello C1 con appiattimento contro la parete destra del canale rachideo e segni di mielopatia. **g** Radiogramma L-L del rachide cervicale dopo intervento di stabilizzazione occipito-cervicale

losante sviluppano una sacroileite ed una spondilite in presenza dell'antigene di istocompatibilità HLA-B27. Le manifestazioni cliniche possono interessare le articolazioni sacro-iliache, ma i segni radiografici a tale livello ed a livello rachideo (ad eccezione dei caratteristici sindesmofiti) possono essere di difficile interpretazione nei bambini piccoli e sono frequentemente misconosciuti fino alla seconda metà della seconda decade di vita.

Spondiloartropatie sieronegative

Sono tre le principali spondiloartropatie sieronegative: spondilite anchilosante, artrite psoriasica e Sindrome di Reiter. Queste, pur avendo alcune caratteristiche radiologiche ed anatomo-patologiche in comune con l'AR, determinano alterazioni nelle cartilagini articolari e nelle entesi e, soprattutto, differiscono da essa per la distribuzione e la morfologia delle lesioni osteoarticolari.

Spondilite anchilosante Frequente causa di lombalgia e disabilità, soprattutto nei giovani maschi, la spondilite anchilosante colpisce le articolazioni sinoviali e cartilaginee e le entesi, con particolare predilezione per lo scheletro assile. Le alterazioni interessano dapprima le articolazioni sacro-iliache e, successivamente, le articolazioni toraco-lombo-sacrali; nella fase cronica sono interessate le vertebre del tratto toracico medio-prossimale e cervicale.

Il dolore sacro-iliaco, marcato in fase iniziale, può scemare o scomparire completamente una volta subentrata l'anchilosi di queste articolazioni. In circa il 50% dei pazienti si può osservare irradiazione sciatalgica del dolore, spasmo della muscolatura paravertebrale, scomparsa della lordosi lombare, dolore evocato dalla percussione ed atrofia muscolare; nel tratto toracico può concomitare ridotta espansione della gabbia toracica ed accentuazione della cifosi.

Articolazione sacro-iliaca. La sacroileite è il reperto caratteristico e precoce della spondilite anchilosante. All'esame radiografico inizialmente può apparire a distribuzione asimmetrica o unilaterale; nelle fasi tardive le alterazioni sono quasi sempre bilaterali e simmetriche con interessamento sia delle porzioni sinoviali (antero-inferiori) sia di quelle legamentose (postero-superiori) dell'articolazione. Le alterazioni iniziali sono rappresentate da irregolare osteoporosi periarticolare con margini ossei sfumati, erosioni superficiali e sclerosi focale dell'osso subcondrale (Fig. 4.2). Il progredire delle alterazioni erosive determina un significativo riassorbimento delle superfici ossee con ampliamento dello spazio articolare. Con la progressione delle alterazioni osteoproduttive si formano ponti ossei irregolari che attraversano la cavità articolare, cui consegue un processo di fusione ossea inizialmente incompleto e destinato, successivamente, ad evolvere in anchilosi completa con obliterazione della cavità articolare (Fig. 4.3). In seguito, l'eburneizzazione periarticolare si riduce e la radiodensità dell'osso si normalizza.

Giunzione disco-vertebrale. Tipiche alterazioni della spondilite anchilosante sono: l'*osteite* (erosione focale ed addensamento degli spigoli somatici vertebrali - segno degli "angoli luminosi" o *segno di Romanus* - con perdita della normale concavità del muro vertebrale anteriore e conseguente squadratura del profilo vertebrale); la comparsa di *sindesmofiti* (sottile e regolare stria radiopaca di spessore uniforme determinata dalla calcificazione della porzione più periferica dell'anulus fibroso che, nelle fasi tardive, porta alla formazione di un profilo vertebrale ondulato noto come colonna a "canna di bambù") (Tabella 4.2); le *erosioni* ed i *fenomeni destruenti* disco-vertebrali (ernie di Schmorl, fratture somatiche, consolidamento fibroso, pseudoartrosi); le *calcificazioni discali* (da differenziare da altre condizioni caratterizzate da anchilosi, come l'iperostosi scheletrica idiopatica diffusa - DISH - e l'artrite cronica giovanile); *l'osteoporosi dei corpi vertebrali* con tipiche deformità a lente biconcava - *fish vertebrae* - e conseguente deformazione dei dischi intersomatici biconvessi, "rigonfiati".

Articolazioni interapofisarie. L'interessamento articolare interapofisario (erosioni, eburneizzazione ossea subcondrale reattiva e restringimento dello spazio articolare sino alla fusione ossea) è un'alterazione fondamentale della spondilite anchilosante; precede la formazione dei sindesmofiti con relazione inversa tra l'entità dell'interessamento dell'articolazione interapofisaria e le dimensioni dei sindesmofiti.

Articolazioni costo-vertebrali. Queste articolazioni possono presentare margini sfumati, erosioni ossee subcondrali, sclerosi e fusione ossea parziale o completa.

Articolazioni atlo-assiali. Le alterazioni infiammatorie delle strutture sinoviali e legamentose adiacenti possono portare ad erosione del dente dell'epistrofeo (come nell'AR, ma con incidenza minore e come complicanza negli stadi avanzati della malattia).

Complicanze dell'interessamento spinale. Complicanze neurologiche (compressione midollare e decesso) sono possibili, anche se infrequenti. Le fratture vertebrali (soprattutto cervicali) si associano a significativa morbidità e mortalità per compressione midollare da parte di dislocazioni ossee e di eventuali ematomi. Anche l'instabilità atlo-assiale può determinare deficit neurologici e può essere fatale. Altre complicanze sono rappresentate da: compressione del midollo spinale o delle radici nervose, soprattutto nel tratto lombare, in corso di spondilodiscite; stenosi rachidea; sindrome della cauda equina; ampliamento del canale rachideo lombare; dilatazione del sacco durale e diverticoli tecali.

La RM può essere utilizzata per la valutazione dell'attività della malattia disco-vertebrale in una fase relativamente precoce della spondilite anchilosante (*early RM*); attraverso tale via è infatti possibile dimostrare una iperintensità di segnale dei somi vertebrali, nelle immagini T2-pesate con soppressione del segnale adiposo, per edema della spongiosa ossea adiacente ai dischi alterati ed un enhancement dopo somministrazione di MdC nella spondilodiscite attiva (Fig. 4.4). Buona affidabilità in termini di concordanza intra ed interosservatore dimostrano altresì alcuni metodi di scoring (metodo di Braun, metodo di SPARCC) per la valutazione delle lesioni acute (*activity score*: edema osseo midollare, enhancement contrastografico ed erosioni) e\o croniche (*cronicity score*: sclerosi, erosioni, sindesmofiti, fusione parziale ed anchilosi) sia a livello del rachide che delle articolazioni sacro-iliache (Tabella 4.3). La RM è inoltre utilizzata con successo per la valutazione dei pazienti spondilitici con sindrome della cauda equina (identificazione diretta di diverticoli aracnoidei a contenuto liquido e delle

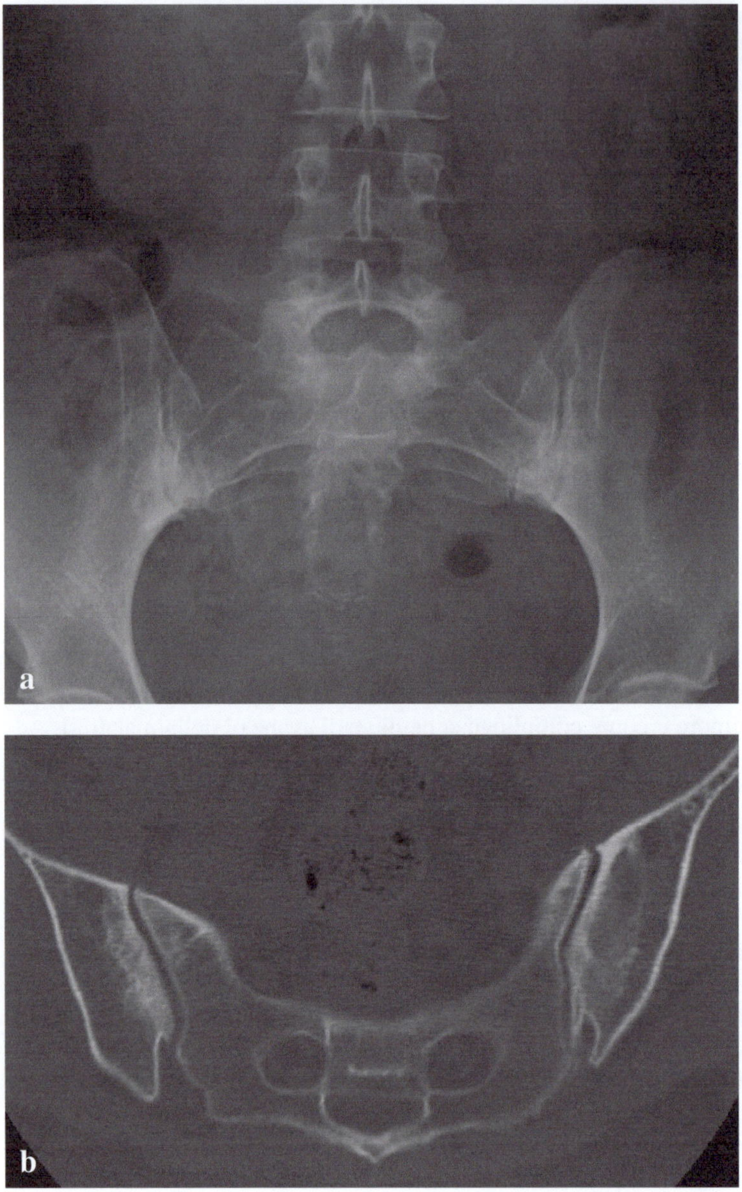

(segue ⇨)

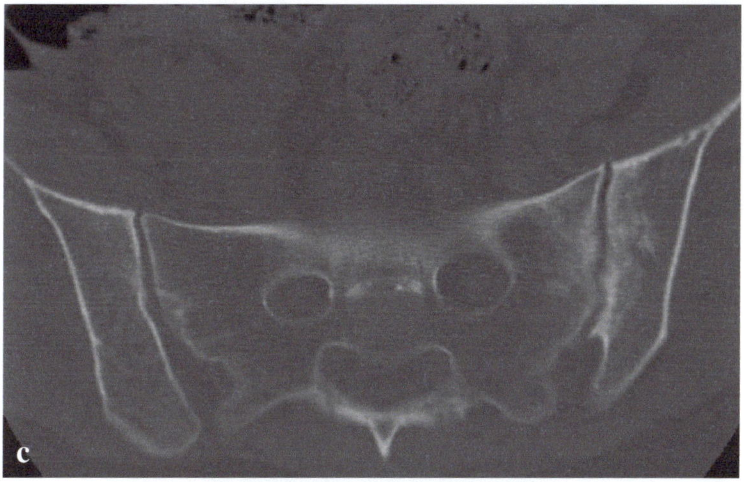

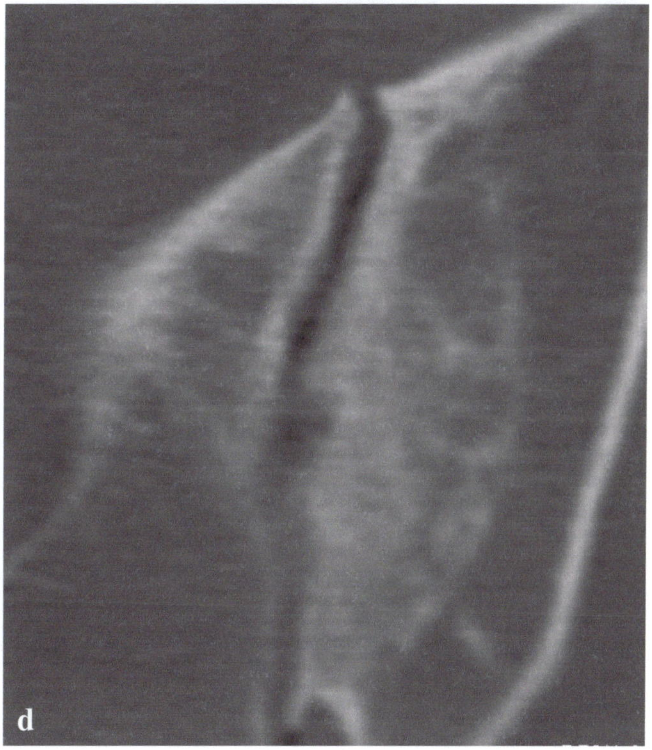

Fig. 4.2a-d. Sacroileite. **a** Il radiogramma A-P del rachide lombare mostra sclerosi focale dell'osso subcondrale al terzo inferiore delle articolazioni sacro-iliache con margini ossei sfumati. **b, c** Scansioni assiali TC con finestra per osso e ingrandimento di un particolare dell'articolazione sacro-iliaca sinistra (**d**): è bene apprezzabile l'eburneizzazione subcondrale sui versanti articolari contrapposti delle sacro-iliache, più marcata sul versante iliaco, l'aspetto sfumato dell'interlinea articolare ed iniziali millimetriche lesioni erosive. Il quadro è compatibile con sacroileite di grado 2/3 (*grading* radiologico delle sacroileiti secondo i criteri di New York)

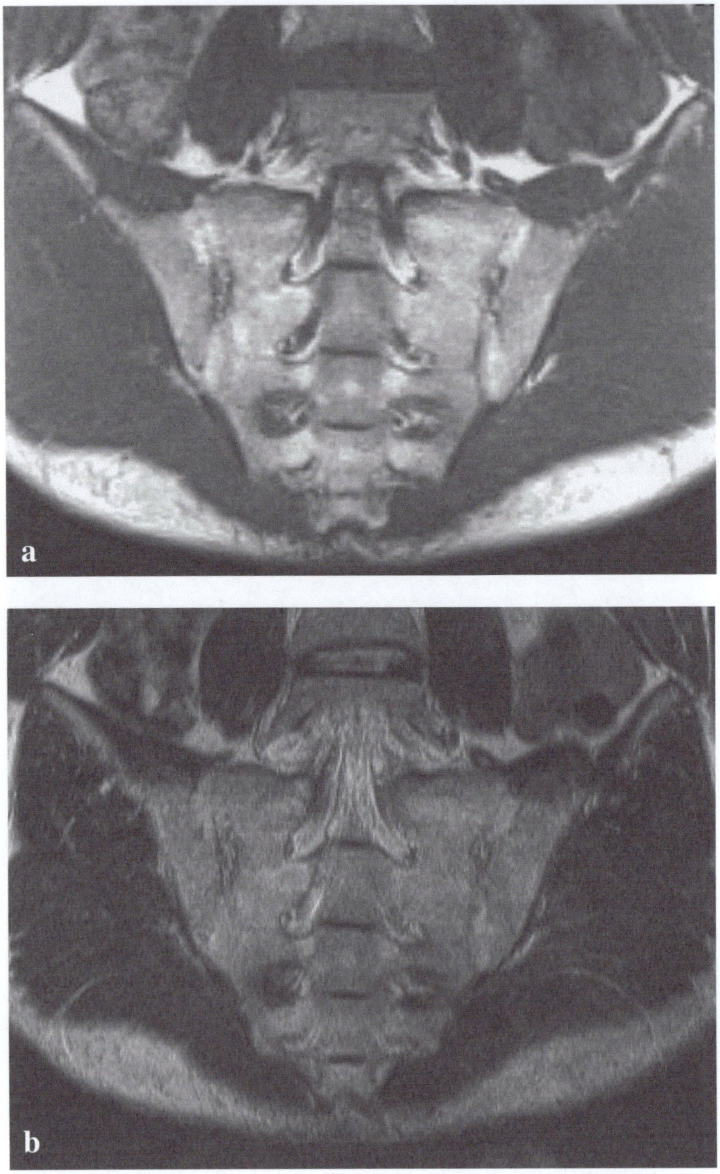

(*segue* ⇩)

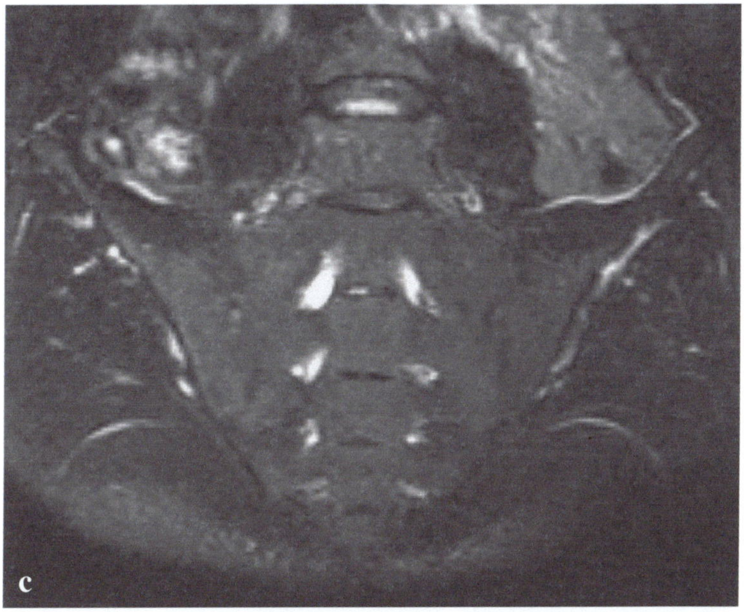

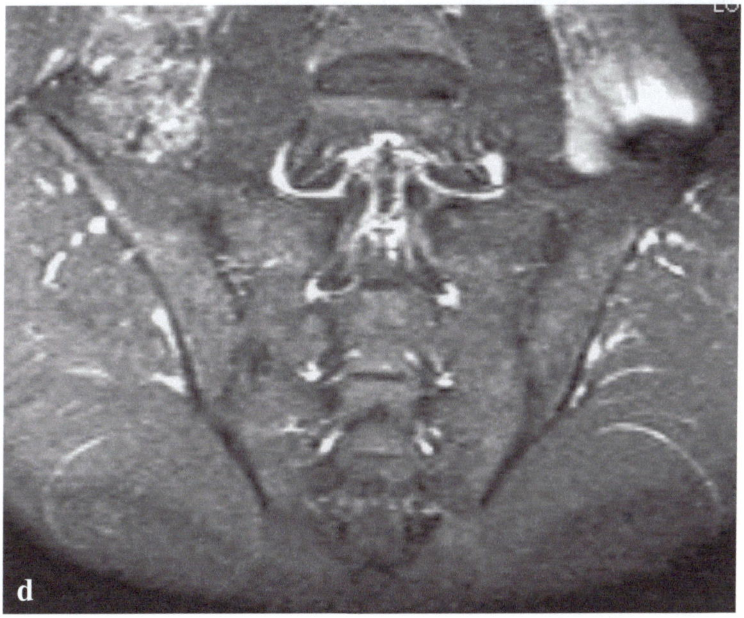

Fig. 4.3a-d. Sacro-ileite. **a** Immagine RM coronale SE T1-pesata e corrispondente immagine Fast SE T2-pesata (**b**) con soppressione del segnale adiposo prima (**c**) e dopo somministrazione di MdC (**d**). Sono evidenti i reperti di degenerazione adiposa della spongiosa ossea subcondrale e la riduzione sino alla fusione ossea incompleta delle rime articolari in evoluzione verso l'anchilosi (grado 4 del *grading* radiologico delle sacroileiti secondo i criteri di New York)

Tabella 4.2. Semeiotica delle proliferazioni ossee vertebrali. Modificata da: Resnick D (2005)

Proliferazioni	Definizione	Malattie corrispondenti
Sindesmofiti	Ossificazione dell'anulus fibroso	Spondilite anchilosante Alcaptonuria
Osteofiti	Iperostosi nel punto di inserzione delle fibre dell'anulus fibroso	Spondilite deformante
Ossificazioni "fluenti" anteriori	Ossificazione del disco, del LLA e del tessuto connettivo paravertebrale	Iperostosi scheletrica idiopatica diffusa (DISH)
Ossificazioni paravertebrali "parasindesmofiti"	Ossificazione del tessuto connettivo paravertebrale	Artrite psoriasica Sindrome di Reiter

Tabella 4.3. Metodo di Braun: score per valutazione RM di lesioni rachidee, acute (ASspiMRI-a) e croniche (ASspiMRI-c)

Score lesioni acute *(Activity Score)*

0 normale, nessuna lesione
1 lieve enhancement contrastografico ed edema osseo a carico di < o = 25% di una unità vertebrale
2 edema osseo di moderata entità a carico di < o = 50% di una unità vertebrale
3 edema osseo di severa entità, interessante >50% di una unità vertebrale
4 edema osseo e erosioni a carico < o = 25% di una unità vertebrale
5 edema osseo e erosioni a carico < o = 50% di una unità vertebrale
6 edema osseo e erosioni a carico >50% di una unità vertebrale

Score lesioni croniche *(Cronicity Score)*

0 normale, nessuna lesione
1 sclerosi di lieve entità / dubbie lesioni di rilevante importanza
2 sclerosi-squadramento dei corpi vertebrali / irregolarità dei margini dei corpi vertebrali possibili sindesmofiti
3 uno o due sindesmofiti / piccole erosioni
4 > di due sindesmofiti / severe erosioni
5 ponti vertebrali
6 fusione vertebrale

alterazioni ossee erosive delle vertebre interessate, archi posteriori e/o somi) e per la valutazione, a livello sacro-iliaco, delle alterazioni erosive subcondrali e dell'attività di malattia, attraverso il ricorso a sequenze post-contrastografiche con soppressione del segnale adiposo.

ARTRITE PSORIASICA Tra i cinque principali patterns di presentazione dell'artrite psoriasica, la sacroileite e la spondilite simulano la spondilite anchilosante.

Articolazione sacro-iliaca. Circa il 10-25% dei pazienti con psoriasi moderata o grave presenta alterazioni radiografiche delle sacroiliache con un interessamento bilaterale e simmetrico che è più frequente di quello unilaterale od asimmetrico. La sacroileite può comparire in assenza di spondilite. Le alterazioni radiografiche comprendono erosioni e sclerosi, prevalentemente dell'ileo, ed ampliamento della rima articolare ma possono essere presenti restringimento della rima articolare ed anchilosi ossea significative, anche se in minor misura rispetto alla spondilite anchilosante classica o nella spondilite associata a malattie infiammatorie intestinali.

Rachide. A livello rachideo è caratteristica l'ossificazione paravertebrale del tratto di passaggio toraco-lombare sotto forma di *parasindesmofiti* (Tabella 4.2) con aspetto di stria radiopaca spessa e lanuginosa o di una fine radiopacità curvilinea, disposta parallelamente alla superficie laterale dei corpi vertebrali e dei dischi intersomatici, a progressiva estensione e spessore, fino ad assumere l'aspetto di un voluminoso ponte osteofitosico congiungente due o più metameri. L'ossificazione paravertebrale si distingue dalla tipica sindesmofitosi della spondilite anchilosante e dalla spondilite delle malattie infiammatorie intestinali per una maggiore estensione, una distribuzione unilaterale o asimmetrica e una localizzazione a maggiore distanza dal rachide. In corso di artrite psoriasica, l'osteite e l'aspetto quadrato dei muri anteriori vertebrali sono relativamente rari; inoltre, il restringimento, la sclerosi e l'anchilosi ossea delle articolazioni interapofisarie sono molto meno frequenti che nella spondilite anchilosante. La sede più colpita è il rachide cervicale e può essere evidente una sublussazione atlo-assiale.

SINDROME DI REITER È caratterizzata da un'associazione di uretrite, o gastroenterite, e congiuntivite, seguite, ad intervallo di tempo variabile, dalla comparsa di un'artrite con maggior incidenza nel giovane adulto (20-40 anni, per entrambi i sessi). L'aspetto radiografico dell'artrite è caratteristico con interessamento delle membrane sinoviali, delle cartilagini articolari e delle entesi. Nello scheletro assile si osservano alterazioni sacro-iliache bilaterali simmetriche o asimmetriche (o anche unilaterali). L'ossificazione paravertebrale può essere cospicua, soprattutto nella regione toraco-lombare. I reperti della S. di Reiter sono simili a quelli delle altre due spondiloartropatie sieronegative, anche se la loro distribuzione permette solitamente una diagnosi accurata.

Articolazione sacro-iliaca. La sacroileite è un reperto frequente nella S. di Reiter (5-10% in fase iniziale, sino al 40-60% in fase avanzata). La distribuzione è tipicamente bilaterale, simmetrica o asimmetrica. L'erosione ossea del versante iliaco prevale su quella del versante sacrale. La sclerosi ossea adiacente varia da lieve a grave. L'iniziale

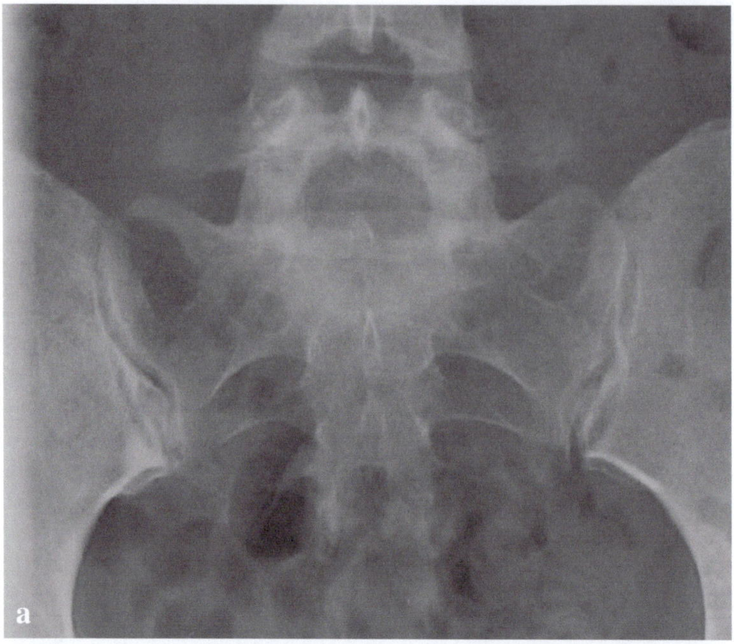

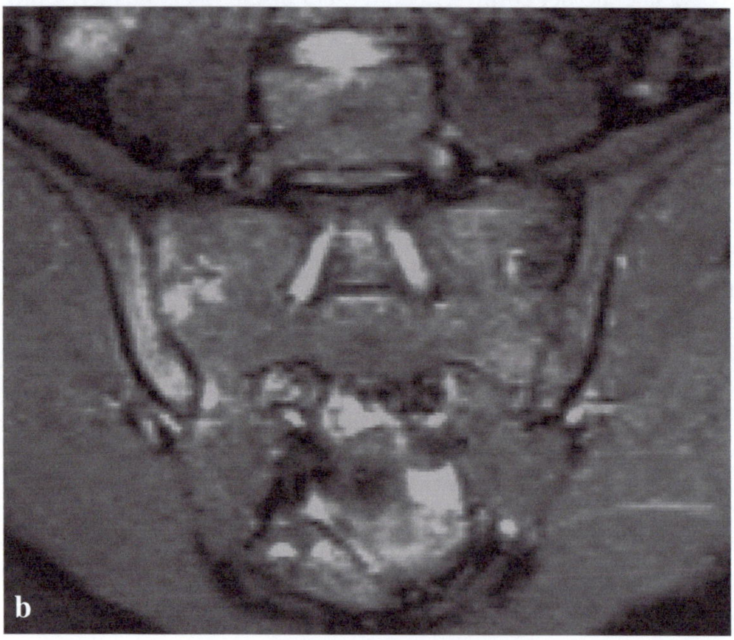

(segue ⇩)

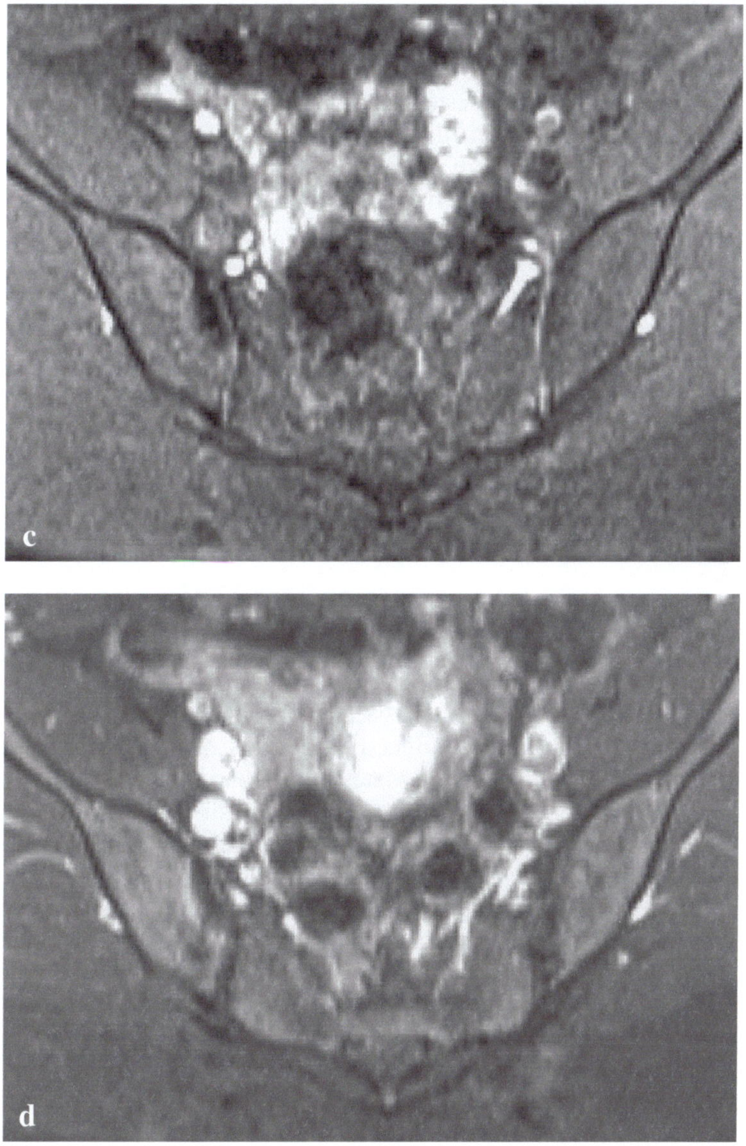

Fig. 4.4a-d. Sacroileite unilaterale asimmetrica HLA-B27 positiva. **a** Il radiogramma AP del bacino mostra sclerosi focale dell'osso subcondrale al terzo inferiore dell'articolazione sacro-iliaca di destra. **b** L'immagine RM coronale SE T2-pesata con soppressione del segnale adiposo mostra, a carico della sacroiliaca destra, la presenza di focale iperintensità del segnale della spongiosa ossea subcondrale, specie sul versante iliaco, per edema infiammatorio. Le immagini RM assiali SE T1-pesate con soppressione del segnale adiposo, prima (**c**) e dopo somministrazione di MdC (**d**), mostrano ipointensità di segnale della spongiosa ossea delle limitanti articolari contrapposte, da spongiosclerosi, con corrispondente enhancement periarticolare dopo MdC, contrassegnato da una listatura di elevato segnale, in relazione ad edema infiammatorio in atto.

slargamento della rima articolare può successivamente tradursi in restringimento ma la fusione ossea dell'articolazione, come nella psoriasi, è reperto meno frequente che nella spondilite anchilosante classica e nella sacroileite in corso di malattie infiammatorie intestinali.

Rachide. Frequenza ed estensione dell'interessamento del rachide in corso di S. di Reiter sono inferiori a quelle della spondilite anchilosante e dell'artrite psoriasica. Un reperto precoce nella S. di Reiter (e nell'artrite psoriasica) è costituito dalla comparsa dell'ossificazione paravertebrale in corrispondenza delle ultime tre vertebre toraciche e delle prime tre vertebre lombari. In proiezione A-P sono apprezzabili ponti ossei verticali allungati, ad estensione da un corpo vertebrale a quello adiacente attraverso lo spazio intersomatico, ma da questi separati per interposizione di una benderella di radiotrasparenza. L'osteoproduzione può essere definita e lineare oppure lanuginosa e, in fase avanzata di malattia, le ossificazioni si fondono con il disco intervertebrale ed il soma sottostante, determinando un quadro radiografico di spondilosi deformante con interessamento di ampi segmenti rachidei. Inoltre nella S. di Reiter possono essere presenti erosione, osteosclerosi e fusione ossea delle articolazioni interapofisarie, ma la frequenza di questi reperti è inferiore a quella della spondilite anchilosante classica. L'interessamento del rachide cervicale non è frequente nella S. di Reiter, mentre rare sono la sublussazione atlo-assiale e l'erosione dell'odontoide.

Diagnosi differenziale

Articolazione sacro-iliaca. Classicamente, nella spondilite anchilosante si osserva una distribuzione bilaterale e simmetrica delle alterazioni. Una distribuzione identica a quella della spondilite anchilosante classica può essere riscontrata in corso di malattie infiammatorie intestinali (colite ulcerosa, M. di Crohn, M. di Whipple). Alterazioni bilaterali e simmetriche si osservano anche nell'iperparatiroidismo (bilaterali, simmetriche con ampliamento dello spazio articolare, erosioni e sclerosi), nell'osteodistrofia renale, nell'osteite condensante dell'ileo, nell'artrite gottosa e nell'artropatia degenerativa, anche se nelle ultime due condizioni non è rara una distribuzione asimmetrica e unilaterale. Nell'artrite psoriasica e nella S. di Reiter, invece, si possono osservare alterazioni sacroiliache simmetriche o asimmetriche, raramente unilaterali. Nell'AR, viceversa, si osservano minime alterazioni sacro-iliache, in genere bilaterali, ma talvolta asimmetriche. La unilateralità delle lesioni, con difetti ossei irregolari e sclerosi reattiva, è più tipica dei processi infettivi.

Rachide. Le alterazioni rachidee cervicali dell'AR (Tabella 4.1) sono differenti da quelle in corso di spondilite anchilosante (anchilosi interapofisaria diffusa e sindesmofiti), dell'artrite psoriasica (restringimento delle articolazioni interapofisarie, eburneizzazione ed importante proliferazione ossea vertebrale anteriore), della DISH (ossificazione fluttuante ed escrescenze lungo il versante anteriore del rachide con dischi intervertebrali conservati in altezza) e dell'artrite cronica giovanile (anchilosi delle articolazioni interapofisarie con ipoplasia dei corpi vertebrali e dei dischi intervertebrali). Inoltre la sublussazione atlo-assiale, da sola non patognomonica di AR, può essere osservata anche nella spondilite anchilosante di lunga data, nell'artrite psoriasica, nella S. di Reiter e nell'artrite cronica giovanile, nonché in seguito a traumi o infezioni locali (S. di Grisel).

Una distribuzione simile a quella della spondilite anchilosante classica, con andamento cranio-caudale, si riscontra anche nella spondilite associata alle malattie infiammatorie intestinali.

Artropatie da microcristalli e dismetaboliche

Gotta La dimostrazione radiologica di localizzazioni vertebrali di depositi uratici in corso di gotta è rara, sebbene sia dimostrata su base anatomo-patologica la loro presenza a livello dei corpi vertebrali, dei dischi intersomatici, delle articolazioni interapofisarie e dei legamenti paravertebrali. Tofi gottosi con rimodellamento osseo erosivo possono interessare i processi trasversi, le articolazioni costo-vertebrali e quelle interapofisarie. L'esame radiografico e la TC possono eccezionalmente evidenziare erosioni del dente dell'epistrofeo o di una o più limitanti somatiche, restringimento dello spazio intersomatico e sublussazioni. L'interessamento sacroiliaco, reperto riscontrato soprattutto nei pazienti anziani, è spesso concomitante ad alterazioni degenerativo-artrosiche con vaste aree pseudocistico-erosive della spongiosa ossea subcondrale di ileo e sacro. L'esame radiografico evidenzia un'incidenza particolarmente elevata di iperostosi scheletrica idiopatica diffusa. La TC rappresenta metodica di valido utilizzo per l'accurato bilancio spaziale, il riconoscimento di corpi liberi articolari e la possibilità di identificare i depositi calcifici come aree di elevata attenuazione del fascio nell'ambito delle tumefazioni tofacee.

Malattia da deposito di microcristalli di pirofosfato diidrato di calcio (CPPD)
La condrocalcinosi può interessare tanto la cartilagine ialina articolare, con aspetto di sottile calcificazione lineare a guscio, quanto l'anulus fibroso, iniziando dalle fibre più esterne e con aspetto di opacità a decorso verticale, con risparmio del nucleo polposo (eccetto nei casi di forma familiare di malattia, ove l'entità e l'estensione delle calcificazioni può simulare l'ocronosi). Anche nelle articolazioni interapofisarie, i cristalli di CPPD si possono depositare nella cartilagine, nella sinovia e nella capsula, inducendo riduzione della rima articolare, lesioni pseudocistiche subcondrali, sclerosi ossea ed anchilosi. Le articolazioni sacroiliache sono interessate raramente (restringimento della rima articolare, osteofitosi, sclerosi subcondrale e geodi). Quando questi reperti si accompagnano ad interessamento del rachide lombare, anchilosi fibrosa od ossea delle anche e delle ginocchia possono simulare un quadro di spondilite anchilosante.

Malattia da deposito di cristalli di idrossiapatite (HA) Si tratta di un'artropatia correlata al deposito di cristalli di HA o altri tipi di apatite in sede articolare e periarticolare. La localizzazione rachidea può essere primitiva o secondaria ad altre patologie.

Nella forma idiopatica, la localizzazione paravertebrale più frequente è lungo il tendine del muscolo lungo del collo con tendinite calcifica, dolore acuto cervico-occipitale, rigidità cervicale e disfagia. L'esame radiografico può dimostrare tumefazione dei tessuti molli prevertebrali nel tratto cervicale prossimale, calcificazioni amorfe anteriormente alla base del processo odontoide, calcificazioni dei dischi intersomatici e dei legamenti gialli sotto forma di radiopacità ovalari o circolari. Depositi di cristalli di HA possono infine apprezzarsi a carico di borse intespinose, articolazioni interapofisarie e del dente dell'epistrofeo. La *condrocalcinosi familiare* idiopatica si presenta con quadro clinico di rigidità, dolore e limitazione al movimento del rachide dorso-lombare ed evidenza radiografica di diffuse calcificazioni discali del nucleo polposo. Può associarsi osteite condensante dell'ileo.

ALCAPTONURIA Rara malattia ereditaria (modalità recessiva) che, per l'accumulo tissutale di acido omogentisinico secondario alla carenza della idrossilisina, sua specifica ossidasi, comporta danno della cartilagine articolare e della matrice osteogenica. Si manifesta dopo i 40 anni con artralgie e limitazioni funzionali, anche a carico dello scheletro assile, talora gravemente invalidanti. Aspetti patognomonici della malattia sono la riduzione in altezza di almeno quattro spazi intersomatici lombari, calcificazione dei dischi interposti (aspetto ad "ostia", calcificazione dell'anulus fibroso e del nucleo polposo), spondilosi reattiva, osteopenia, vacuum discale e pseudoblocco vertebrale per formazione di ponti ossei intervertebrali con fusione parziale o totale dei corpi. La diagnosi differenziale, a livello rachideo, va posta con l'osteocondrosi, la spondilite anchilosante, la DISH e la malattia da deposito di CPPD.

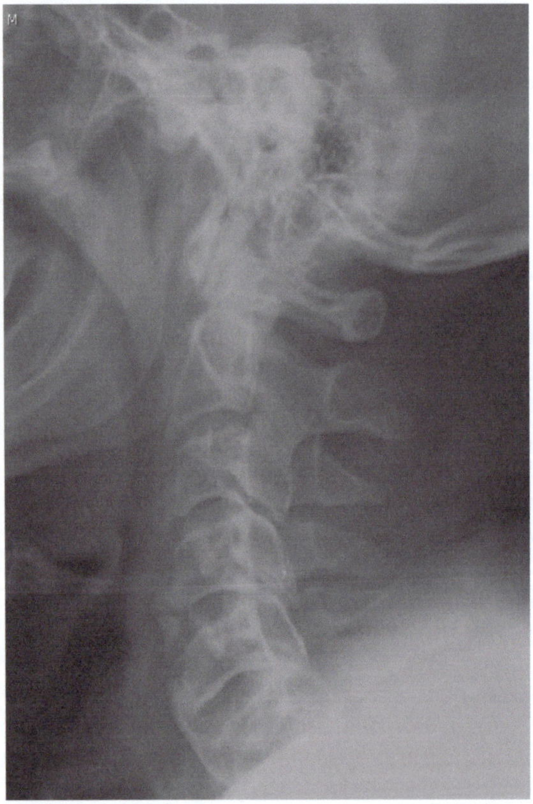

Fig. 4.5. DISH. Radiogramma L-L del rachide cervicale: ossificazione del legamento longitudinale anteriore con osso intercalare compreso tra gli spigoli somatici antero-inferiore e superiore a livello C4-C5, speroni a "becco di pappagallo" e ponte osseo C5-C6. La presenza di spazi intersomatici conservati ed il risparmio delle articolazioni interapofisarie sono elementi di distinzione dalla spondiloartropatia degenerativa

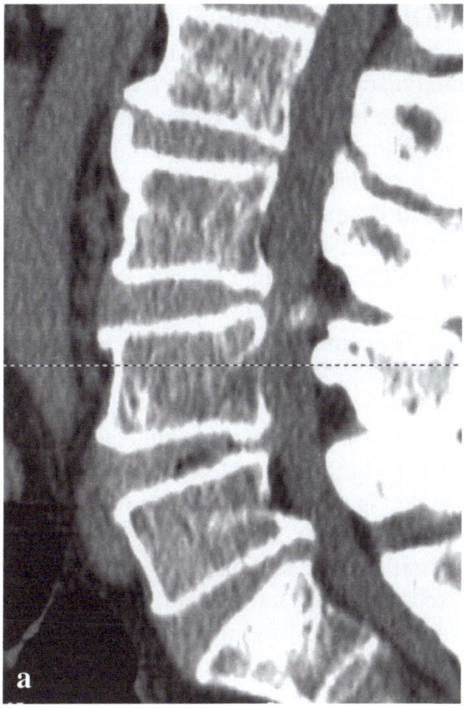

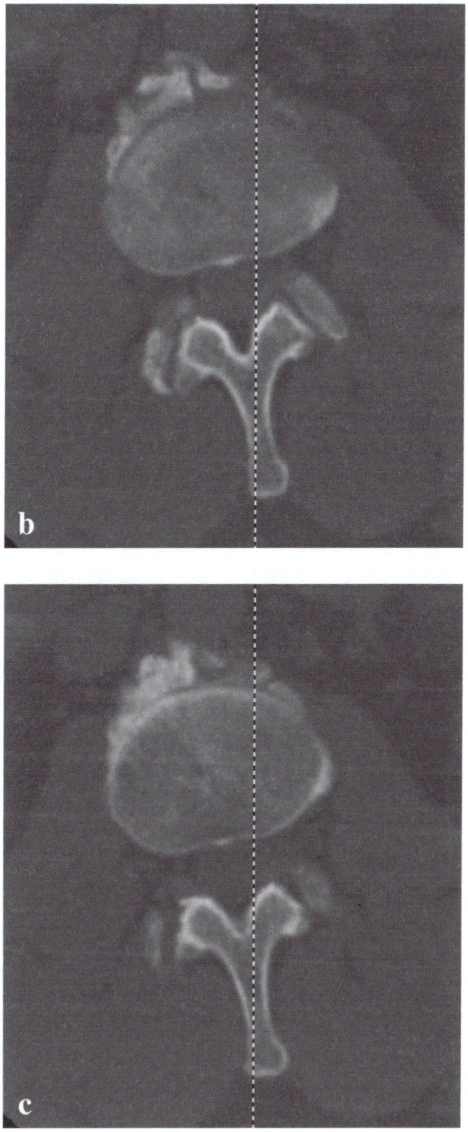

Fig. 4.6a-c. DISH. TC lombare. **a** La retroricostruzione MPR sagittale mostra ossificazione del legamento longitudinale anteriore con osteofiti rostriformi a livello L2-L3. **b, c** Le scansioni assiali, passanti per L2, mostrano una rima ipodensa che separa l'ossificazione del legamento ed il muro anteriore somatico

Iperostosi scheletrica idiopatica diffusa (DISH). È una malattia sistemica caratterizzata da multiple aree di entesopatia ossificante assiale ed extrassiale con ossificazione antero-laterale di almeno quattro vertebre dorso-lombari contigue e relativa conservazione dei corrispondenti spazi intersomatici, in assenza di anchilosi interapofisaria e di erosioni, sclerosi o fusione delle sacro-iliache. Può associarsi un'entesopatia ossificante extra-rachidea di calcagno, gomito e rotula. Essendo l'alterazione fondamentale costituita dalla *metaplasia ossicalcifica* di legamenti ed entesi, l'esame radiografico è in genere sufficiente a dimostrare la malattia. Nello scheletro assile la lesione più tipica è rappresentata dalla calcificazione e dall'ossificazione dei legamenti longitudinali anteriore e posteriore e dell'arco vertebrale con un effetto di aumento dei diametri antero-posteriore e laterale delle vertebre. Tipicamente, nel tratto cervicale l'entesofitosi interessa il margine antero-inferiore del corpo vertebrale con aspetto di *osso intercalare*, con evoluzione verso veri e propri speroni (iperostosi a "fiamma di candela" ed osteofiti "a becco di pappagallo") (Fig. 4.5). La seconda sede privilegiata a livello cervicale è il passaggio cervico-occipitale, con ossificazione a "ferro di cavallo" dell'arco anteriore dell'atlante e della base occipitale (sperone occipitale). Il tratto rachideo più colpito è quello dorsale (tra la VII e la XI vertebra); si apprezzano apposizioni di piccole ossa intercalari, calcificazioni ed ossificazioni laminari che si estendono lungo la porzione antero-laterale dei corpi vertebrali, soprattutto sul lato destro, sino a giungere alla sinostosi. Le alterazioni del rachide lombare sono meno frequenti, interessano abitualmente le prime tre vertebre lombari con ossificazione legamentose, senza predilezione di lato (Fig. 4.6). Le apofisi spinose diventano gradatamente più massicce ed entrano in contatto tra di loro, formando pseudoartrosi (malattia di Baastrup). La TC e la RM intervengono nella definizione delle complicanze neurologiche con migliore definizione delle stenosi del canale rachideo e valutazione dello stato del midollo e delle radici nervose.

5 Rachide infettivo

Maria A. Cova, Massimiliano Braini

Introduzione

Con il termine di spondilodiscite si intendono i processi infettivi che coinvolgono contemporaneamente i corpi vertebrali ed il disco interposto. Tale termine sostituisce quelli di spondilite, osteomielite e discite, precedentemente utilizzati, in quanto, alla luce delle nuove tecnologie di imaging, si può dimostrare nella quasi totalità dei casi il coinvolgimento contemporaneo sia dei corpi vertebrali che dei dischi interposti.

Eziopatogenesi

La spondilodiscite infettiva rappresenta il 2-4 % di tutti i casi di infezione ossea. Il sesso maschile è più colpito di quello femminile, con un rapporto di 2 a 1. Si verifica più frequentemente nella quinta e sesta decade, ma può interessare qualsiasi gruppo di età, compresi i bambini e i ragazzi.

I maggiori fattori di rischio sono rappresentati da diabete mellito, immunodepressione, terapia corticosteroidea, infezioni della cute, dell'apparato respiratorio e del tratto genito-urinario, abuso di droghe, dialisi, esecuzione di una procedura strumentale (cateterismo, cistoscopia) o di un'indagine diagnostica (mielografia, discografia) o, infine, di un intervento chirurgico a livello addominale, pelvico, toracico o vertebrale.

Gli agenti patogeni coinvolti sono generalmente batteri Gram-positivi, rappresentati, in ordine di frequenza, da Staphylococcus Aureus, Streptococco e Meningococco; meno frequentemente sono coinvolti germi Gram-negativi (Escherichia Coli, Pseudomonas, Klebsiella, Salmonella). Tra i microrganismi non piogeni vanno ricordati il Mycobacterium Tuberculosis, la Brucella, il Treponema della sifilide, ma anche funghi e parassiti (Echynococcus).

Il tratto di rachide più colpito è quello lombare. Nelle forme tubercolari, invece, il tratto più colpito è rappresentato dal rachide dorsale. L'infezione si localizza principalmente a livello del corpo vertebrale, risparmiando generalmente i peduncoli.

La propagazione dell'agente causale può avvenire secondo quattro differenti modalità:
- infezione ematogena;
- infezione per contiguità;
- infezione post-operatoria;
- localizzazione diretta.

Infezione ematogena Rappresenta la via di diffusione più frequente, soprattutto nei giovani. I batteri possono raggiungere il rachide attraverso la via arteriosa o quella venosa.

La disseminazione arteriosa è quella più importante. Le vertebre ricevono l'apporto ematico attraverso le arterie spinali, che entrano attraverso i forami di coniugazione e si dividono in un ramo ascendente e uno discendente, che si anastomizzano a loro volta con gli analoghi rami arteriosi sopra e sottostanti e con i rami provenienti dall'altro lato.

Da tale rete arteriosa si formano alcuni rami che penetrano nel contesto del corpo vertebrale attraverso il forame nutritizio centrale dorsale. La vascolarizzazione arteriosa prevale a livello delle regioni subcorticali dei piatti vertebrali e questo ne spiega la più frequente localizzazione dei processi infettivi. Il sistema venoso è costituito da una rete di vene che confluiscono in una vena di calibro maggiore, priva di valvole, che emerge a livello del forame nutritizio centrale, situato sulla superficie posteriore del corpo vertebrale. Tale vena confluisce nel plesso venoso epidurale. Le vene vertebrali e la vena azygos rappresentano i sistemi di comunicazione tra le vene cave superiore ed inferiore. Nel soggetto normale, con sistema cavale pervio, la direzione del flusso è variabile. Nel caso di ostruzione cavale, ad esempio in presenza di voluminose masse neoplastiche (evenienza più frequente nella popolazione anziana), si verifica un considerevole aumento di flusso attraverso il sistema venoso centrale (privo di valvole), con modificazioni di pressione che determinano un rallentamento del circolo ed una maggior predisposizione per la localizzazione batterica. Una volta localizzatosi a livello vertebrale, l'agente infettivo determina un focolaio iniziale che si localizza in sede subcorticale anteriore; successivamente il processo infettivo supera il piatto vertebrale e diffonde nel disco intervertebrale e da questo nella vertebra contigua. L'infezione successivamente può diffondere negli spazi sublegamentosi e, perforando le strutture legamentose, può coinvolgere le sedi perivertebrali.

Infezione per contiguità Rappresenta un'evenienza rara, nella quale il processo spondilodiscitico è causato dalla propagazione al rachide di un focolaio settico dei tessuti molli paravertebrali. Generalmente si tratta di un'infezione tubercolare o micotica, localizzata primitivamente al rachide, che diffonde ai tessuti molli circostanti e successivamente penetra in altri corpi vertebrali.

Infezione post-operatoria Le infezioni post-operatorie rappresentano complicanze rare, con un'incidenza dell'1-3%. Conseguono agli interventi praticati a livello del rachide, più frequentemente a livello discale, in particolare ad interventi di laminectomia o discetomia. Sono generalmente coinvolti primariamente i dischi (disciti), ma anche in questo caso si verifica un interessamento dei due piatti vertebrali contigui.

La clinica è caratteristica, in quanto dopo un intervallo post-operatorio privo di sintomi, i pazienti accusano la comparsa di un'intensa sintomatologia dolorosa locale, associata o meno a febbre, ma priva di deficit neurologici. Rispetto alle infezioni ematogene, la presenza di raccolte paravertebrali è rara.

Infezione diretta Consegue a manovre strumentali, quali la discografia eseguita a scopo diagnostico o come guida alla terapia di chemionucleolisi; può anche conseguire ad interventi di nucleoaspirazione. Il processo iniziale interessa il disco e successivamente si diffonde ai corpi vertebrali contigui. Anche in questo caso la formazione di raccolte paravertebrali è rara.

Sintomatologia

Il quadro clinico delle spondilodisciti varia in relazione alla sede colpita, all'estensione del processo, al grado di virulenza dell'agente patogeno ed alla resistenza dell'ospite.

Il sintomo locale consiste nel dolore ed è precoce. L'esordio è talora acuto, ma spesso è subdolo con un decorso gradualmente progressivo. Il dolore può essere continuo o intermittente, localizzato, esteso, o irradiato con distribuzione radicolare. Può venire esacerbato dal movimento o dalla pressione sulle apofisi spinose, ma può essere presente anche a riposo. Altri sintomi locali consistono nella rigidità spinale da contrattura antalgica riflessa, mentre i sintomi neurologici, quali ad esempio la paraplegia e la tetraplegia, indicano l'estensione del processo al canale rachideo. Queste ultime gravi complicanze si verificano in circa l'1% dei casi.

I sintomi generali sono rappresentati da febbre, anoressia, malessere generale, calo ponderale. Gli esami di laboratorio mettono in evidenza un aumento della velocità di eritrosedimentazione e della proteina C reattiva ed una leucocitosi. L'emocultura, pur potendo dimostrare la presenza dell'agente causale, risulta spesso negativa, mentre più sensibile è la puntura aspirativa a livello della sede di infezione.

Diagnostica per immagini

La diagnostica per immagini delle spondilodisciti infettive si avvale, ad oggi, oltre che dell'apporto fondamentale della radiologia tradizionale, del contributo della Medicina Nucleare, della Tomografia Computerizzata (TC), ma soprattutto della Risonanza Magnetica (RM).

A queste tecniche si aggiunge la puntura aspirativa che, pur non essendo una tecnica di imaging, rappresenta un mezzo diagnostico che si può avvalere della guida radiologica.

Esame Radiografico L'esame radiografico, pur offrendo un contributo importante nella diagnosi delle spondilodisciti, deve essere supportato da altre tecniche di imaging.

Il limite più importante è rappresentato dalla ridotta sensibilità nelle fasi iniziali. Nelle spondilodisciti da piogeni, infatti, le manifestazioni radiografiche compaiono soltanto da quattro a sei settimane dopo la comparsa delle alterazioni anatomo-patologiche e della sintomatologia, per cui non consentono una diagnosi precoce.

Negli stadi iniziali i segni radiografici consistono in una riduzione di ampiezza dello spazio discale e nella presenza di piccoli focolai di osteorarefazione in prossimità dei piatti vertebrali (Fig. 5.1). Tardivamente si osserva una distruzione ossea fino al collasso del corpo vertebrale, con il coinvolgimento di tutto il disco intervertebrale (Fig. 5.2).

In una discreta percentuale di casi, si può osservare l'estensione del processo infettivo nei tessuti molli, che è più frequente nel caso di spondilodiscite tubercolare.

Se viene instaurata una adeguata terapia antibiotica, si osservano i segni di riparazione e guarigione, che consistono nell'osteosclerosi, più o meno marcata, fino all'eburneizzazione. In assenza di adeguata terapia, al contrario, si assiste alla completa

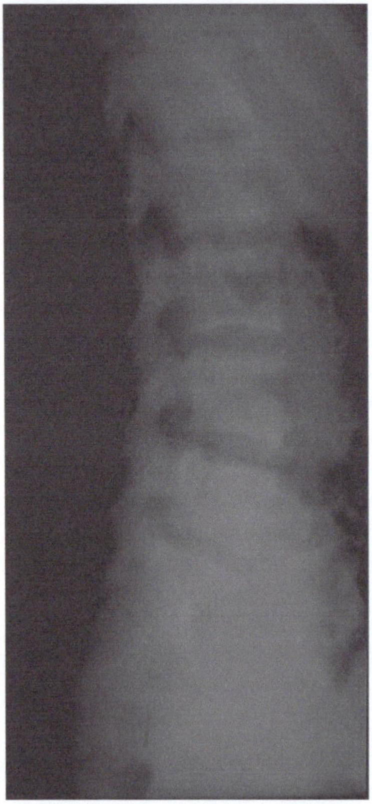

Fig. 5.1. Spondilodiscite L5-S1 in ragazzo di 16 anni. Radiogramma in proiezione laterale del rachide lombare, acquisito tre settimane dopo l'insorgenza dei sintomi. Si apprezza unicamente una lieve riduzione in ampiezza dello spazio discale L5-S1

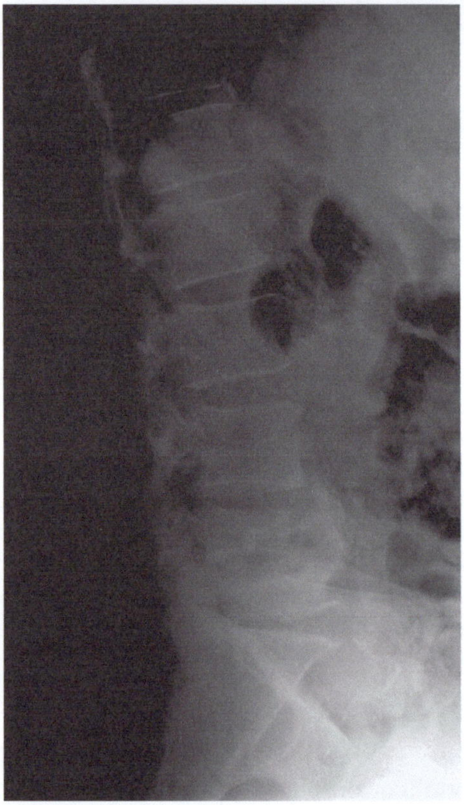

Fig. 5.2. Spondilodiscite L4-L5 in uomo di 73 anni. Radiogramma in proiezione laterale del rachide lombare che documenta distruzione della metà inferiore del corpo di L4 e della metà superiore del corpo di L5, in un quadro di spondilodiscite in fase conclamata

osteolisi con crollo dei corpi vertebrali ed all'obliterazione dello spazio discale, alla deviazione e deformità del rachide, nonché alla formazione di ascessi massivi dei tessuti molli. Nelle forme tubercolari si verifica un precoce coinvolgimento del corpo vertebrale; nelle fasi più avanzate si giunge al crollo vertebrale con deformazione a cuneo dello stesso. Il disco si riduce in altezza fino all'obliterazione dello spazio intersomatico. L'esito è la cifosi marcata (gibbo), in cui si osservano marcati segni di sclerosi.

L'esame radiografico va eseguito nelle due proiezioni, antero-posteriore e latero-laterale, e va completato, eventualmente, con l'esecuzione delle proiezioni oblique e di radiografie mirate.

I segni variano a seconda del tratto rachideo coinvolto: a livello cervicale si può osservare un aumento dello spazio retrofaringeo nella proiezione laterale; a livello dorsale, in presenza di masse paravertebrali, si può osservare un aspetto fusiforme in corrispondenza del tratto di rachide colpito; a livello lombare le masse vertebrali possono causare l'invasione dei muscoli psoas, i cui profili potranno risultare spostati o sfumati.

Nelle forme postoperatorie, la sensibilità nelle fasi iniziali è ancora inferiore, in quanto i segni tipici (erosioni dei piatti e riduzione dello spazio intersomatico) compaiono solo dopo uno o due mesi.

MEDICINA NUCLEARE La medicina nucleare rappresenta una tecnica molto efficace nel rilevare i processi infettivi dello scheletro. Il ^{99m}Tc-metilene-difosfonato (^{99m}Tc-MDP) è il tracciante più comunemente utilizzato nella pratica clinica. Esso si accumula dapprima nello spazio perivascolare, poi nello spazio interstiziale osseo ed infine nell'osso; 3 ore dopo l'iniezione soltanto il 3% della dose iniettata rimane nel sangue. Circa il 65% è localizzato nello scheletro, mentre il resto viene escreto nelle urine. Il ^{99m}Tc-MDP si localizza in modo più marcato nelle situazioni in cui si verifica un aumento del flusso ematico, quali le infezioni, i tumori ed i traumi. Nel caso di infezioni particolarmente acute è tuttavia possibile evidenziare delle aree fredde da mancata fissazione, dovute a trombosi o a compressione da parte della raccolta purulenta sui vasi nutritizi.

L'approccio standard per la scintigrafia ossea prevede uno studio in tre fasi:

- la prima è una fase angiografica: viene acquisita per la durata di 1 minuto dopo l'iniezione del tracciante e consente di valutare la perfusione, che risulta aumentata nelle aree di flogosi;
- la seconda consiste nell'acquisizione a 15 minuti e rappresenta una fase di *blood-pool*, utile per dimostrare la tumefazione dei tessuti molli e l'iperemia;
- la terza consiste nell'acquisizione di immagini tardive a 2-4 ore dall'iniezione del ^{99m}Tc-MDP.

Il quadro scintigrafico delle spondilodisciti è rappresentato da un'aumentata fissazione del tracciante in tutte e tre le fasi, con una sensibilità del 90% ed una specificità del 72%. La specificità risente sensibilmente di condizioni concomitanti che causano una positività scintigrafica, quali traumi o interventi chirurgici recenti, dispositivi ortopedici e lesioni neoplastiche primitive o secondarie. In tali casi l'utilizzo di ulteriori traccianti può aiutare a raggiungere un'accurata diagnosi.

La scintigrafia con ^{67}Ga citrato è stata introdotta negli anni Ottanta. Dopo iniezione endovenosa, il tracciante si fissa alle proteine plasmatiche (transferrina, lattoferrina, ferritina, albumina). Circa il 10-25% della dose iniettata viene eliminata con le urine nelle prime 24 ore. Successivamente il ^{67}Ga citrato viene escreto nel tratto gastrointestinale. Tale composto si accumula nelle sedi di infezione con vari meccanismi: accumulo diretto da parte dei leucociti, accumulo diretto da parte dei batteri, accumulo da parte delle proteine legate al tessuto sede di infezione, aumento della vascolarizzazione, aumento del turnover osseo. L'imaging con ^{67}Ga citrato non deve iniziare prima di 18-24 ore dall'iniezione, a causa dell'elevata attività di fondo precedente. La sensibilità di tale metodica è di circa il 70%, con una specificità del 90% circa. È molto importante il confronto con la scintigrafia con ^{99m}Tc-MDP: nelle infezioni scheletriche il quadro delle due metodiche dovrebbe essere sovrapponibile. Le limitazioni all'utilizzo di tale metodica sono la necessità di scansioni tardive ed una dose al paziente maggiore, da tenere in considerazione in particolare nei bambini.

La scintigrafia con leucociti marcati con ^{111}In si basa sulla proprietà dei leucociti di migrare nelle sedi di flogosi ed infezione. La tecnica consiste nel prelevare 40-60 ml di sangue che, dopo la marcatura col tracciante radioattivo, vengono reiniettati. Dopo 24 ore i leucociti si fissano nei tessuti sede di processi infiammatori. Rispetto alle precedenti metodiche, tale scintigrafia presenta una specificità più elevata. I limiti sono rappresentati dalla disponibilità del tracciante, dalla necessità di acquisizioni a 24 ore e dall'elevata dose di radiazioni assorbita dalla milza e dai linfociti, che limita la dose iniettabile. Di recente è stata introdotta la marcatura dei leucociti con ^{99m}HMPAO che supera i limiti sopra citati.

Altre metodiche, di recente introduzione, consistono nell'utilizzo di immunoglobuline policlonali non specifiche marcate con ^{111}In o ^{99m}Tc, che si accumulano nei siti di infezione e non necessitano di complicate marcature in vitro, essendo già pronte in kit predisposti.

Gli anticorpi monoclonali antigranulociti, le particelle di nanocolloidi, i peptidi antimicrobici e gli antibiotici (ciprofloxacina) marcati con ^{99m}Tc rappresentano le più recenti innovazioni nel campo delle metodiche scintigrafiche utilizzate nello studio delle spondilodisciti.

Nell'ultima decade, la 18-fluorodesossiglucosio (FDG)-PET si è rapidamente evoluta e rappresenta attualmente un potente strumento in grado di diagnosticare, studiare e monitorare pazienti con un'ampia gamma di neoplasie. Tuttavia il FDG è un tracciante aspecifico che si accumula anche nei siti di infezione ed infiammazione. La PET ha dimostrato una sensibilità del 100% nella valutazione dei processi infettivi a livello del rachide.

Tomografia Computerizzata Alla TC è sempre stato riconosciuto un ruolo marginale nella diagnostica delle infezioni scheletriche. Nel caso delle spondilodisciti, peraltro, essa rivela un ruolo piuttosto significativo nell'evidenziare alcuni aspetti semeiologici più precocemente rispetto all'esame radiografico e nell'offrire una miglior valutazione sia delle lesioni vertebrali, sia dell'estensione del processo nei tessuti molli paravertebrali.

Dall'esecuzione di sezioni assiali contigue mediante strati di 3-5 mm di spessore, utilizzando apparecchiature TC convenzionali con l'introduzione della tecnologia spirale mono o multistrato, i parametri di scansione si sono modificati: in particolare la collimazione della scansione si è progressivamente ridotta passando dai 2-3 mm delle TC spirali a strato singolo agli 0,5 mm delle attuali apparecchiature TC a 64 strati. Anche il pitch si è ridotto, passando da valori prossimi a 1-1,2 a valori compresi tra 0,75-0,8. Di conseguenza anche lo spessore delle immagini ricostruite si è ridotto passando da 3-5 mm a 1-2 mm, consentendo di visualizzare immagini ricostruite di qualità paragonabile a quella delle immagini assiali native. Le immagini vengono ricostruite con programmi dedicati e documentano sia le strutture scheletriche, al fine di visualizzare le lesioni osteolitiche ed osteoaddensanti, sia le parti molli, con lo scopo di visualizzare l'estensione del processo nei tessuti paravertebrali.

Nella fase precoce si possono riconoscere diverse aree osteolitiche ipodense, di piccole dimensioni, rotondeggianti od ovalari, a volte confluenti, a contorni sfumati, localizzate a livello dei piatti vertebrali, più frequentemente nella metà anteriore (Fig. 5.3). In alcuni casi la spondilodiscite tubercolare si localizza all'arco posteriore, risparmiando quasi completamente il corpo vertebrale.

Nelle spondilodisciti si possono talora evidenziare raccolte gassose, distribuite in

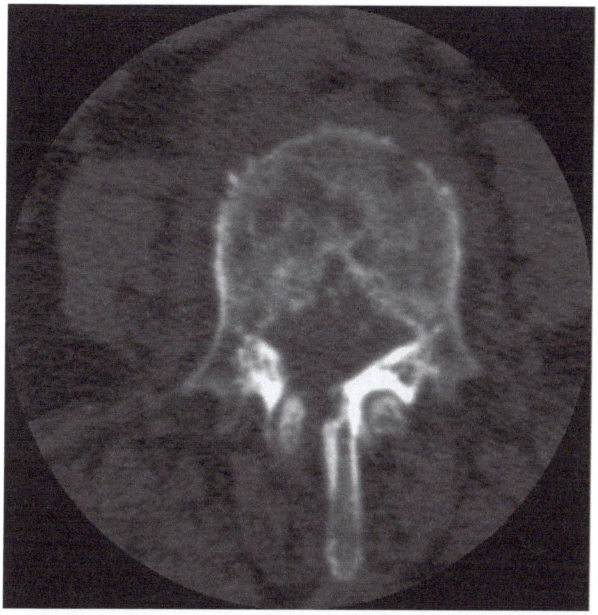

Fig. 5.3. Spondilodiscite L4-L5 in donna di 75 anni. TC diretta (scansione assiale) con finestra per osso in cui si osserva diffusa alterazione della struttura del corpo vertebrale di L4 per la presenza di numerose areole osteolitiche ipodense rotondeggianti, in parte confluenti

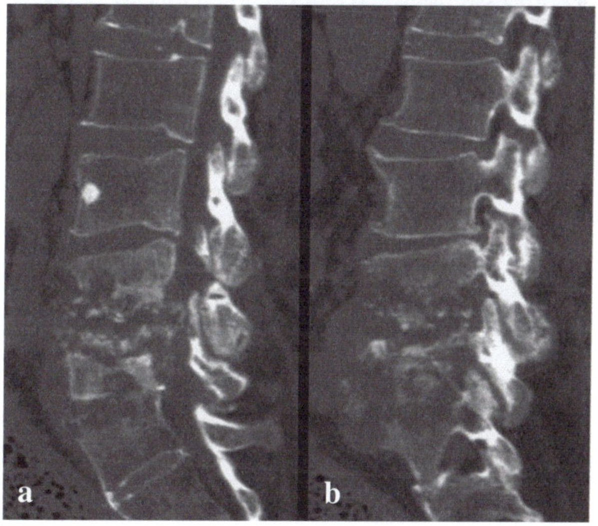

Fig. 5.4a, b. Spondilodiscite L4-L5-S1 in donna di 70 anni. TC diretta (ricostruzione sul piano sagittale) con finestra per osso. Anomalia di transizione della cerniera lombo-sacrale per lombarizzazione di S1. Si apprezza marcata alterazione morfo-strutturale dei metameri L4-L5-S1, con distruzione dei piatti vertebrali affrontati L4-L5 e L5-S1 **(a-b)**. Sono riconoscibili multiple aree osteolitiche con presenza di alcuni frammenti ossei che impegnano lo speco vertebrale, posteriormente al passaggio L4-L5 (**a**). È inoltre presente raccolta in sede prevertebrale

piccole bolle, che si localizzano sia all'interno della spugnosa vertebrale che in sede extravertebrale.

Nella fase conclamata si osserva la distruzione, più o meno estesa, della spongiosa del corpo vertebrale, che appare sostituito da un tessuto con densità simile a quella delle parti molli. Le lesioni osteolitiche presentano margini irregolari e/o sfumati (Fig. 5.4). È inoltre ben valutabile la reazione sclerotica ai margini del focolaio osteolitico.

Attualmente, acquisendo un volume sull'intero tratto di rachide coinvolto, è possibile visualizzare chiaramente nelle ricostruzioni sagittali la presenza delle lesioni vertebrali. A seconda dell'agente eziologico e dell'entità del processo flogistico si può osservare una lesione confinata al corpo vertebrale oppure estesa al di fuori delle limitanti corticali in sede paravertebrale.

Nelle spondilodisciti tubercolari si evidenziano analoghe lesioni litiche, ma il corpo vertebrale presenta anche sclerosi più o meno diffusa. Caratteristiche di queste forme sono le tumefazioni paravertebrali, che configurano gli ascessi ossifluenti patognomonici della malattia, e le calcificazioni nel contesto della massa paravertebrale. In fase cronica compaiono i segni di riparazione che consistono in fenomeni di osteosclerosi più o meno marcata, fino all'eburneizzazione.

A livello discale si può osservare una lieve ipodensità del disco (circa 40 UH contro 70 UH del disco sano), da mettere in relazione all'edema, alla necrosi ed alla raccolta infiammatoria nello spazio discale. Tale segno è piuttosto specifico, in quanto non è stato documentato in altre patologie: nella degenerazione discale del paziente anziano, infatti, la densità del disco rimane inalterata o appare nettamente negativa in caso di *vacuum phenomenon*. Il coinvolgimento del disco è in genere più marcato nelle forme da piogeni, mentre è meno evidente, o anche assente, nelle spondilodisciti tubercolari in cui l'estensione da un corpo vertebrale a quello contiguo può avvenire attraverso il legamento longitudinale.

La TC fornisce un ottimo contributo nella valutazione di estensione paravertebrale del processo flogistico e di eventuali ascessi che possono localizzarsi a livello paravertebrale (particolarmente frequenti nelle forme tubercolari), epidurale, sottodurale o intramidollare.

La somministrazione di mezzo di contrasto iodato risulta utile per una migliore delimitazione della lesione ascessuale dalle strutture contigue. Le raccolte ascessuali sono caratterizzate da un'area ipodensa che, dopo somministrazione del mezzo di contrasto, appare circondata da un orletto periferico iperdenso di enhancement. Tale orletto risulta particolarmente spesso e irregolare nelle forme tubercolari.

La TC consente inoltre di guidare l'esecuzione del drenaggio della raccolta ascessuale paravertebrale e di prelevare direttamente materiale biologico dal focolaio spondilodiscitico.

Risonanza Magnetica La RM è divenuta l'indagine di scelta nella valutazione della patologia infettiva della colonna vertebrale e del midollo spinale, essendo caratterizzata da un'elevata sensibilità nel riconoscimento in fase precoce di un focolaio di osteomielite vertebrale, molto prima della radiologia tradizionale e della TC, con sensibilità sovrapponibili a quelle delle metodiche radioisotopiche. Vari Autori riportano una sensibilità del 96%, una specificità del 92% ed un'accuratezza diagnostica del 94%. Per tale motivo questa indagine trova particolare indicazione nelle fasi precoci della patologia, ma presenta notevoli vantaggi anche nella fase conclamata, consentendo la valutazione della diffusione del processo infettivo e dimostrando la compressione del midollo spinale o la presenza di un focolaio di mielite. La RM, in virtù dell'elevata sensibilità alle variazioni del contenuto acquoso dei tessuti, è estremamente efficace nel riconoscimento delle modificazioni anatomo-patologiche che si verificano nella fase iniziale della malattia e che sono rappresentate dall'iperemia e dalla flogosi, con aumento della componente liquida del midollo osseo dei corpi vertebrali interessati e da iperemia del disco interposto.

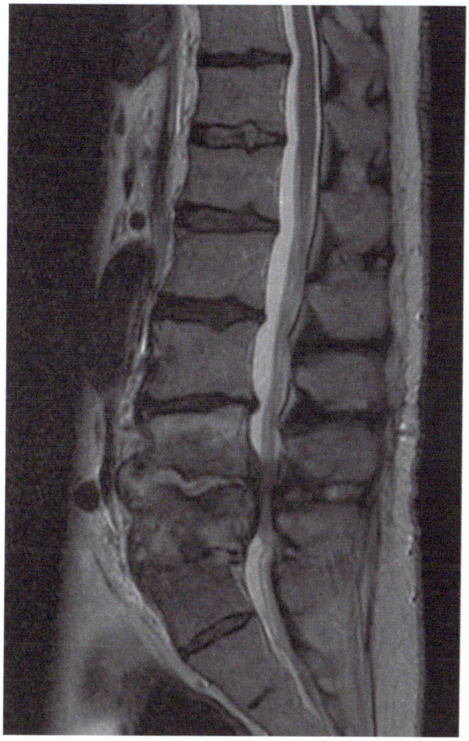

Fig. 5.5. Spondilodiscite L4-L5-S1 in donna di 70 anni. Immagine RM TSE T2-pesata sul piano sagittale (stesso caso della Fig. 4.4). Anomalia di transizione della cerniera lombo-sacrale per lombarizzazione di S1. Si evidenzia alterata morfologia ed alterata intensità di segnale dei corpi vertebrali di L4-L5, a cui si associa iperintensità marcata del disco interposto. Coesiste interessamento del disco L5-S1. In sede epidurale, posteriormente ai corpi vertebrali di L4-L5, è presente tessuto patologico che determina compressione sulle radici della cauda

Grazie alla migliore risoluzione di contrasto rispetto alla TC ed alla multiplanarità, la RM consente una migliore valutazione dello sconfinamento paravertebrale ed epidurale dell'infezione, in particolare a livello dello speco vertebrale (Fig. 5.5).

La tecnica di esame RM prevede l'utilizzo di bobine di superficie (a livello del rachide dorso-lombare) che consentono di ottenere un elevato rapporto segnale/rumore ed un'elevata risoluzione spaziale. Nel caso di localizzazioni al rachide cervicale è possibile utilizzare la bobina per la testa. L'esame prevede l'acquisizione di scansioni secondo piani sagittali ed assiali ed eventualmente secondo piani coronali. La proiezione sagittale è fondamentale, in quanto consente di documentare tutte le alterazioni caratteristiche, quali l'interessamento dei corpi vertebrali, il coinvolgimento del disco intervertebrale, eventuali tumefazioni paravertebrali anteriori o posteriori ed i loro rapporti col canale midollare. Gli ascessi paravertebrali sono invece meglio documentabili sui piani coronali.

Le sequenze Spin Echo (SE) e Turbo Spin Echo (TSE) sono le più utilizzate nello studio delle spondilodisciti. La sequenza iniziale è rappresentata dalla SE o TSE T1-pesata. Grazie al tempo di acquisizione breve ed all'elevato dettaglio anatomico consente di visualizzare rapidamente il processo e di valutarne l'estensione. L'aspetto del segnale consiste nell'ipointensità dei corpi vertebrali, espressione dell'edema e dell'iperemia nella sede della flogosi. L'ipointensità può essere estesa a tutto o a parte del corpo vertebrale; frequentemente essa è limitata alla metà inferiore del corpo sopra-

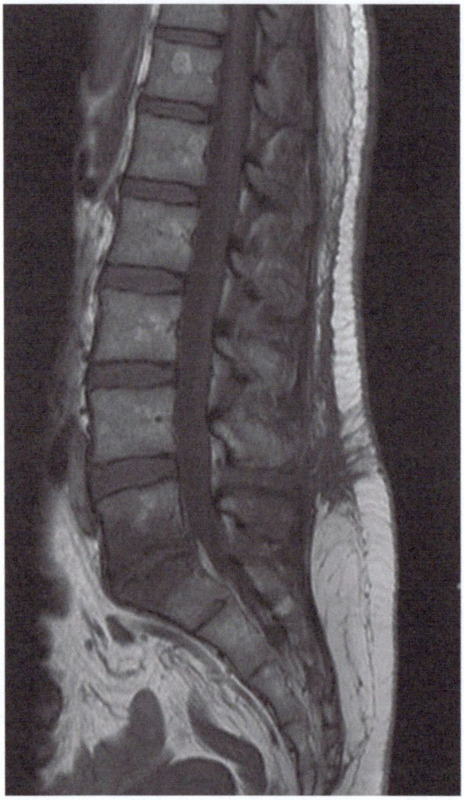

Fig. 5.6. Spondilodiscite L5-S1 post-intervento in donna di 41 anni. Immagine RM SE T1-pesata sul piano sagittale. Si riconosce alterazione dell'intensità di segnale caratterizzata da ipointensità a carico della metà inferiore del corpo di L5 e della metà superiore del corpo di S1, cui si associa sfumatura dei piatti vertebrali affrontati. Si apprezza inoltre alterazione dell'intensità di segnale a livello dei tessuti molli sottocutanei, in esiti di intervento di emilaminectomia

stante e a quella superiore del corpo sottostante (Fig. 5.6). La visibilità varia in relazione al contrasto determinato dal midollo osseo dei corpi vertebrali e pertanto è superiore nei casi in cui il midollo è prevalentemente giallo (iperintenso), come nei soggetti anziani. La visibilità dell'alterazione dello spazio discale è sempre modesta nelle immagini pesate in T1 per il contrasto poco favorevole. Nella sequenza TSE T2-pesata i corpi vertebrali si presentano iperintensi, come pure il disco interposto. L'iperintensità è minore a livello dei corpi vertebrali rispetto allo spazio discale, in quanto l'osso trabecolare determina una bassa intensità di segnale che riduce quindi l'elevato segnale dell'edema midollare. Nel soggetto anziano, in cui il midollo osseo risulta prevalentemente giallo e quindi appare dotato di segnale elevato, l'iperintensità dei corpi vertebrali coinvolti può apparire estremamente lieve. Le sequenze TSE T2-pesate risultano particolarmente efficaci nel documentare l'alterata configurazione del disco: a questo livello si può osservare un quadro sfumato caratterizzato dalla scomparsa dell'*intranuclear cleft*, oppure un quadro conclamato nel quale il disco risulta completamente alterato nella sua morfologia, soprattutto nelle spondilodisciti da piogeni.

La sequenza *Short Tau Inversion Recovery* (STIR) permette di visualizzare in maniera molto efficace il processo spondilodiscitico, in quanto, sopprimendo il segnale proveniente dal tessuto adiposo, esalta il contrasto tra la lesione che appare iperintensa ed il midollo giallo, il cui segnale risulta soppresso (Fig. 5.7).

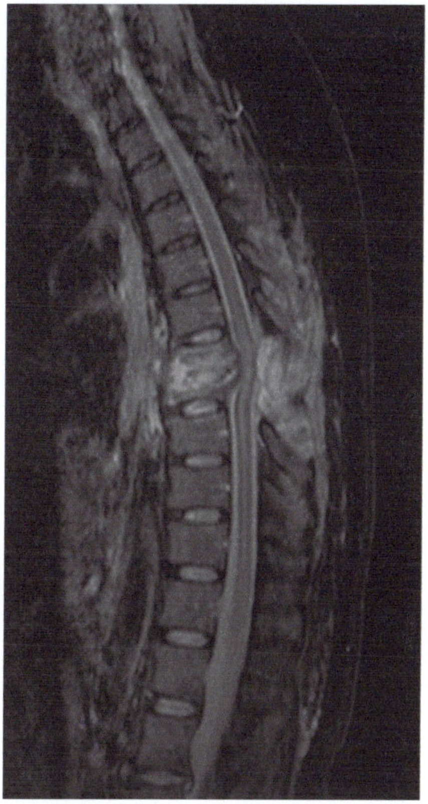

Fig. 5.7. Spondilodiscite D7-D8 post-intervento in donna di 53 anni. Immagine RM Turbo-STIR sul piano sagittale. I corpi vertebrali di D7-D8 presentano alterata morfologia ed alterazione dell'intensità di segnale, caratterizzata da marcata iperintensità, riconoscibile anche a livello del disco interposto. Il muro posteriore dei corpi vertebrali appare bombato, con compressione sul midollo spinale, che presenta alterazione del segnale nel suo contesto in un quadro compatibile con edema e/o gliosi. Coesiste alterazione dell'intensità di segnale nel contesto dei tessuti molli sottocutanei, in esiti di intervento di laminectomia

L'impiego di mezzo di contrasto paramagnetico aumenta ulteriormente le potenzialità della RM nella diagnostica delle spondilodisciti, permettendo di confermare la diagnosi ottenuta con l'esame senza mezzo di contrasto, aumentando la specificità diagnostica e rendendo possibile la diagnosi differenziale tra quadri sfumati di spondilodiscite ed aspetti degenerativi. Le alterazioni di segnale dei corpi vertebrali apprezzabili nelle immagini SE o TSE T1 dirette, da ipointense possono divenire iperintense dopo somministrazione di mezzo di contrasto, oppure diventare isointense rispetto al midollo osseo normale circostante. Il limite legato alla possibile isointensità delle lesioni scheletriche è superabile con l'uso di sequenze T1-pesate che sopprimono selettivamente il segnale del tessuto adiposo. Per quanto riguarda il coinvolgimento del disco intervertebrale, l'impiego del mezzo di contrasto consente di apprezzare l'enhancement periferico della raccolta discale sede della flogosi (Fig. 5.8). Il mezzo di contrasto risulta molto utile, inoltre, nel bilancio di estensione, permettendo di ottenere una migliore visualizzazione delle lesioni extraossee (Fig. 5.9) ed un'ottima valutazione della compressione sul midollo spinale.

La spondilodiscite tubercolare presenta degli aspetti RM in parte diversi da quelli illustrati finora per le spondilodisciti da piogeni. In particolare sono presenti una minor iperintensità a livello dei corpi vertebrali nelle sequenze T2-pesate ed un interessamento meno marcato del disco intervertebrale. È inoltre frequente la presenza di ascessi paravertebrali bilaterali, che per lo più coinvolgono il muscolo psoas, determinando un

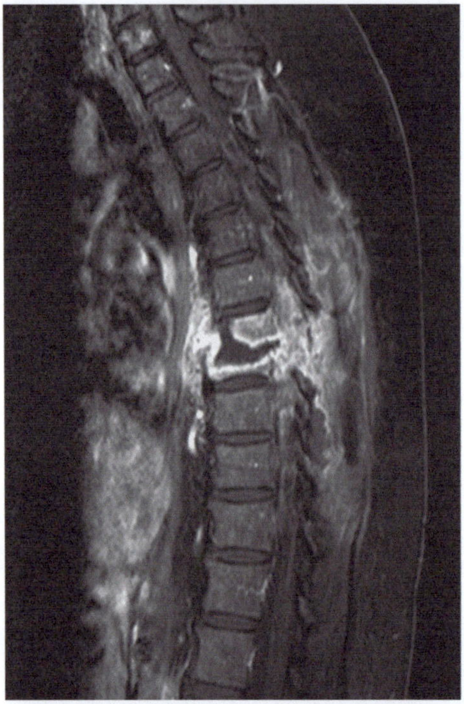

Fig. 5.8. Spondilodiscite D7-D8 post-intervento in donna di 53 anni. Immagine RM SPIR sul piano sagittale, acquisita dopo somministrazione endovenosa di gadolinio. A livello del disco intervertebrale D7-D8 si riconosce la presenza di enhancement periferico ad orletto che circonda un'area priva di segnale, da mettere in relazione alla presenza di raccolta. Coesiste enhancement dei corpi D7-D8, che presentano morfologia marcatamente alterata. Posteriormente ai corpi vertebrali, nel contesto del canale vertebrale, è presente tessuto con caratteristiche di tessuto infiammatorio, ben apprezzabile anche a livello dei tessuti molli sottocutanei

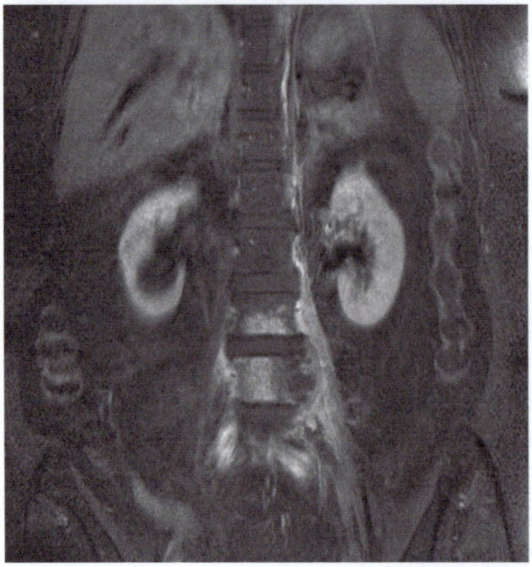

Fig. 5.9. Spondilodiscite L3-L4 in donna di 75 anni. Immagine RM SPIR coronale acquisita dopo somministrazione endovenosa di gadolinio. È presente enhancement dei corpi vertebrali di L3-L4, da mettere in relazione alla presenza di edema e/o iperemia. Si documenta, inoltre, la presenza di raccolta a livello dei tessuti molli paravertebrali nei settori di sinistra

segnale ridotto, analogo a quello delle strutture muscolari, nelle sequenze T2-pesate e, dopo somministrazione di mezzo di contrasto, una iperintensità periferica analoga a quella osservabile a livello disco vertebrale. Il coinvolgimento di più corpi vertebrali, in particolare con una localizzazione nei settori posteriori, può rendere difficile la diagnosi differenziale con le metastasi. In questi casi risulta indispensabile un'accurata valutazione dei dati clinico-laboratoristici.

La RM, oltre che nella diagnosi precoce e nella valutazione dell'estensione del processo flogistico, offre anche un apporto fondamentale nel follow-up della patologia. Nelle infezioni risolte, o in via di guarigione, si osservano modificazioni dell'intensità di segnale che sono espressione del riassorbimento dell'essudato infiammatorio e della scomparsa dell'iperemia. Non sempre, però, vi è una sicura correlazione tra le modificazioni dell'intensità di segnale e la regressione del processo patologico. Generalmente la guarigione clinica precede il ripristino della negatività del quadro RM, per cui quest'ultimo ha meno significato nello stabilire la regressione del processo.

6 RACHIDE NEOPLASTICO

MAURO GALLAZZI, PIERO G. GARBAGNA, ALESSANDRO LUZZATI,
PRIMO A. DA OLIO

INTRODUZIONE

I tumori primitivi del rachide, nel complesso, sono rari, con un'incidenza compresa tra il 3,4 ed il 9% di tutti i tumori primitivi dello scheletro, escludendo il mieloma che da solo rappresenta la neoplasia primitiva più frequente dello scheletro. Le metastasi sono di gran lunga il tumore che più frequentemente si localizza al rachide: è stato stimato che circa il 40% dei pazienti portatori di una neoplasia maligna extra-scheletrica svilupperà, nel corso della malattia, una metastasi scheletrica o viscerale e che circa un terzo delle metastasi ossee si localizzerà al rachide.

Il quadro clinico, generalmente, è poco specifico; i disturbi sensitivi e/o motori, infatti, sono del tutto tardivi, implicando un'estensione allo spazio epidurale da parte del tumore. Il coinvolgimento del rachide si manifesta con un dolore del tutto aspecifico e non differenziabile. Inoltre, a causa della complessa innervazione con cross-links pluri-metamerici delle vie nocicettive spino-talamiche, il dolore può anche essere riferito ad alcuni metameri di distanza dalla sua reale sede anatomica di origine.

Per meglio comprendere la semeiotica radiologica del rachide neoplastico devono essere fatte alcune osservazioni preliminari di anatomia funzionale delle vertebre:
- il coinvolgimento per via linfatica delle vertebre è considerato eccezionale;
- vi può essere un'invasione diretta delle vertebre da parte di tumori che si sviluppano nei tessuti paraspinali, come le neoplasie prostatiche, vescicali e rettali che si sviluppano nello spazio presacrale e da qui invadano il sacro ed il rachide. Si tratta, tuttavia, di eventi statisticamente minori;
- la via di aggressione preferita è quella vascolare:
  - la vascolarizzazione arteriosa delle vertebre, per motivi embriologici, ha due aree di massimo sviluppo: una è la regione spongiosa sottostante ai piatti vertebrali, l'altra è la regione peduncolare. Ciò spiega perchè queste sono i *targets* principali delle lesioni metastatiche;
  - una via di diffusione importante è il plesso venoso peri-vertebrale di Batson che rappresenta un complesso sistema di vasi venosi non valvolati ampiamente anastomotizzato con il sistema venoso spinale, con la vena cava, l'azygos, la porta, le vene intercostali, polmonari e renali. Attraverso questo sistema, in cui di routine si verificherebbero delle inversioni di flusso, sarebbe possibile una diffusione vertebrale di cellule neoplastiche provenienti dagli organi viscerali.

- per quanto una certa conversione adiposa del midollo avvenga, progressivamente, nel corso della vita, i corpi vertebrali sono, nell'adulto, le strutture ossee che contengono la più alta percentuale di midollo emopoietico (a 70 anni il soma presenta circa il 60% di midollo rosso ed il 40% di midollo giallo); al contrario l'arco neurale, nell'adulto, contiene quasi esclusivamente midollo giallo. Questi elementi sono importanti per due motivi:
  - le neoplasie che hanno una matrice midollare (mielomi, linfomi, sarcomi PNET, Ewing, granuloma eosinofilo, etc) hanno una localizzazione tipicamente somatica. Solo nelle fasi più avanzate delle forme sistemiche a relativa lenta progressione, come il mieloma, a causa di una riconversione midollare, vi può essere un'estensione alle strutture dell'arco neurale;
  - poiché i corpi vertebrali mantengono, per tutta la durata della vita, una marcata attività mielopoietica, qualsiasi malattia che produca uno stress midollare (mielomi, linfomi, leucemie o metastasi scheletriche diffuse) produce un'intensa conversione midollare vertebrale, con conseguente alterazione del segnale RM e, nei casi più avanzati, quadri di osteoporosi maculare alla TC;
- il corpo vertebrale non è uniformemente rivestito da periostio. In particolare, esso è presente solo anteriormente ed a livello delle pareti laterali ed è invece assente, o scarso, a livello del muro posteriore. Questo spiega la minor resistenza del muro posteriore all'aggressione litica da parte delle neoplasie. Inoltre, il legamento longitudinale posteriore è meno resistente di quello anteriore ed è attraversato da un maggior numero di vasi perforanti. Pertanto la diffusione posteriore rappresenta, in ragione della minor efficacia dei meccanismi di confinamento, una via preferenziale di sviluppo. In tutti i modi, la reazione periostea è difficilmente identificabile all'esame radiografico e, in queste situazioni, la TC rappresenta la metodica d'elezione;
- barriere anatomiche molto resistenti ed efficaci alla diffusione neoplastica sono:
  - il legamento longitudinale anteriore che ostacola l'espansione anteriore;
  - il disco intervertebrale, che rende difficile una diretta diffusione trans-somatica dei tumori, anche se va ricordata l'esistenza di circoli collaterali, disposti alla periferia del disco, che mettono in comunicazione corpi vertebrali contigui e che rappresentano la via anatomica che rende possibile le *skip lesions* fra segmenti spinali adiacenti;
  - la dura madre che ostacola la penetrazione midollare delle neoplasie extradurali;
- la sede in cui il tumore si sviluppa è un elemento importante nella sua caratterizzazione. Statisticamente il soma è il target di elezione delle lesioni tumorali vertebrali, in particolare di quelle maligne, primitive o secondarie. L'arco neurale, tuttavia, è colpito in modo caratteristico da alcune forme tumorali benigne (cisti ossea aneurismatica, osteoma osteoide ed osteoblastoma). Il sacro è interessato elettivamente dal tumore gigantocellulare nel giovane e dal cordoma nell'adulto.

Principi di inquadramento diagnostico

La radiologia, con le sue varie tecniche, assume un ruolo centrale nell'inquadramento diagnostico, con la duplice finalità di identificare le lesioni e, se possibile, di arrivare ad una diagnosi di natura. È inoltre fondamentale nel follow-up per valutare l'efficacia delle terapie ed evidenziare eventuali recidive.

Esame radiografico (ER) L'identificazione precoce delle neoplasie vertebrali è praticamente impossibile con il solo ER: possono essere misconosciute anche lesioni aventi diametro superiore al centimetro. Poiché il corpo vertebrale è costituito quasi esclusivamente da osso spongioso, sono necessarie delle lisi ossee interessanti fino al 50-70% della struttura trabecolare prima che possano essere visibili sui radiogrammi, soprattutto se il paziente è osteoporotico. Inoltre, la complessa anatomia delle vertebre e la sovrapposizione di strutture viscerali riducono in modo critico l'accuratezza diagnostica della metodica. Analogamente l'ER, permettendo una caratterizzazione parziale della lesione (estensione, margini, reazione perifocale, eventuale matrice) è contraddistinto da una specificità modesta e, comunque, inferiore a quanto esso realizza nella valutazione delle lesioni tumorali delle ossa lunghe.

Tomografia computerizzata (TC) La TC rappresenta un passaggio diagnostico imprescindibile: il suo impiego più comune è nel caratterizzare una lesione già identificata con altra metodica e rappresenta la tecnica d'imaging che meglio permette di studiare i caratteri iconografici di una lesione ossea. Grazie alla sua elevata risoluzione spaziale e di contrasto, fornisce un quadro esaustivo in termini morfologici (struttura, margini, eventuale matrice) e di estensione: questo rende possibile, in molti casi, una diagnosi di natura del tumore. La TC consente, inoltre, di ottenere gli elementi necessari per una sua stadiazione, evidenziando eventuali condizioni di elevato rischio per il paziente connessi alla diffusione locale del tumore che possano richiedere provvedimenti chirurgici urgenti, quali le fratture vertebrali patologiche, l'invasione dello speco o dei tessuti molli extrarachidei, la compressione del sacco durale. La recente introduzione TC multistrato (TCMS) permette inoltre di studiare ampi tratti di rachide, con immagini sostanzialmente isotrope nei tre piani geometrici fondamentali dello spazio: questo minimizza il rischio di falsi negativi connessi all'ubicazione della lesione in una regione diversa da quella indagata con la TC. Tuttavia, poiché la dose di radiazioni cui il paziente è esposto durante l'indagine è comunque molto elevata, la TC non si propone come tecnica di primo livello nell'identificazione delle lesioni sintomatiche del rachide. L'ER, la scintigrafia ossea (SO) e la risonanza magnetica (RM), a secondo dei casi, sono le metodiche da prescriversi per la corretta identificazione del livello di lesione. La TC, infine, è la tecnica di guida per l'effettuazione delle biopsie ossee vertebrali.

Medicina nucleare Le tecniche radioisotopiche che si propongono nello studio dei tumori spinali sono fondamentalmente due:

- la scintigrafia ossea (SO) con metilendifosfonato, grazie alla sua sensibilità e panoramicità, è una metodica molto efficace sia nell'identificazione delle lesioni sintomatiche radiograficamente occulte, sia per definire se si tratti di lesioni singole o multiple. Una SO negativa, dato l'elevato valore predittivo del test negativo, virtualmente esclude la presenza di lesioni vertebrali produttive. Fanno eccezione a questo schema il mieloma ed alcuni tipi di metastasi litiche particolarmente aggressive. Tuttavia, questa caratteristica apparentemente negativa della SO può essere sfruttata nella diagnostica clinica, infatti una osteolisi vertebrale con determinate caratteristiche (margini netti non sclerotici, completa distruzione trabecolare, marcata componente "molle" patologica), se negativa scintigraficamente, diviene una probabile lesione da mieloma, che invece viene escluso nel caso presenti un'ipercaptazione scintigrafica.

Data la bassa specificità della SO, una lesione ipercaptante deve invece essere tipizzata con ER o, ancora meglio, con TC, non essendo possibile fare sicure valutazioni di natura solo sul pattern scintigrafico;

- la PET con 18F fluorodesossiglucosio (FDG) è stata largamente impiegata nella valutazione delle localizzazioni ossee in corso di malattie mielo e linfoproliferative, delle metastasi ossee da neoplasie solide; meno significativa è l'esperienza nell'ambito dei tumori ossei primitivi. Per quanto riguarda i linfomi ossei ed il mieloma, la PET si è dimostrata significativamente superiore alla SO sia in termini di sensibilità che di specificità, e per questo viene proposta come tecnica di riferimento nei protocolli diagnostici di tali lesioni, non tanto in termini di diagnosi di natura, quanto in termini di identificazione di lesioni sintomatiche radiograficamente occulte e di determinazione del numero di lesioni. Nel caso di metastasi ossee da tumori solidi, le performance diagnostiche della PET variano in rapporto alla tipologia della metastasi. La PET ha mostrato una migliore accuratezza diagnostica rispetto alla SO nell'identificazione delle metastasi litiche e miste, sia come dimensioni minime delle metastasi rilevate, grazie alla migliore risoluzione spaziale, sia come specificità, in quanto l'uptake del FDG avviene specificatamente nelle cellule neoplastiche, escludendo i rilievi incidentali legati a comorbidità locali, quali la fissazione del metilendifosfonato nei focolai di spondilosi. Nelle metastasi addensanti, a causa della loro relativa ipocellularità ed ipoattività metabolica, la fissazione del FDG è ridotta, con conseguente maggior sensibilità della SO, rispetto alla PET, nella loro identificazione. In tutti i casi, comunque, l'uso sistematico della PET nello staging della malattia metastatica scheletrica deve essere sottoposto ad un attento esame costo-beneficio.

Risonanza magnetica (RM) La RM, essendo una tecnica non basata su radiazioni ionizzanti, non ha limitazioni legate alla dose-paziente e permette una pan-esplorazione del rachide e del bacino. Questo la rende particolarmente indicata in due situazioni:

- tenuto conto della sua elevata sensibilità, può essere utilizzata nell'identificazione di lesioni sintomatiche al rachide, ma radiograficamente occulte, poiché elimina i falsi negativi connessi (come in precedenza ricordato a proposito della TC) ad indagini diagnostiche settoriali eseguite *out of target*;
- grazie alla sua panoramicità essa è sempre di più impiegata nello staging delle metastasi scheletriche da tumori solidi o da localizzazioni di malattie mielo/linfoproliferative a livello dello scheletro assile.

Con queste due finalità diagnostiche, la RM viene sempre più prescritta come test alternativo alla SO, rispetto alla quale presenta alcuni vantaggi: non dà radiazioni, ha una superiore risoluzione ed accuratezza, permette una valutazione anche di eventuali condizioni di impingement midollare legate alla diffusione del tumore nello spazio epidurale. In sintesi, rispetto alla SO, ha un valore predittivo del test negativo superiore (identifica anche le metastasi osteolitiche aggressive e le localizzazioni da mieloma, frequenti cause di falsa negatività nella SO), ma anche un valore predittivo del test positivo superiore (è meno condizionata, analogamente alla PET, nell'identificazione di una lesione neoplastica dal sovrapporsi di patologie intercorrenti, quali la spondilosi, che possono generare dei falsi positivi nella SO).

Se in termini di individuazione e di staging delle lesioni assiali, la RM ha mostrato tutta la sua superiorità rispetto alle altre tecniche diagnostiche, diverso è il discorso inerente alla tipizzazione della lesione. Anche se la RM può fornire qualche importante elemento in termini di diagnosi di natura (come ad esempio il comportamento contrastografico, sia in fase statica che dinamica, delle lesioni maligne, l'identificazione dei lobuli cartilaginei nei tumori condroidi, l'identificazione della melanina nelle metastasi da melanoma, i livelli fluido-fluido nella cisti ossea aneurismatica (COA) e nell'osteosarcoma teleangectasico), la sua specificità non si è dimostrata sufficiente nella pratica clinica per fondare la diagnosi di una lesione sui soli elementi RM. In tal senso la RM deve essere considerata una tecnica complementare alla TC: una visione sinergica dei segni RM e TC, usualmente, permette una miglior caratterizzazione della lesione, portando in molti casi alla diagnosi di natura. Nei casi dubbi è tuttavia indicata la biopsia TC guidata.

Principali tumori primitivi

Una trattazione sistematica dei tumori primitivi a localizzazione vertebrale va al di la degli scopi della presente trattazione. Verranno pertanto prese in considerazione solo alcune forme neoplastiche primitive, considerate più significative in termini epidemiologici o in rapporto alla criticità del loro inquadramento diagnostico rispetto all'outcome del paziente.

Di seguito ricordiamo i principali tumori primitivi.

Emangioma È un amartoma vascolare relativamente frequente nel rachide (28%), ove interessa elettivamente il soma, ma può estendersi alle lamine ed ai peduncoli. L'aspetto radiografico e TC è di solito tipico, con presenza di un caratteristico aspetto striato del corpo vertebrale, per rarefazione delle trabecole orizzontali ed ipertrofia di quelle verticali (*polka dot appearance*); le colonne trabecolari sono separate da abbondante stroma adiposo. Caratteristicamente le dimensioni del corpo vertebrale sono invariate e non si osserva mai addensamento della spongiosa subcondrale: questi elementi semeiologici lo differenziano dalla localizzazione pagetica. Durante le indagini RM è un reperto relativamente frequente ed incidentale. L'aspetto RM tipico è quello di un'area focale di aumentato segnale, legato allo stroma adiposo, sia nelle immagini T1 che in quelle T2-pesate. Tuttavia, in alcuni casi, l'angioma è atipico, essendo caratterizzato da una prevalente componente solida non adiposa, e ciò spiega l'ipointensità che può talora osservarsi nelle immagini T1-pesate. In questi casi la diagnosi differenziale rispetto ad una localizzazione secondaria diviene difficoltosa ed incerta.

L'assenza di una captazione scintigrafia ossea ed uno studio mirato TC sono supporti importanti per un corretto inquadramento di natura.

Ostema osteoide Il 10% degli osteomi osteoidi (OO) si localizza al rachide, pressoché esclusivamente nell'arco neurale. L'età maggiormente colpita è fra i 10 ed i 20 anni. La localizzazione nel corpo vertebrale è rara ed è prevalente nel muro posteriore.

Va ricordato che a tale livello il periostio è virtualmente assente, per cui la lesione assume una posizione superficiale, fra muro e legamento longitudinale posteriore (Fig. 6.1).

Inoltre può determinare una scoliosi con il lato concavo verso il tumore: bisogna sempre pensare all'OO di fronte ad una scoliosi dolorosa in età giovanile. Il suo quadro TC

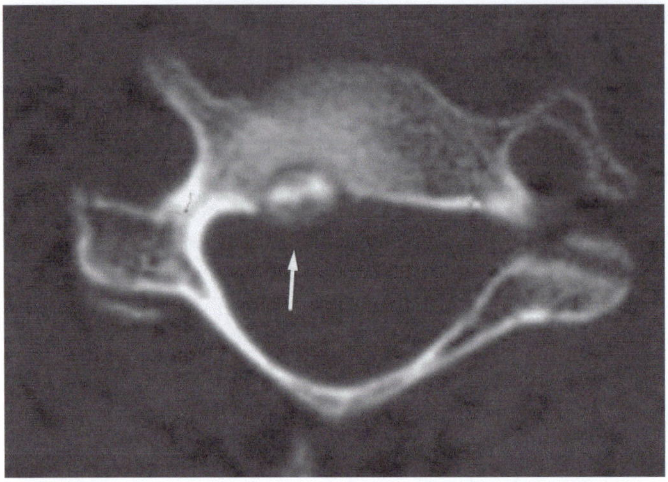

Fig. 6.1 Ragazzo di 14 anni con osteoma osteoide del muro posteriore di C4, il cui nucleo osseo centrale occupa il nidus pressoché interamente ed affiora direttamente a ridosso del legamento longitudinale posteriore (*freccia*)

è specifico e diagnostico: focolaio di osteolisi spesso con al centro un sequestro, marginato da una sclerosi reattiva, con dimensioni inferiori ad 1,5 cm (*nidus*). La SO è in questo caso specifica (spot di iperemia precoce ed ipercaptazione tardiva) ed è utile nell'identificazione del livello di lesione, essendo la clinica poco evocativa a causa dell'ampia irradiazione del dolore a genesi rachidea. È infatti sull'indicazione di livello data dalla SO che viene effettuata la TC mirata, comunque necessaria sia per una definitiva conferma diagnostica, sia per la pianificazione della terapia dell'OO di tipo chirurgico convenzionale o mediante radiofrequenze con termoablazione. La RM può essere fuorviante in quanto l'edema reattivo nell'osso e nelle parti molli può mascherare il nidus, specie se è di piccole dimensioni. Tuttavia, la RM è utile nel follow-up delle recidive, in quanto l'evidenza di edema nella sede di trattamento è spesso indicativo di ripresa di malattia.

Osteoblastoma Viene definito come osteoma osteoide gigante, da cui differisce sulla base delle maggiori dimensioni (>1,5-2 cm). Nel 90% dei casi si osserva tra i 20 ed i 30 anni. È un tumore osteolitico determinato da osteoblasti e quindi caratterizzato dalla presenza di matrice osteoide variamente mineralizzata che si sviluppa nell'arco neurale; può secondariamente invadere il corpo vertebrale e predilige il rachide cervicale.

L'ER e la TC documentano una lesione litica a margini netti, a volte sclerotici, priva di zona di transizione, che espande i profili dell'arco neurale e a volte del corpo vertebrale, senza mai invadere le parti molli. Quando questo accade si è in presenza di forme aggressive di osteoblastoma borderline rispetto all'osteosarcoma (*osteosarcoma osteoblastoma like)*; diviene quindi indispensabile un accurato screening bioptico. La TC, in modo più dettagliato rispetto all'ER, mostra la matrice ossea intralesionale. In fase contrastografica il tumore subisce un enhancement di solito intenso, anche se, a volte, disomogeneo. Tuttavia, il contrasto non è di solito necessario, se non nelle forme con maggior trend aggressivo. La RM può aggiungere ulteriori preziosi elementi diagnostici, in particolare evidenzia in dettaglio eventuali aree di cisti ossea aneurismatica (COA) secondaria e documenta una caratteristica peculiare di questo tumore (condivisa solo con l'osteoma osteoide): è cioè l'importante edema perilesionale che interessa sia l'osso che le parti molli (*flare phenomenon*), che può, almeno parzialmente, oscurare il tumore. Essendo un tumore osteoblastico, la SO è intensamente positiva. Le principali problematiche di diagnosi differenziale si hanno con la COA e con l'osteosarcoma.

Tumore gigantocellulare Il tumore gigantocellulare (TGC), fra i tumori ossei primitivi, è relativamente frequente (VI in ordine di frequenza); nell'80% dei casi si sviluppa in soggetti fra i 30 ed i 50 anni. In rapporto ai suoi caratteri iconografici, pur essendo un tumore benigno, entra in diagnosi differenziale con i tumori maligni. Come questi ultimi, ma a differenza della maggioranza dei tumori benigni, si localizza nel corpo vertebrale. È un tumore litico, a margini netti, non sclerotici, che può anche interrompere il profilo della corticale. La TC e la RM evidenziano un tessuto solido amorfo, privo di calcificazioni, che subisce un significativo enhancement contrastografico. Spesso, al suo interno, si demarcano aree necrotiche o COA secondarie con immagini di livello fluido-fluido. Può contenere emosiderina, con ipointensità nelle sequenze T1 e T2-pesate. Può invadere le parti molli perivertebrali ed anche il canale rachideo, determinando un impingement sulle strutture nervose. Quando è in sede sacrale, che è una delle sue localizzazioni preferenziali, può mimare un cordoma. Rispetto a quest'ultimo, i segni differenziali più caratteristici sono l'assenza di calcificazioni, la presenza al suo interno di prodotti di degradazione ematica, ed in particolare di emosiderina, ben evidenziabile alla RM. Inoltre l'età in cui si sviluppa il TGC è più giovanile.

Rispetto alla COA, con cui talvolta il TGC può entrare in diagnosi differenziale quando al suo interno si sviluppa una COA secondaria, va sottolineato che la COA si sviluppa preferenzialmente nell'arco neurale ed inoltre nel TGC la componente solida è maggiormente rappresentata. Le forme aggressive di TCG sono indistinguibili dalle metastasi litiche, dal tumore bruno dell'iper-paratiroidismo e dai sarcomi PNET. La biopsia è sempre effettuata: nei casi tipici, è praticata con un congelatore intraoperatorio, come momento preliminare nel corso dell'intervento chirurgico di escissione; nei casi atipici (Fig. 6.2), in cui la diagnosi radiologica rispetto a forme maligne sia incerta, la biopsia (usualmente a cielo chiuso sotto guida TC) viene praticata preventivamente, per permettere un corretto planning terapeutico.

Cordoma È un tumore maligno che origina da residui della notocorda ed è quindi una neoplasia esclusivamente dello scheletro assile. Predilige l'età adulta (50-60 anni) ed ha prevalente malignità locale con grande tendenza alla recidiva post-chirurgica; è in grado, però, di dare metastasi a distanza fino al 40% dei casi, con interessamento polmonare, epatico ed osseo. La sopravvivenza a 10 anni è del 40% circa. La sua ubicazione preferita è la regione sacro-coccigea, seguita da quella sfeno-occipitale. Quando si sviluppa nelle vertebra è tipicamente un tumore della linea mediana e quindi interessa il soma e può estendersi progressivamente allo speco ed alle parti molli perivertebrali. Può inoltre superare il disco, interessando più livelli metamerici contigui. Data la sua lenta evolutività, l'ER e la TC mostrano una osteolisi con margini netti e ben demarcati, nel 40% dei casi sclerotici, con una minima zona di transizione. L'elemento dominante è la presenza di una preponderante massa molle amorfa, che nel 30-70% dei casi contiene calcificazioni (Fig. 6.3). Dopo somministrazione di mezzo di contrasto subisce un discreto enhancement, per lo più periferico, e possono demarcarsi al suo interno delle aree di involuzione cistica. Alla RM, nelle immagini T1-pesate, è di soli-

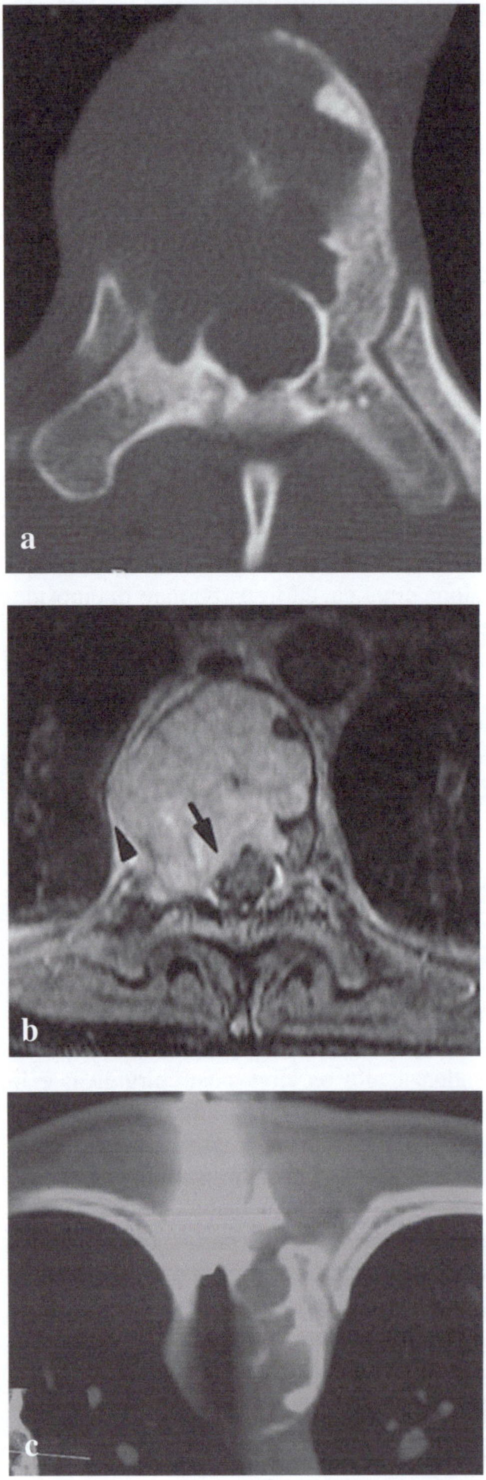

Fig. 6.2a-c. TCG aggressivo che mima una lesione maligna, diagnosticato solo sulla base della biopsia trans-peduncolare TC guidata, in maschio di 27 anni con dorsalgia. **a** La scansione assiale TC, con finestra per osso, mostra una osteolisi somatica extra-compartimentale di aspetto aggressivo. **b** L'immagine assiale RM T1-pesata, post-contrasto e con soppressione del segnale adiposo, mostra una massa molle altamente vascolarizzata che invade sia le parti molli perivertebrali, improntando la pleura parietale (*punta di freccia*), sia lo speco vertebrale (*freccia*). **c** La diagnosi, non possibile sulla base dell'imaging, è stata affidata alla biopsia trans-peduncolare

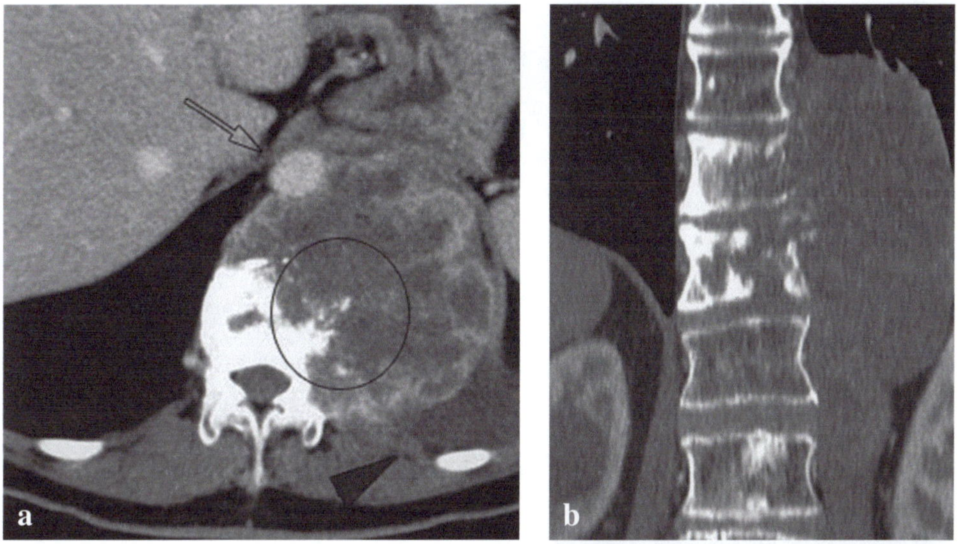

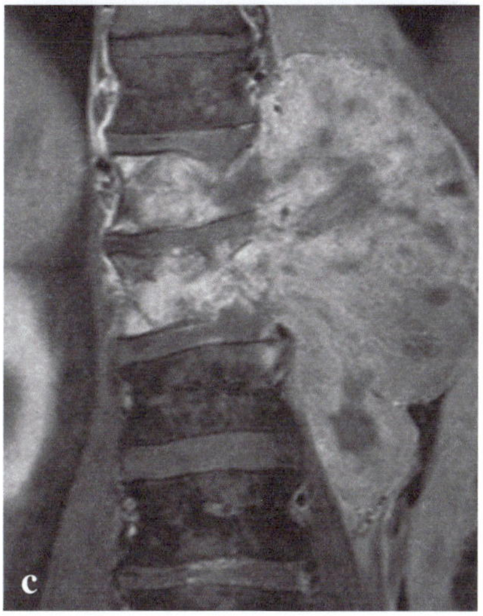

Fig. 6.3a-c. Esteso cordoma plurimetamerico in uomo di 55 anni. **a** La scansione assiale TC post-contrasto mostra una estesa massa molle che dal corpo vertebrale si estende nelle parti molli paravertebrali, improntando e dislocando l'aorta addominale (*freccia vuota*); è presente versamento pleurico a sinistra (*punta di freccia*). La massa presenta enhancement periferico; al suo interno si riconoscono delle calcificazioni (*cerchio*). **b** La ricostruzione TC coronale mostra l'estesa osteolisi di due corpi vertebrali infiltrati dal tessuto neoplastico e le cospicue dimensioni della massa tumorale paravertebrale. **c** L'immagine RM coronale T1-pesata, post-contrasto e con soppressione del segnale adiposo, definisce meglio i caratteri della massa tumorale, la sua disomogenea struttura intrinseca, l'invasione di due corpi vertebrali, lo stretto rapporto di contiguità con altri due corpi vertebrali ed, inoltre, l'interessamento del muscolo ileo-psoas

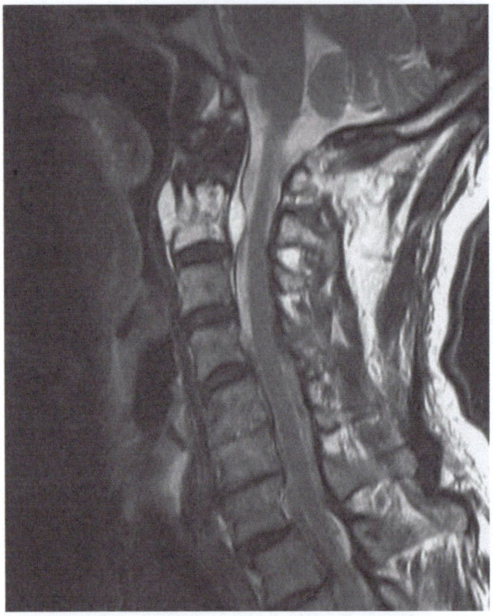

Fig. 6.4. Cordoma periodontoideo in uomo di 63 anni. L'immagine RM sagittale T2-pesata mostra il caratteristico segnale iperintenso rispetto al liquor del tessuto cordomatoso

to disomogeneamente ipointenso, nelle sequenze T2-pesate è invece caratteristicamente iperintenso rispetto al liquido cefalorachidiano ed ai dischi intervertebrali (Fig. 6.4), soprattutto nelle varianti tipica (ricca di mucina) e condroide (ricca di cartilagine ialina). Rispetto alle metastasi osteolitiche, i caratteri differenziali principali sono rappresentati dal riscontro di multiple lesioni, dal segnale RM più disomogeneo nelle T2-pesate e dai margini di osteolisi meno definiti, con una zona di transizione più ampia, a causa del più rapido trend di crescita. Rispetto al TCG va ricordato che quest'ultimo si manifesta in età nettamente più giovanile. La sua struttura intrinseca è inoltre più disomogenea sia per la possibile presenza di prodotti di degradazione dell'emoglobina, sia per il riscontro di COA secondarie. Infine, rispetto al condrosarcoma (CSA), lo differenziano la sede di sviluppo (il CSA predilige l'arco neurale) e la presenza nel CSA di matrice condroide con formazioni calcifiche strutturate (ad "arco", ad "anello" ed a "pop corn").

Condrosarcoma Il CSA è un tumore maligno a matrice cartilaginea, terzo in ordine di frequenza fra i tumori maligni dell'osso. Nel 5% dei casi si localizza al rachide (preferenzialmente arco neurale e sacro) e può estendersi a più livelli metamerici. Può essere centrale o, se si sviluppa su un'esostosi, periferico. Ha un picco di incidenza tra i 40 ed i 60 anni. La sopravvivenza a 5 anni (legata al grading istologico) passa dal 90% nei pazienti con CSA di grado 1 al 29% nei pazienti con CSA di grado 3. L'ER e la TC documentano una lesione osteolitica, supportata da un tessuto molle ipodenso che può interrompere il profilo corticale, estendendosi nelle parti molli e/o nello speco.

L'elemento più caratteristico è la matrice condroide, meglio visibile alla TC che permette di osservare calcificazioni intralesionali variamente strutturate ad "arco", ad "anello" ed a "pop corn" (Fig. 6.5). Tali calcificazioni sono immerse in un tessuto maggiormente ipodenso rispetto ai muscoli, in rapporto all'alta idratazione della cartilagine ialina che lo costituisce. Quest'ultima caratteristica spiega l'elevata intensità di segna-

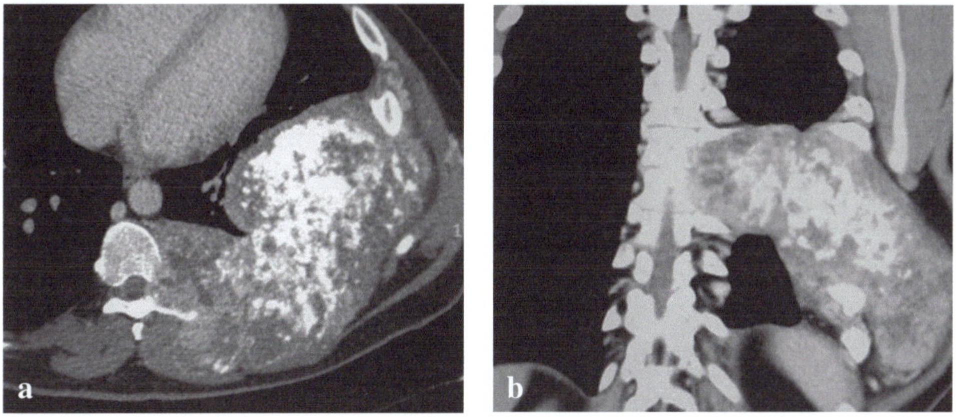

Fig. 6.5a, b. Condrosarcoma a sviluppo paravertebrale con esteso interessamento pleuro-polmonare e della parete toracica di sinistra. La scansione TC assiale (**a**) e coronale (**b**) mostrano una cospicua massa molle neoplastica che origina dall'arco neurale, invade minimamente il canale rachideo e si sviluppa in massima parte in sede extra-vertebrale. Nel contesto della massa neoplastica si riconoscono le tipiche calcificazioni ad "arco" ed a "pop corn" variamente agglomerate, proprie della matrice cartilaginea

le RM nelle immagini T2-pesate, dove il tessuto può apparire più iperintenso rispetto al liquor. Il contrast-enhancement è modesto. Qualora sia apprezzabile la matrice cartilaginea, il quadro è tipico e non vi sono in genere problemi di diagnosi differenziale; nel caso in cui questa sia assente, come accade nelle forme più dedifferenziate, allora il pattern iconografico del condrosarcoma diviene aspecifico e quindi alla biopsia è affidato il compito della caratterizzazione istologica.

Osteosarcoma L'osteosarcoma è un tumore maligno che produce matrice osteoide. Sebbene rappresenti il secondo tumore primitivo maligno dell'osso, la localizzazione rachidea è rara (solo nel 4% dei casi) con coinvolgimento del soma, da solo o in associazione all'arco neurale. Invade precocemente il canale rachideo e può interessare più livelli. Ha un picco di incidenza nella quarta decade di vita, dà metastasi all'osso, al polmone ed al fegato ed è contraddistinto da una prognosi peggiore rispetto alle forme localizzate allo scheletro appendicolare. Nell'80% dei casi presenta una matrice osteoide in associazione al tessuto molle neoplastico. Quest'ultimo subisce intensa impregnazione contrastografica, distrugge la corticale, diffonde precocemente nelle parti molli perivertebrali ed invade lo speco, comprimendo le strutture nervose.

Nel 20% dei casi il tumore è esclusivamente litico, senza evidenze di matrice ossea. In tutti i casi la lisi è di aspetto francamente aggressivo, erosivo con ampia zona di transizione. La TC rappresenta il test diagnostico più significativo nel documentare la matrice ossea che, quando presente, indirizza la diagnosi in modo specifico (Fig. 6.6), anche se in alcuni casi può essere difficile differenziarlo dall'osteoblastoma aggressivo.

La SO è intensamente positiva in tutte le tre fasi ed è estremamente utile nell'identificare le metastasi ossee sincrone o metacrone al focolaio primitivo. Analogamente, tenendo conto della capacità osteogenica del tumore, essa è altamente sensibile nel monitoraggio delle recidive locali, manifestando la comparsa, nei controlli di follow-up, di nuovi focolai di intensa fissazione del radiofarmaco, precedentemente non pre-

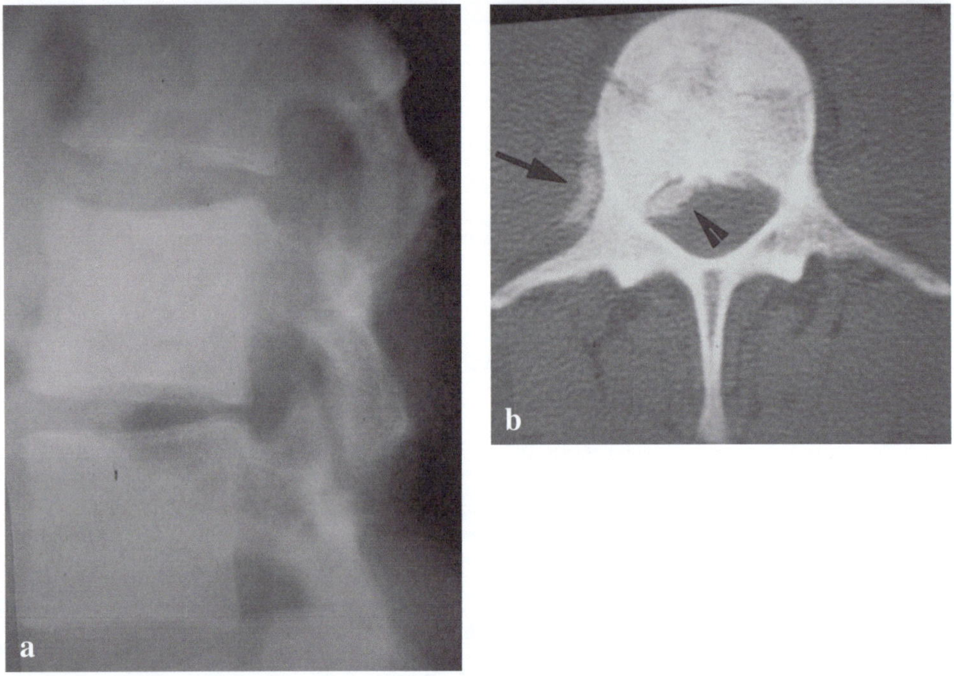

Fig. 6.6a, b. Osteosarcoma di L3 in soggetto di 32 anni. **a** Radiogramma LL che mostra un addensamento omogeneo del soma, senza modificazioni dimensionali rispetto ai somi adiacenti. **b** La scansione assiale TC conferma l'omogeneo addensamento del corpo vertebrale ed evidenzia un tessuto patologico ossificato che si dispone sia esternamente al corpo vertebrale (*freccia piena*), sia nello speco vertebrale (*punta di freccia*) con impingement sulle strutture nervose endocanalari

senti. Nel caso in cui la matrice ossea non sia evidente, è difficile differenziarlo dal sarcoma di Ewing (anche se quest'ultimo presenta una maggior tendenza alla crescita infiltrativa, con permeazione del tessuto patologico attraverso la corticale, che appare "microtarlata" e non francamente interrotta) e rispetto al TCG aggressivo che mima l'osteosarcoma nell'imaging. Nei casi dubbi l'effettuazione della biopsia risulta fondamentale.

Sarcoma di Ewing Il Sarcoma di Ewing (SE) è un tumore maligno dell'osso sostenuto da una proliferazione neoplastica di cellule rotonde. Nel 5% dei casi si localizza al rachide; nel 90% dei casi si manifesta prima dei 20 anni con un interessamento sia del corpo che dell'arco neurale; il sacro rappresenta la sede preferita. Dà metastasi linfonodali, polmonari ed ossee, che nel 30% dei casi sono già presenti al momento della prima diagnosi. La sua prognosi è peggiore nelle localizzazioni vertebrali rispetto a quelle periferiche. È un tumore litico privo di matrice calcifica, con un'osteolisi di tipo prevalentemente permeativo con ampia zona di transizione e con infiltrazione delle pareti corticali. È precoce la diffusione extra-compartimentale (Fig. 6.7). La TC, e soprattutto la RM, mostra, quale segno caratteristico di questo tumore, una corticale assottigliata e "microtarlata", ma sostanzialmente continua; tale rilievo può essere associato ad un esteso tessuto molle neoplastico estrinseco alla vertebra; l'impregnazione

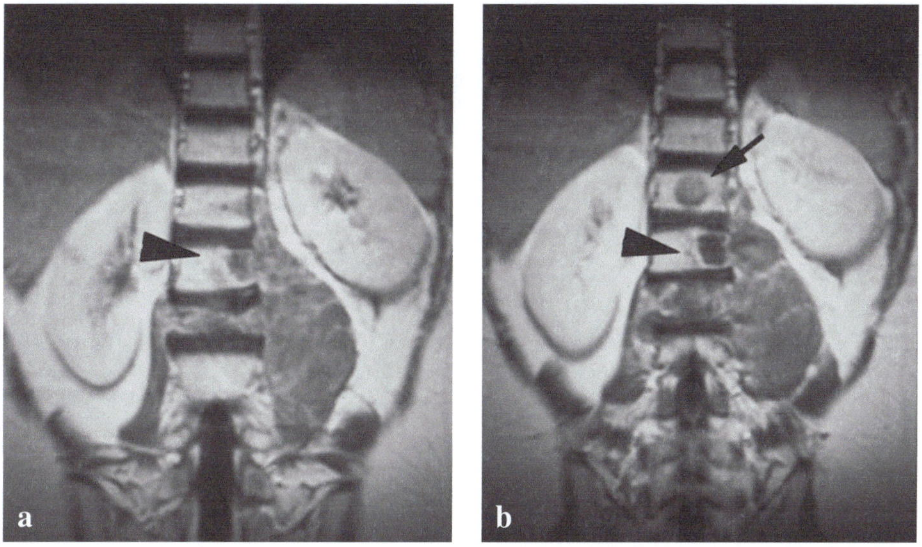

Fig. 6.7a, b. Sarcoma di Ewing di L3 in ragazzo di 17 anni. Le immaginni RM coronali post-contrasto T1-pesate mostrano la distruzione pressoché totale del soma con invasione delle parti molli paravertebrali da parte di una *bulky mass* neoplastica che risale fino ad L1. Nei corpi di L1 ed L2 si apprezzano alterazioni focali di segnale di verosimile significato secondario (*freccia e punte di freccia*). I dischi sono conservati

contrastografica è modesta. Sia la SO che la PET sono intensamente positive e sono utili soprattutto nella valutazione delle forme multicentriche, permettendo di identificare ulteriori focolai di coinvolgimento osseo. I caratteri iconografici del sarcoma di Ewing non sono caratteristici e molto spesso l'inquadramento diagnostico è affidato alla biopsia. In molti casi, ad esempio, il pattern iconografico è del tutto indistinguibile da quello della istiocitosi X; la diagnosi differenziale è possibile solo nei casi in cui il granuloma eosinofilo si manifesti sottoforma di osteolisi a "carta geografica", a differenza della lisi del sarcoma di Ewing che è sempre di tipo permeativo.

Tumori mielo-linfoproliferativi, metastasi e pseudotumori

Mieloma È determinato dalla proliferazione di plasmacellule monoclonali neoplastiche in un singolo focolaio (plasmocitoma), in focolai multipli (mieloma multiplo), con una frequente progressione della forma solitaria in forma multipla. È il tumore osseo primitivo più comune, rappresentando circa il 45% di tali neoplasie. Il 34% delle localizzazioni riguarda la colonna. Le lesioni elementari, tipicamente somatiche, possono manifestarsi in due forme:

1. la TC evidenzia un'ampia distruzione ossea, sotto forma di focolaio di osteolisi espansiva, con *scallopping* endostale, a margini netti senza significativa zona di transizione e senza sclerosi reattiva (Fig. 6.8). Nell'osteolisi è presente un tessuto ipodenso omogeneo, privo di calcificazioni, caratterizzato da enhancement contrastografico; il tessuto neoplastico ha spesso una massa ragguardevole. La RM è caratterizzata da un'elevata sensibilità e quindi rappresenta la metodica di scelta nello

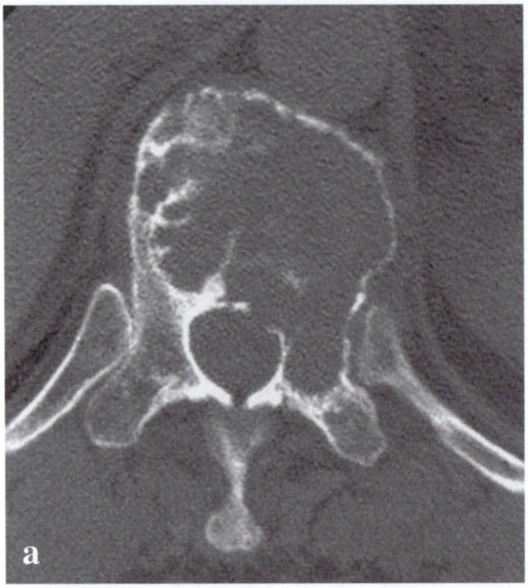

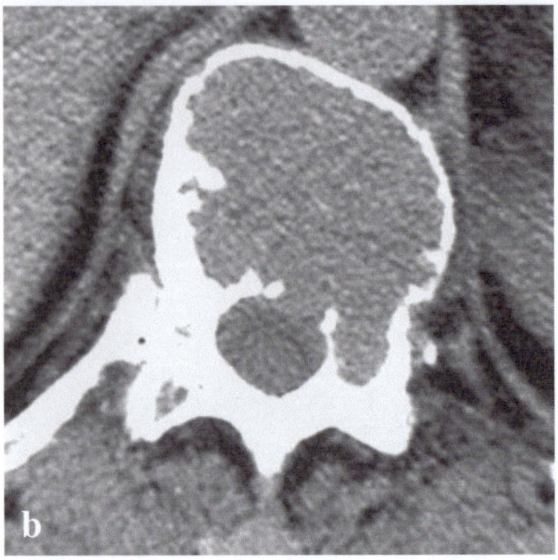

Fig. 6.8a, b. Localizzazione di mieloma nel corpo di D11 in paziente sintomatico di 43 anni: **a** scansione assiale TC con setting per l' osso che mostra una ampia osteolisi a margini netti con assottigliamento e rigonfiamento del profilo corticale. **b** scansione TC assiale che evidenzia un tessuto patologico omogeneo che si sostituisce alla struttura ossea, invade il canale midollare, ma resta sostanzialmente confinato nella vertebra

staging delle lesioni multiple, mentre la SO è negativa o solo debolmente positiva (10% dei casi). La PET FDG è indicata, nelle forme multiple, per valutare l'estensione midollare del tumore;

2. osteoporosi diffusa, legata ad una infiltrazione midollare: di solito è evidente nella RT soltanto in fase avanzata, alla TC può identificarsi una porosi maculare con distribuzione disomogenea nella spongiosa somatica. La RM evidenzia una alterazione di segnale diffusa nel midollo in rapporto al grado di sostituzione del midollo adiposo. In particolare si può avere un aspetto disomogeneo (*mottled apparence*) per l'alternarsi nella sequenza T1W di aree ipointense ad aree iperintense di midollo adiposo, tale disomogeneità si amplifica dopo somministrazione di mdc. Nel caso di completa sostituzione midollare il segnale nel corpo vertebrale è omogeneamente ipointenso in T1W, diffusamente iperintenso in T2W, in T1W dopo Gd e nella STIR. Sfortunatamente tali alterazioni midollari sono incostanti, non sono specifiche e non sono facilmente identificabili in presenza di una frattura somatica vertebrale: nel 67% dei casi la frattura presenta un pattern RM sovrapponibile a quello che si osserva in caso di matrice poromalacica. Pertanto, nei casi dubbi è indicata la biopsia.

Linfoma L'osso viene colpito sia dai linfomi non Hodgkin (LNH), sia dal linfoma di Hodgkin (LH), anche se più raramente. L' interessamento è prevalentemente secondario (il 30% dei linfomi metastatizza all'osso), la lesione linfomatosa ossea primitiva è rara (3-4% di tutti i tumori maligni dell'osso). L' aspetto radiologico alla RT ed alla TC preminente è quello litico, con una lisi somatica vertebrale di aspetto aggressivo, permeativa, con ampia zone di transizione e scarsa reazione sclerotica perifocale. Sono presenti masse molli che assumono contrasto in modo omogeneo e che si estendono rapidamente alle parti molli peri-vertebrali, in molti casi con un aspetto a "manicotto".

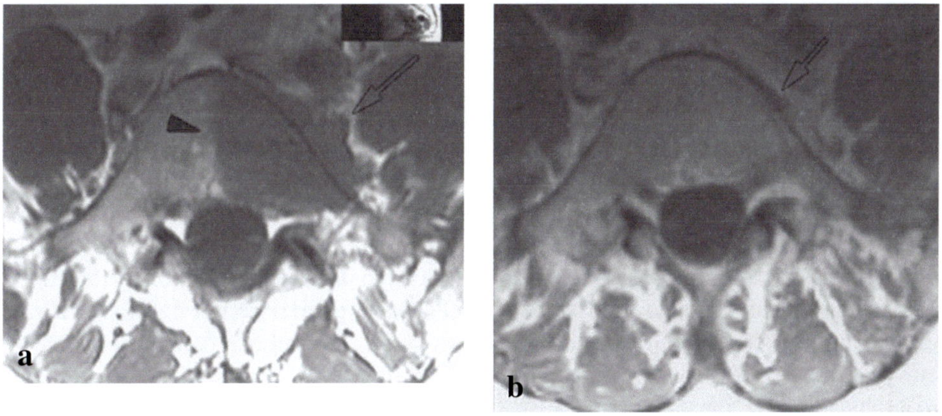

Fig 6.9a, b. Llinfoma non Hodgkin localizzato nel corpo di L5 con atteggiamento infiltrativo in soggetto di 30 anni: **a** scansione RM assiale T1W che documenta un' area di ridotta intensità di segnale nell' emisoma sinistro di L5 (*punta di freccia*) con presenza di un tessuto molle patologico antistante al muro anteriore della vertebra (*freccia vuota*) **b** il controllo RM dopo protocollo terapeutico chemioterapico documenta una normalizzazione del segnale sia nel corpo vertebrali, che nelle parti molli limitrofe (*freccia vuota*)

Caratteristico è lo squilibrio fra la lisi della corticale (modesta) e l'estensione extracompartimentale del tessuto molle patologico (spesso importante). In alcuni casi la localizzazione può assumere caratteri misti, per la presenza di aree di osteosclerosi reattiva, con una prevalenza, tuttavia, delle aree di osteolisi. La RM, in queste forme, conferma nella sostanza i caratteri già indicati dalla TC, senza fornire ulteriori elementi in termini di specificità, ma permette, usualmente, una miglior demarcazione fra tessuto patologico ed interfaccia con l'osso, con le strutture nervose endocanalari e coi tessuti molli perivertebrali. Inoltre, poiché le localizzazione vertebrali da linfoma, particolarmente nel caso dei LNH, possono violare gli spazi discali e/o estendersi a più livelli metamerici, la RM caratterizza meglio questi aspetti rispetto alla TC. La RM diviene, tuttavia, insostituibile in quelle forme infiltrative diffuse, in cui il tessuto patologico si infiltra negli spazi midollari vertebrali senza produrre significative lisi ossee focali, e con potere diagnostico superiore rispetto alla RT, di regola negativa, ed alla TC, che può, al più, mostrare una irregolare porosi maculare nella spongiosa del corpo vertebrale. La RM, con un'accuratezza diagnostica del 99%, evidenzia invece un'alterazione del segnale midollare con un'ipointensità in T1W ed iperintensità in T2W omogenea o di aspetto maculare, con un significativo contrast enhancement. Dopo trattamento radio/chemioterapico, nel caso che questo abbia avuto successo, le localizzazioni ossee divengono sclerotiche, con conseguente decadimento del segnale RM e del contrast enhancement midollare (Fig. 6.9). La FDG-PET è divenuta una metodica di riferimento nello staging e nel follow up di queste forme, ma anche nel monitoraggio del trattamento, permettendo di predirne l'outcome, in quanto se efficace, si osserva una netta riduzione della fissazione del FDG nelle localizzazioni patologiche, già dopo i primi cicli di chemioterapia.

Le forme esclusivamente addensanti, sono rare, esprimono forme a minore aggressività biologica e sono di solito espressione del solo LH, con il caratteristico aspetto a "vertebra di avorio", in cui si osserva la classica sclerosi intra-spongiosa di aspetto "cotonoso", la TC e la RM possono tuttavia mostrare in associazione alla sclerosi la presenza ti tessuto molle patologico.

In generale la diagnosi differenziale più comune in rapporto all'età in cui i linfomi ossei si manifestano (30-60 anni) è con le metastasi.

Metastasi In termini epidemiologici le metastasi sono la forma tumorale più frequente nell'osso, esse si realizzano nel 25-35% di tutti i tumori primitivi, l'80% delle metastasi ossee si trova nello scheletro assile. A causa della descritta vascolarizzazione delle vertebre esse si localizzano elettivamente nella parte posteriore del corpo vertebrale nella spongiosa subcondrale ed in sede peduncolare, solo nel 5% danno complicanze neurologiche, invadendo lo spazio epidurale. Classicamente esse vengono distinte in:
- osteoblastiche (15% del totale): esse originano più frequentemente dalla prostata, mammella, tumore a piccole cellule del polmone, adenocarcinoma intestinale, medulloblastoma. Alla RT ed alla TC esse si manifestano sotto forma di noduli iperdensi con margini definiti o sfumati (*mottled areas*) di varie dimensioni, alla RM sono nelle varie sequenze ipointense, l'enhancement contrastografico è scarso
- osteolitiche (70% del totale): esse originano più frequentemente dal polmone, rene, tiroide, sistema gastrointestinale, melanoma, utero, ovaio. Alla RT ed alla TC si osserva un focolaio di osteolisi, con margini mal definiti (*moth eaten*). Più rara, in quanto esprime una minor aggressività biologica del processo, è l'osteolisi a margini netti di tipo geografico. Saltuariamente, particolarmente se la primitività è renale o tiroidea, esse possono avere il carattere di un'osteolisi espansiva, con rigonfiamento ed eversione dei profili corticali. Alla RM sono tipicamente ipointense in T1 (sostituzione del midollo adiposo con tessuto solido) ed iperintense in T2, con un enhancement contrastografico variabile.
- miste: esse possono originare da qualsiasi tumore primitivo, ma in prevalenza dalla mammella e dal polmone. Hanno caratteri radiologici intermedi.

La SO ha una elevata sensibilità nell'identificare molti tumori metastatici ed in particolare i *big killers* (prostata, polmone, mammella), essendo positiva in più del 90% dei casi, i falsi negativi sono circa il 5% ed i falsi positivi intorno al 10%. La PET-FDG ha una specificità maggiore, con valori di sensibilità inferiori alla SO per le metastasi addensanti, superiori per gli altri tipi di localizzazioni secondarie. A causa degli elevati costi e della relativa scarsa disponibilità il suo ruolo nell'ambito dello staging osseo e del follow up dei pazienti metastatici deve ancora essere precisato, anche se appare prospetticamente promettente. La RM rappresenta, in questo ambito, una valida alternativa alla SO almeno nel caso delle localizzazioni allo scheletro assile. La TC resta, comunque, la metodica più efficace nella tipizzazione di una lesione nota, ma di natura indeterminata.

Fra le diagnosi differenziali più comuni vanno ricordate:

1. *vs*. le metastasi addensanti:
   - le aree di enostosi: si tratta di lesioni di piccole dimensioni (< 1cm.), i margini sono speculati continuandosi con le trabecole che le circondano, sono caratterizzate da una scarsa o nulla captazione alla SO;
   - i linfomi addensanti: i margini delle lesioni sono più sfumati (*fading edges*), vi può essere una alterazione di segnale RM da sostituzione midollare alla periferia

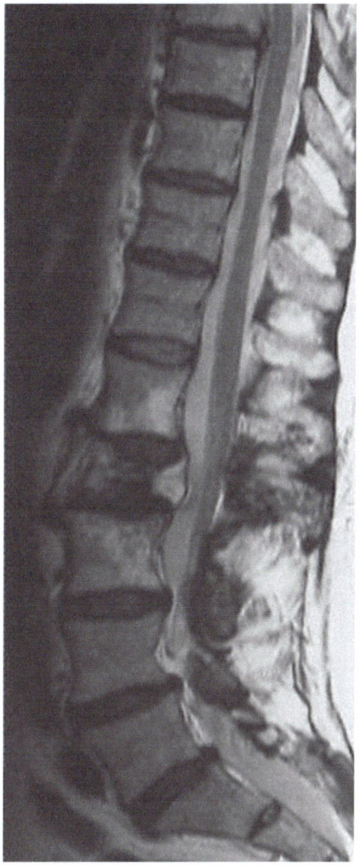

Fig. 6.10. Frattura patologica di L2 da metastasi mammaria in donna di 52 anni: scansione sagittale T2W del rachide lombare che mostra una frattura patologica del corpo di L2 con eversione del muro somatico posteriore associata a segnale iperintenso localmente (*freccia*), per altro un disomogeneo incremento del segnale legato ad ulteriori secondarismi si osserva anche nel corpo di L1 ed L3 rispettivamente

della lesione sclerotica, la lesione può interessare l' intero corpo vertebrale, conferendo alla vertebra il classico aspetto a "vertebra d'avorio";

2. *vs*. le metastasi osteolitiche:
   - la localizzazione da mieloma: il segno più significativo è l'assenza di captazione alla SO, poi vi possono essere altri elementi più incostanti quali la completa assenza di reazione sclerotica perifocale, lo *scallopping* endostale, una maggior tendenza del tessuto patologico alla diffusione extra-compartimentale, particolarmente posteriore;
   - linfomi osteolitici: più frequentemente sono caratterizzati da una distruzione ossea di tipo permeativo, può essere presente una reazione periostea antero-laterale visibile alla TC con spicule radiali, si può osservare un "manicotto" di tessuto patologico intorno al corpo vertebrale;
   - il crollo vertebrale su base poro-malacica: da un punto di vista epidemiologico si tratta di un fenomeno significativo, infatti è stato stimato che solo 1/4 delle fratture che avvengono in soggetti osteoporotici hanno, in realtà, una causa patologica. Segni incostanti di frattura benigna sono la morfologia a cuneo del corpo vertebrale (*wedge fracture*), con relativo risparmio dell'altezza e della morfologia del muro posteriore (Fig. 6.10), l'aspetto a "lente biconcava" della vertebra con

inflessione armonica delle limitanti somatiche vertebrali, l'assenza alla TC e/o alla RM di franchi aspetti litici focali o "masse" patologiche intra/extra-compartimentali, evidenza di edema bandiforme alla RM parallelo alle limitanti somatiche inflesse.

Cisti ossea aneurismatica La COA è una lesione espansiva costituita da cavità ematiche marginate da una parete sottile (*blood filled sponge*); si sviluppa nell'arco neurale, ma invade nel 70-90% dei casi il corpo vertebrale. Ha localizzazione elettiva nel sacro. Nell'80% dei casi si realizza in soggetti con età <20 anni. Può essere primitiva o secondaria, essendo associata a diversi tumori primitivi (tumore gigantocellulare, osteoblastoma, condroblastoma, displasia fibrosa, osteosarcoma). All'ER è caratterizzata da una lesione litica che assottiglia il profilo della corticale, facendogli assumere il classico aspetto a "bolle di sapone". La TC, e soprattutto la RM, documentano la struttura intrinseca con dei setti che demarcano le cavità, con il caratteristico segno dei "livelli fluido-fluido". Può contenere variabili quantità di emosiderina, ben documentate alla RM. La somministrazione di mezzo di contrasto, rimarcando la componente solida dei setti, migliora la valutazione della struttura interna della COA. La neoformazione può anche superare il profilo della corticale, ma la RM evidenzia sempre un lining ipointenso, rappresentato dal periostio che la contiene e che non viene mai violato (Fig. 6.11). Questo è un segno diagnostico differenziale importante fra COA e tumori aggressivi, quali l'osteosarcoma teleangectasico e le metastasi da carcinoma renale, che possono mimarne l'aspetto radiologico, ma che avendo un trend più aggressivo interrompono il periostio.

La SO mostra solitamente un salone di ipercaptazione periferica, legata alla reazione dell'osso ospite, che circonda un'area fotopenica (*donut sign*). Più complessa, sulla base del solo imaging radiologico, è la diagnosi differenziale fra COA primitiva e secondaria. Può essere discriminante in tal senso il riscontro TC e/o RM, soprattutto in fase contrastografica, di aree solide associate alle cisti: tale quadro indirizza maggiormente verso forme di COA secondaria. Inoltre, su tali aree solide dovrà essere indirizzata la biopsia, che se viene invece ristretta alle sole aree cistiche può portare a diagnosi scorrette.

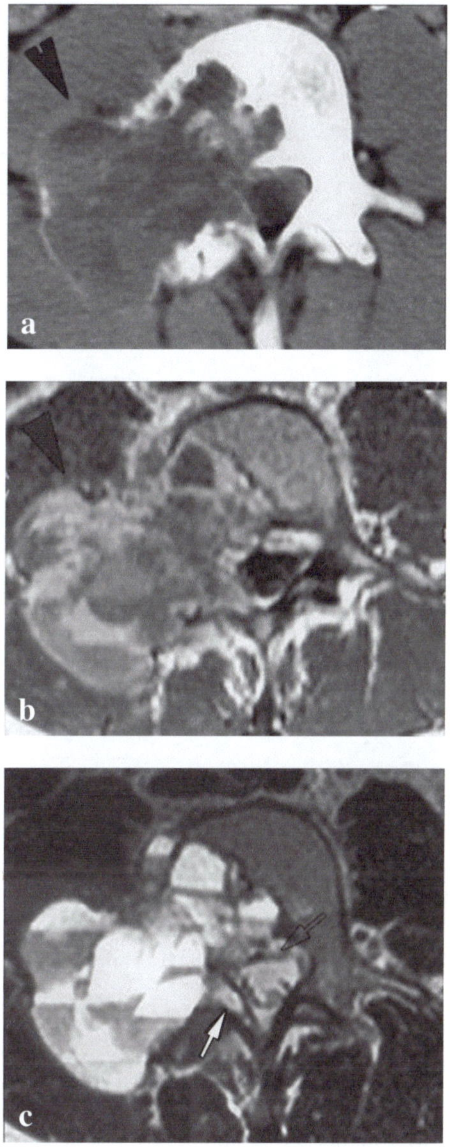

Fig. 6.11a-c. Ragazzo di 16 anni con COA che interessa l'arco neurale ed il corpo vertebrale di L3. **a** La scansione TC mostra un'osteolisi che interessa l'emiarco neurale di destra ed il corpo vertebrale. L'osteolisi è di tipo espansile con deformazione policiclica del profilo corticale (*punta di freccia*). La struttura interna della lesione appare caratterizzata dai livelli fluido-fluido. **b** L'immagine RM assiale T1-pesata e la corrispondente immagine T2-pesata (**c**) precisano meglio i caratteri della lesione ed in particolare il profilo periferico che è sempre contenuto dal lining periostale (*punta di freccia*); si apprezza in modo più definito la componente intracanalare che si sviluppa sia al di sotto del legamento longitudinale posteriore (*freccia vuota in* **c**), sia profondamente al legamento giallo (*freccia piena in* **c**). Infine risulta meglio caratterizzabile la complessa struttura interna con livelli fluido-fluido per presenza di componenti francamente liquide, corpuscolate e di prodotti di degradazione dell'emoglobina

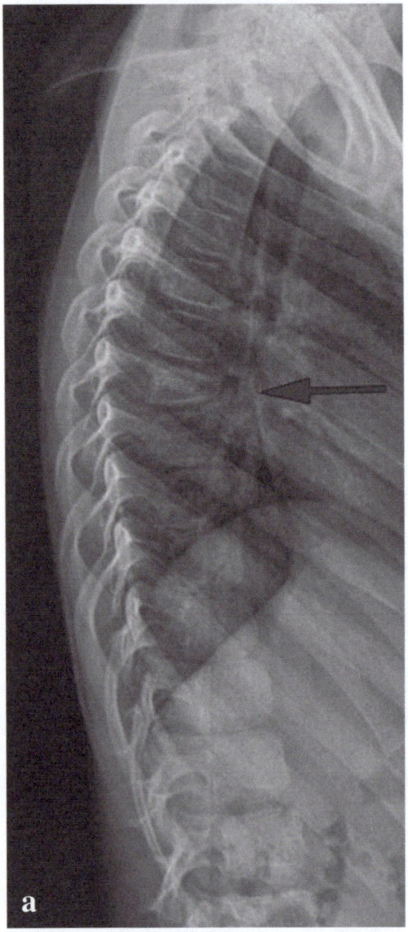

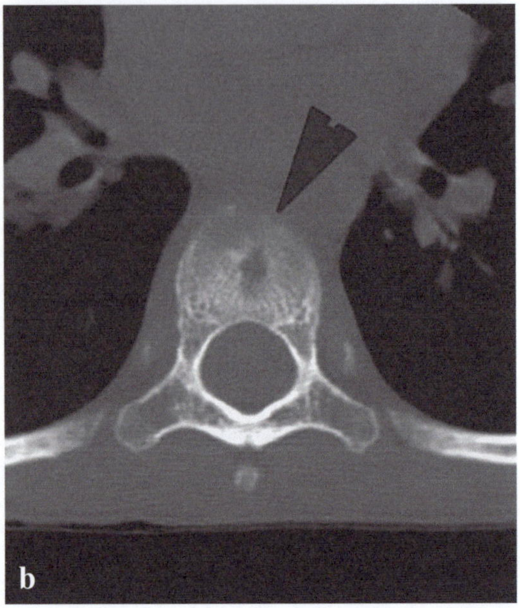

Fig. 6.12a, b. Granuloma eosinofilo del corpo di D7 in bambino di anni 7. **a** Radiogramma L-L che mostra una frattura *wedge* del corpo di D7 (*freccia*). **b** La scansione assiale TC, con finestra per osso, mostra un focolaio di osteolisi intrasomatica a margini netti (*punta di freccia*)

Granuloma eosinofilo L'istiocitosi a cellule di Langherans è una malattia granulomatosa cronica che colpisce l'osso prevalentemente in età pediatrica ed adolescenziale, ma anche vari organi ed apparati viscerali. La manifestazione fenotipica più comune è rappresentata dal granuloma eosinofilo che può essere solitario (90% dei casi) o multiplo. Quando si localizza al rachide, interessa il soma con risparmio del disco intervertebrale e dell'arco neurale e presenta patterns iconografici variabili in relazione all'età del soggetto. Nel bambino è più frequente l'aspetto di una lisi focale del corpo vertebrale, a volte a margini netti, definiti e sclerotici (*geographic pattern*), con un quadro tipico di frattura somatica in compressione che tende ad evolvere verso la vertebra plana. L'arco neurale è risparmiato e non si osservano masse molli associate alla vertebra crollata (Fig. 6.12). Un elemento caratteristico di questa forma è la bassa o assente captazione nella SO. Nell'adolescenza e nei giovani adulti tende ad assumere più spesso un aspetto aggressivo, con atteggiamento permeativo. In quest'ultimo caso, diviene poco differenziabile, sul piano dell'imaging, da forme tumorali maligne, quali le metastasi litiche, i linfomi aggressivi ed i sarcomi PNET.

7 Traumatismi del contenente

Roberto Caudana, Enrico Vittorini, Enrico Motta

Introduzione

L'approccio diagnostico al rachide traumatizzato rappresenta per il radiologo argomento quotidiano con il quale confrontarsi per fornire tutte le informazioni che consentano di effettuare una scelta terapeutica ottimale. Si tratta di un tema molto dibattuto nell'ambito della radiologia d'emergenza, soprattutto per quanto riguarda la scelta della metodica di studio ottimale. Spesso, infatti, riguarda pazienti politraumatizzati, in condizioni cliniche molto critiche per quanto riguarda lo stato di coscienza, la sintomatologia neurologica e l'equilibrio emodinamico, nei quali il tempestivo trattamento rappresenta l'obbiettivo principale. È noto, infatti, che in questa tipologia di pazienti la percentuale di sopravvivenza aumenta quando la terapia viene iniziata entro la prima ora dal trauma, secondo il concetto della *golden hour.* Poste queste premesse, la tempestività della diagnosi nei traumi del rachide rappresenta per il radiologo un obbiettivo assai importante, nel quale è fondamentale la corretta scelta della metodologia di studio. A questo proposito, nella Comunità Europea, l'esame radiografico rappresenta ad oggi la prima indagine sulla quale si basa l'iter diagnostico per la valutazione del rachide traumatizzato. A fronte di questo consolidato protocollo, è però da considerare che la TC può sostituire l'esame radiografico nel politraumatizzato in condizioni cliniche gravi, in quanto è più accurata, più rapida e non richiede eccessiva manipolazione del paziente. Ancora una volta, dunque, la scelta del radiologo deve essere guidata dal quadro clinico. Pertanto, nella seguente trattazione, verranno affrontati i seguenti argomenti: la scelta metodologica adeguata nello studio del rachide traumatizzato; l'interpretazione dei quadri imaging mediante identificazione e classificazione delle lesioni traumatiche del contenente.

Scelta metodologica

Come si è detto, la scelta del metodo deve essere adeguata alle condizioni cliniche del paziente: nel caso di un politrauma con perdita di coscienza e in equilibrio emodinamico precario, il fattore tempo costituisce l'elemento più importante; in queste evenienze, la TC va dunque effettuata in prima battuta per la valutazione del cranio, del torace e del distretto addomino-pelvico. In effetti, l'attuale larga disponibilità di apparecchiature TC spirali, mono e multistrato, consente di effettuare molto rapidamente una valutazione *total-body*, permettendo di analizzare non solo il rachide, ma anche l'encefalo e tutte le strutture viscerali toraco-addominali. Questo è di fondamentale importanza se si considera che, nel trauma addomino-pelvico chiuso, dal 30 al 68% delle lesioni del contenente scheletrico si associa a lesioni viscerali. I pazienti con stato di coscienza compromesso e condizioni emodinamiche instabili per un sanguinamento in atto, devono pertanto essere sottoposti ad una valutazione pan-corporea TC in emergenza, allo scopo di identificare, nell'ordine di importanza, lesioni encefaliche e lesioni viscerali toraco-addominali che possano giustificare un'emorragia in atto e, infine, lesioni traumatiche dello scheletro assile (rachide e bacino). Oggi la tecnologia TC multistrato consente di effettuare un'acquisizione rapida (13 secondi) su un ampio volume corporeo (100 cm sull'asse cranio-caudale del corpo) dopo somministrazione endovenosa di un bolo di mezzo di contrasto organo-iodato idrosolubile. Ciò consente di analizzare non solo il contenente rachideo, ma anche le strutture vascolari, per identificare precocemente degli stravasi del mezzo di contrasto stesso nell'ambito degli ematomi, dovuti alle lesioni vascolari associate che possono giustificare il sanguinamento e, dunque, la causa di una instabilità emodinamica. In tal modo si possono selezionare i casi nei quali il trattamento della lesione vascolare sia prioritario e possa essere effettuato dallo stesso radiologo per via endovascolare.

Quando le condizioni cliniche non sono così critiche e vi è il tempo di valutare il paziente traumatizzato, dopo l'accurato esame neurologico può essere effettuato lo studio radiografico del rachide per l'identificazione di fratture del contenente e degli eventuali segni di instabilità osteoarticolare associata. L'esame radiografico deve essere effettuato con cura, nelle proiezioni antero-posteriore (A-P) e latero-laterale (L-L) (Figg. 7.1a, b, 7.2a, b, d), con valutazioni aggiuntive in alcuni particolari segmenti più a rischio, quali la giunzione occipito-atlo-assiale (Fig. 7.3a, b), il tratto cervicale, dove le valutazioni nelle incidenze A-P oblique di 45° possono essere risolutive (Fig. 7.4a) ed il passaggio dorso-lombare (Fig. 7.5a, c). Anche in presenza di segni indiretti di una possibile dislocazione somatica, non sempre i radiogrammi L-L permettono di identificarla qualora sia localizzata al passaggio cervico-dorsale (Fig. 7.1b); ciò avviene soprattutto nei pazienti in barella, laddove può essere utile effettuare la proiezione del "nuotatore", ottenuta posizionando sopra la testa l'arto superiore dalla parte del film sensibile, mettendo la barella in posizione obliqua in modo da evitare la sovrapposizione dei capi omerali (Fig. 7.1c).

Nell'esame radiografico del rachide traumatizzato, particolare attenzione va posta nella mobilizzazione del paziente, soprattutto del segmento vertebrale nel modificare un atteggiamento coatto secondario ad una contrattura antalgica, che può rappresentare il segno indiretto di una lesione traumatica del contenente (Figg. 7.2a, 7.3a, 7.6a).

Di routine, se l'esame radiografico ha evidenziato i segni diretti o indiretti di una lesione traumatica del contenente, l'iter diagnostico viene completato con una indagine TC effettuata sul segmento rachideo coinvolto, con l'acquisizione di un volume a strato sottile (0,75 mm), da ricostruire in sezioni sul piano assiale e da riformattare sui piani sagittali e coronali ottenendo ricostruzioni multiplanari (MPR), sempre utilizzando strato sottile (0,75-2 mm) per l'identificazione di fratture e/o dislocazioni non sempre facilmente riconoscibili sul piano assiale (Fig. 7.7a).

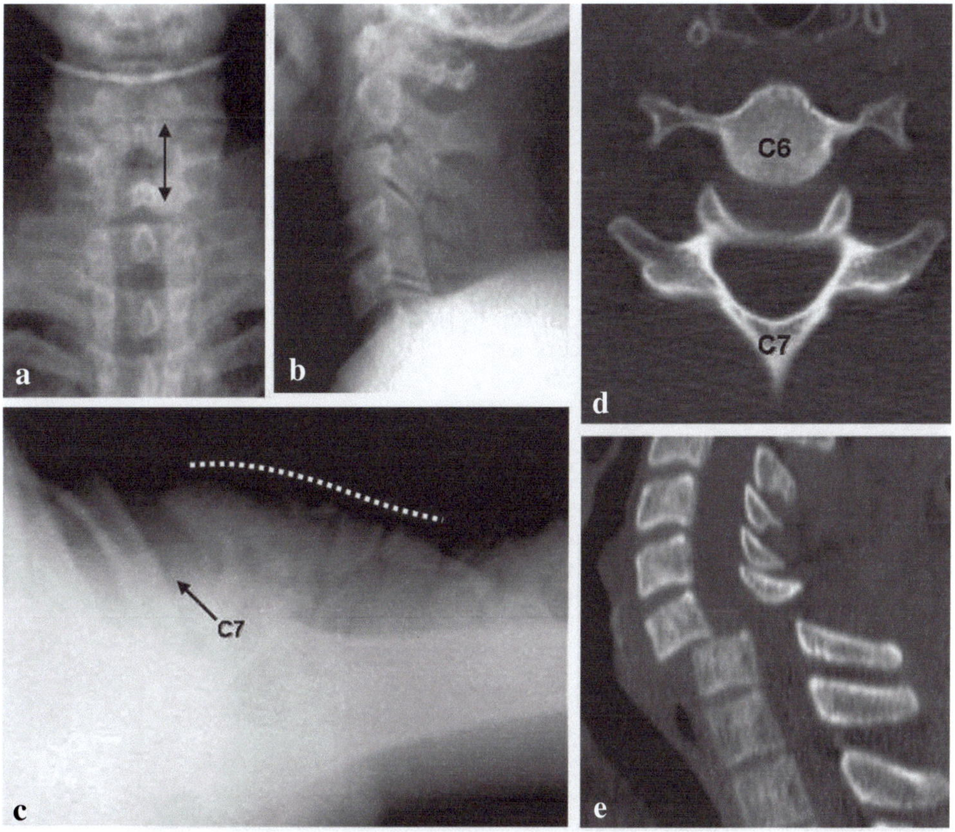

Fig. 7.1a-e. Coinvolgimento distrattivo flesso-estensorio delle due colonne (lesione di tipo C) in adulto di 28 anni. **a** Radiogramma A-P: aumento della distanza inter-spinosa C6-C7 (*doppia freccia*), segno indiretto di possibile lussazione di C6 su C7. **b** Radiogramma L-L: la sovrapposizione dei cingoli scapolo-omerali impedisce l'analisi del passaggio C6-C7. **c** Radiogramma nella posizione del "nuotatore": il soma di C6, allineato con i metameri cervicali più craniali (*curva in tratteggio*), è lussato anteriormente al sottostante soma di C7. **d, e** La ricostruzione TC assiale (**d**) a strato spesso (10 mm) e la riformattazione MPR sagittale (**e**) mostrano la lussazione anteriore di C6 su C7, di oltre il 50% del soma, per scavalcamento bilaterale dei processi articolari inferiori di C6 rispetto a quelli superiori di C7 (lussazione bilaterale)

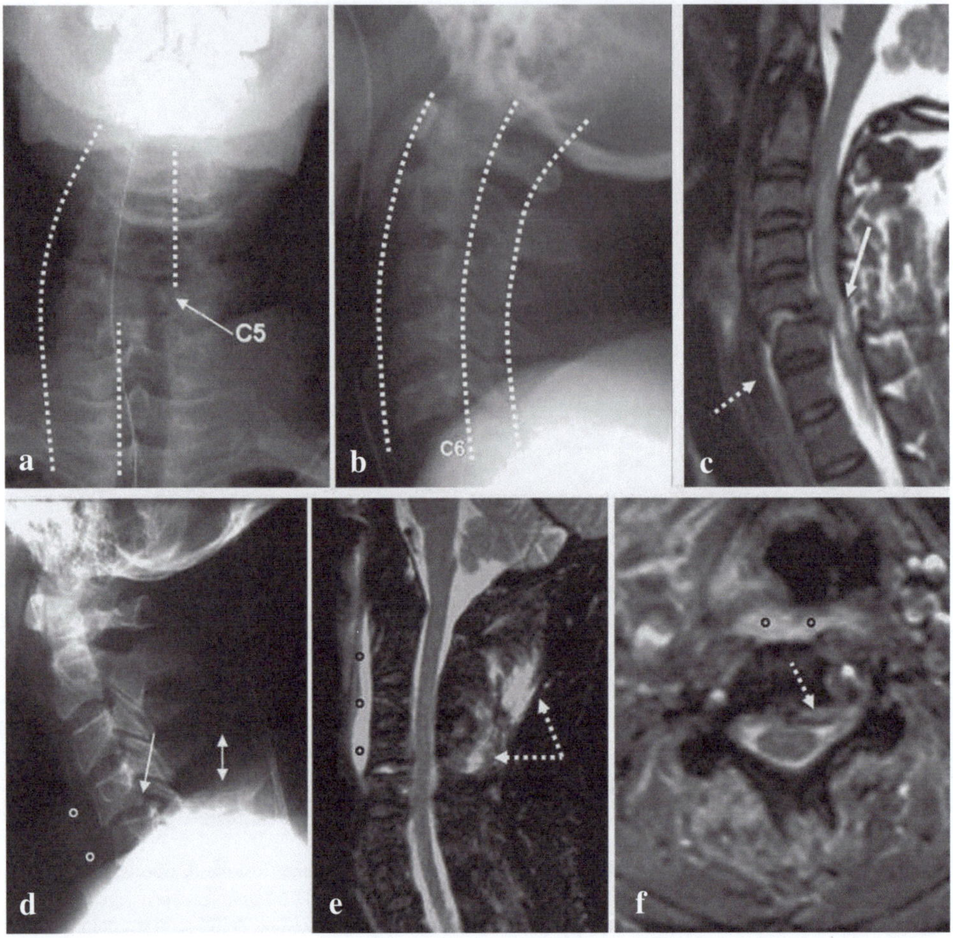

Fig. 7.2a-f. Coinvolgimento distrattivo flesso-estensorio delle due colonne (lesione di tipo C) in ragazza di 19 anni. **a** Radiogramma A-P: atteggiamento scoliotico destro-convesso (*curva in tratteggio*) da contrattura antalgica sul lato di sinistra e disallineamento delle apofisi spinose (*linee tratteggiate*) di C5, segno indiretto di possibile lussazione di C5 su C6. **b** Radiogramma LL: le linee vertebrali anteriore, posteriore e spino-laminare (*curve in tratteggio*) dimostrano lussazione anteriore di C5 su C6 del 50% del soma vertebrale. **c** Immagine RM sagittale T2-pesata: iperintensità di segnale pre-somatica (*freccia tratteggiata*) per lacerazione del LLA; ernia discale post-traumatica da lacerazione disco-legamentosa posteriore che coinvolge il canale rachideo ed è responsabile del focolaio contusivo iperintenso intramidollare (*freccia*). **d-f** Coinvolgimento distrattivo flesso-estensorio delle due colonne (lesione di tipo C) in adulto di 34 anni. **d** Radiogramma L-L: sub-lussazione somatica anteriore di C4 su C5 (*freccia*), riduzione dello spessore discale C4-C5, "sbadiglio" delle apofisi spinose (*doppia freccia*) e aumento dello spessore delle parti molli pre-vertebrali (°). **e** Immagine RM sagittale T2-pesata: la soppressione del segnale adiposo enfatizza le iperintensità dell'infarcimento ematico in sede pre-somatica (°) per lacerazione del LLA, in sede posteriore per lacerazione dei legamenti inter-spinosi (*frecce tratteggiate*) e, infine, in sede intradiscale (C4-C5) per lacerazione disco-legamentosa. **f** Immagine RM assiale T2-pesata: ernia discale post-traumatica paramediana sinistra (*freccia tratteggiata*) da lacerazione disco-legamentosa posteriore con coinvolgimento del canale spinale; infarcimento ematico in sede pre-somatica (°)

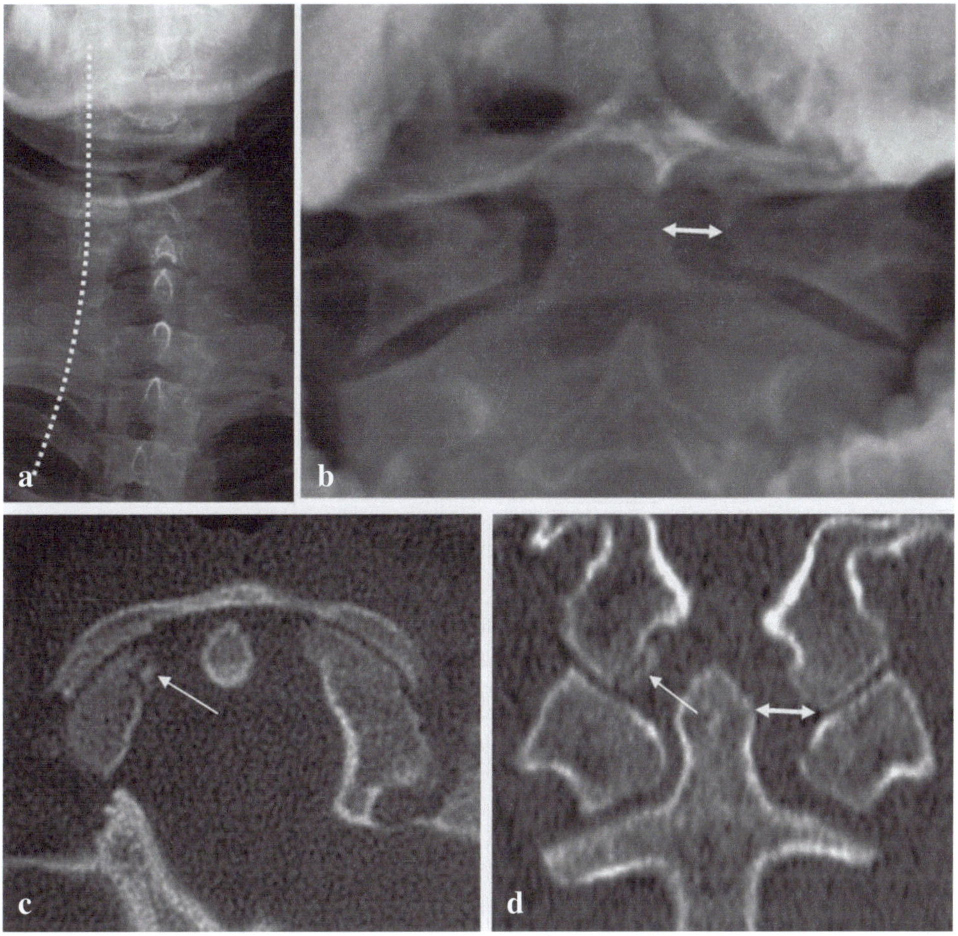

Fig. 7.3a-d. Coinvolgimento rotatorio e distrattivo della giunzione occipito-atlo-assiale in ragazzo di 20 anni. **a** Radiogramma A-P: atteggiamento scoliotico sinistro-convesso (*curva in tratteggio*) da contrattura antalgica sul lato di destra. **b** Radiogramma trans-orale per l'analisi del passaggio C1-C2: lieve disallineamento della massa laterale sinistra dell'atlante rispetto al dente dell'epistrofeo (*doppia freccia*), segno indiretto di lesione. **c, d** La ricostruzione TC assiale (**c**) e la riformattazione MPR coronale (**d**), dimostrano distacco osseo parcellare (*freccia*) sul versante mesiale del condilo occipitale di destra per avulsione traumatica del legamento alare; il disassamento di C1 rispetto al dente dell'epistrofeo (*doppia freccia*), è dovuto alla marcata contrattura muscolare sul lato di destra conseguente alla lesione

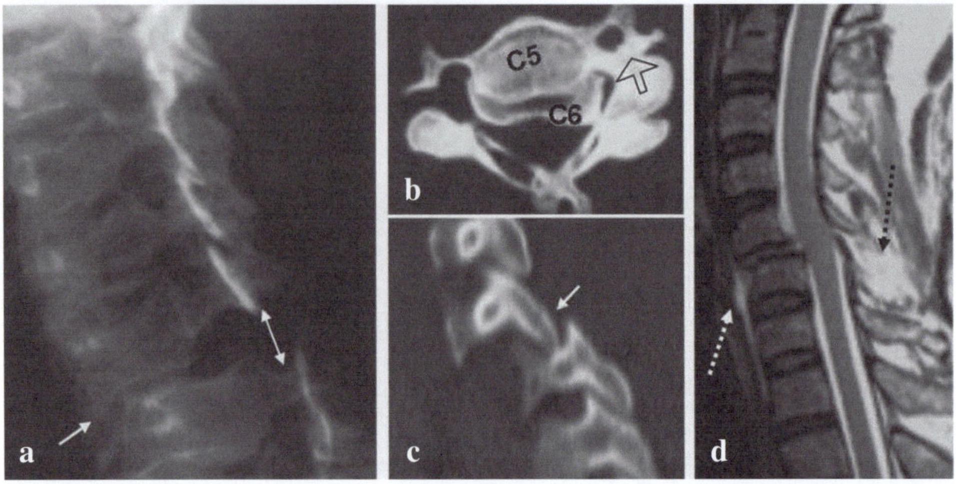

Fig. 7.4a-d. Coinvolgimento rotatorio delle due colonne (lesione di tipo B) in donna di 30 anni. **a** Radiogramma in proiezione obliqua anteriore sinistra di 45°: aspetto di allargamento del forame intervertebrale C5-C6 sul lato di sinistra (*doppia freccia*), per scavalcamento unilaterale del processo articolare inferiore di C5 rispetto a quello superiore di C6 (lussazione unilaterale); sub-lussazione di C5 e riduzione dello spessore discale C5-C6. **b, c** La ricostruzione TC assiale (**b**) e la riformattazione MPR sagittale (**c**) dimostrano la sub-lussazione rotatoria unilaterale sinistra (*freccia vuota*) di C5 su C6 per scavalcamento monolaterale del processo articolare inferiore di C5 (*freccia*) rispetto al sottostante superiore di C6 (lussazione monolaterale). **d** Immagine RM sagittale T2-pesata: focolai di iper-intensità (*frecce tratteggiate*) da infarcimento ematico in sede pre-somatica (lacerazione del LLA) e in sede posteriore (lacerazione dei legamenti interspinosi); concomita lacerazione disco-legamentosa C5-C6

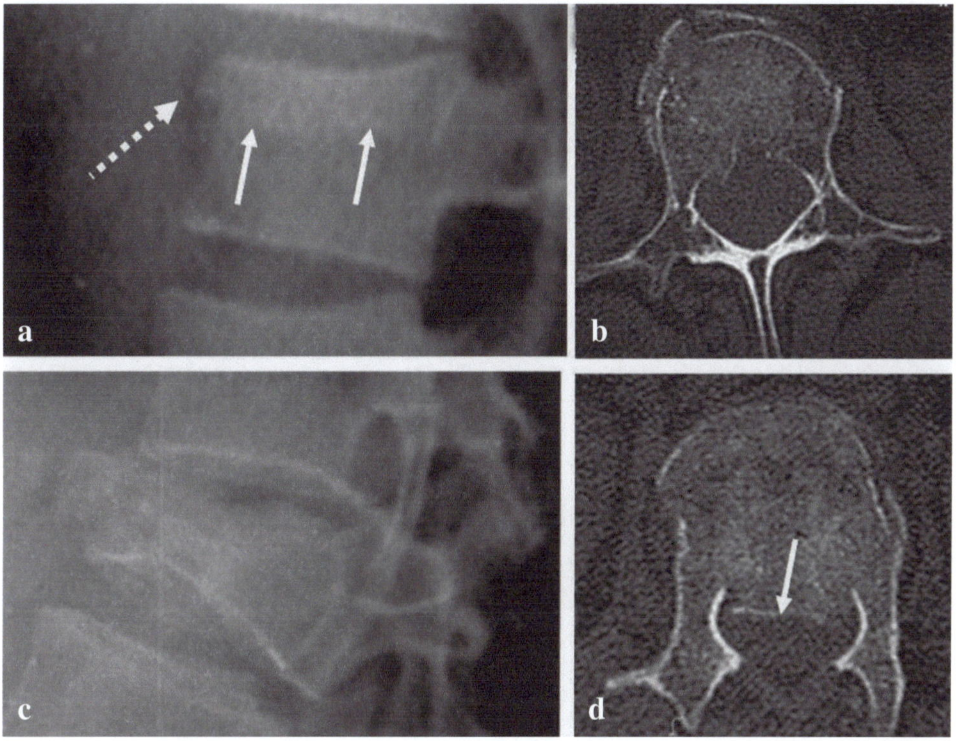

Fig.7.5a-d. Coinvolgimento compressivo della colonna anteriore (lesione di tipo A) in adulto di 38 anni. **a** Radiogramma L-L: frattura da impatto con lieve deformazione a cuneo del soma di L1 per affondamento della limitante cortico-spongiosa del versante antero-superiore, testimoniata dall'aspetto a "scalino" (*freccia tratteggiata*) e dalla banda di stipamento trabecolare (*frecce*) sottostante la limitante superiore affondata. **b** La scansione TC mostra la frattura del corpo di L1 senza coinvolgimento del canale rachideo. **c, d** Coinvolgimento compressivo più severo della colonna anteriore (lesione di tipo A) in adulta di 45 anni. **c** Radiogramma L-L: frattura con collasso del soma di L1 per affondamento di entrambe le limitanti cortico-spongiose e stipamento trabecolare sottostante. **d** La scansione TC mostra la frattura del soma di L1 con coinvolgimento del canale rachideo per lieve retropulsione del muro posteriore (*freccia*)

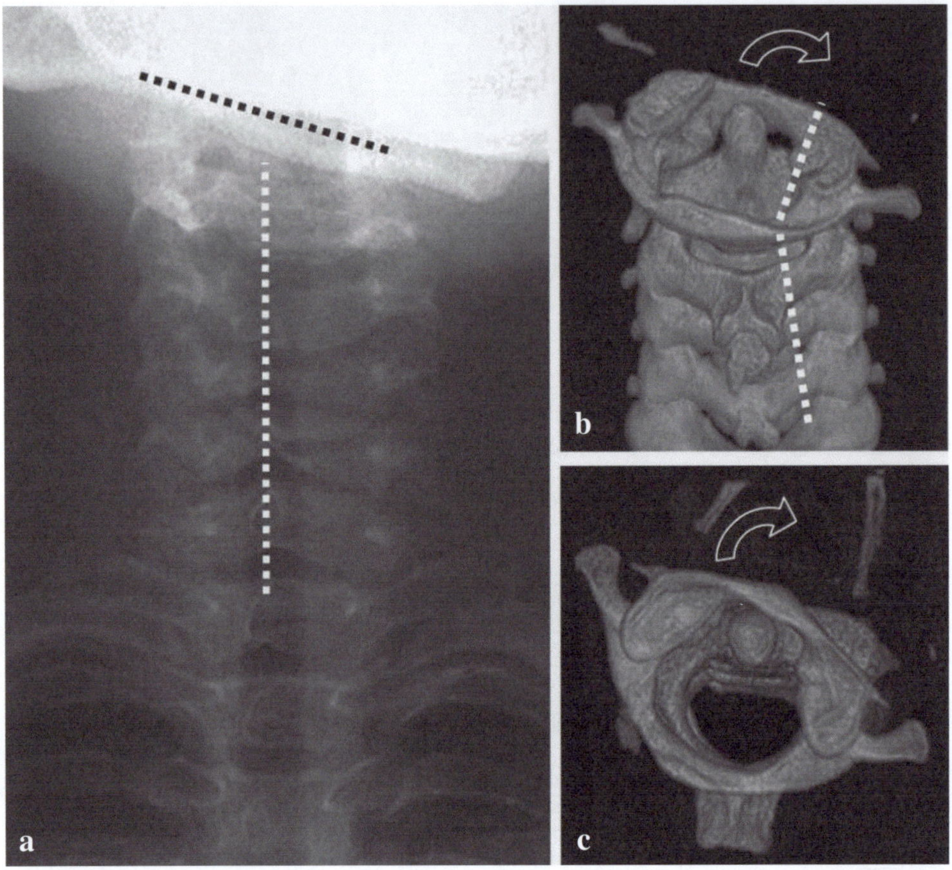

Fig. 7.6a-c. Torcicollo fisso doloroso con coinvolgimento rotatorio e laterale della giunzione occipito-atlo-assiale in bambina di 9 anni. **a** Radiogramma A-P: atteggiamento in latero-flessione sinistra del capo (*linee in tratteggio*) con contrattura muscolare antalgica. **b, c** Le riformattazioni TC ottenute con tecnica VR in visione 3D postero-anteriore (**b**) e assiale (**c**) mostrano la lussazione rotatoria atlo-assiale unilaterale destra (*freccia vuota*) di C1 su C2, cui consegue il disassamento dell'atlante, rispetto all'epistrofeo, che giustifica il torcicollo con latero-flessione sinistra del capo (*linee in tratteggio*)

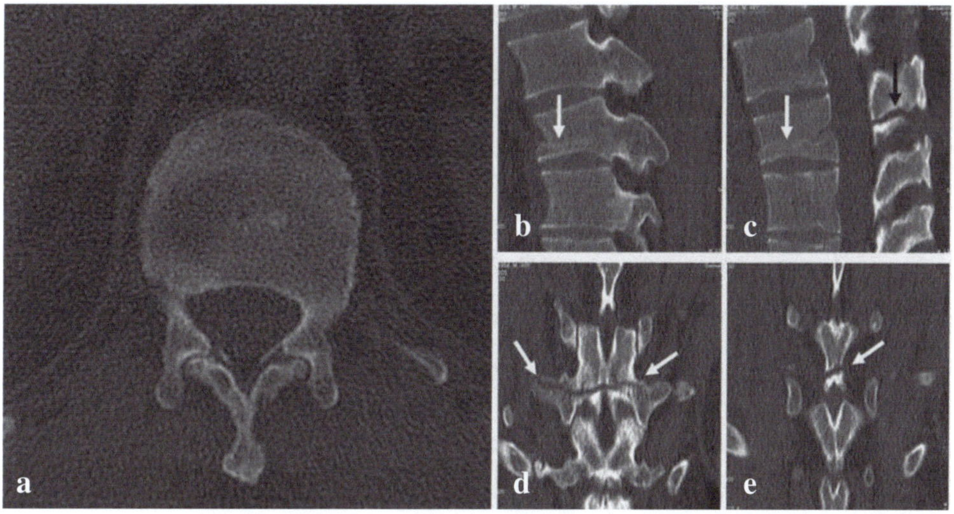

Fig. 7.7a-e. Coinvolgimento distrattivo-flessorio delle due colonne (lesione di tipo B) in adulto di 34 anni. **a** La ricostruzione TC assiale non consente di identificare la frattura con decorso orizzontale. **b-e** Le immagini riformattate MPR sagittali (**b, c**) e coronali (**d, e**) mostrano la frattura di Chance di L1 con decorso pressocchè orizzontale antero-posteriore, estesa dal soma al processo spinoso (*frecce*)

Anche se le immagini MPR sono, il più delle volte, sufficienti per l'interpretazione del danno traumatico vertebrale (Figg. 7.1e, 7.3d, 7.4c, 7.7b-e, 7.8a, 7.9a, c), in alcuni casi possono essere utilizzate anche le tecniche di riformattazione volumetrica tridimensionale (3D) per una più raffinata dimostrazione delle lesioni (Figg. 7.6b, c, 7.8b-d). A questo proposito è da sottolineare che, in ambito muscolo-scheletrico, fra le tecniche di riformattazione 3D solitamente disponibili, quelle che utilizzano la resa di volume (*Volume Rendering,* VR) sono superiori a quelle di resa di superficie (SSD) o a resa di intensità (MIP). Quanto detto conferma come la moderna interpretazione di un'indagine TC di un segmento rachideo traumatizzato, effettuata con le moderne apparecchiature, non si limita solo alla visualizzazione della sequenza di immagini assiali, ma richiede anche un paziente ed attento lavoro di elaborazione delle immagini (post-processing) che il radiologo deve gestire in prima persona alla consolle di refertazione, finalizzandolo all'interpretazione dell'esame per la stesura del referto. Si tratta, in pratica, di percorrere una nuova filosofia nella refertazione delle indagini TC, soprattutto nel delicato campo della traumatologia del rachide, dove gli errori non sono tollerati: in primo luogo il post-processing varia in funzione dell'anatomia e dei quesiti clinici e, dunque, deve essere gestito in tempo reale dal radiologo che referta l'esame; in secondo luogo il post-processing, l'interpretazione e la refertazione sono contemporanei e, dunque, svolti alla consolle; infine, le immagini realizzate nel post-processing (MPR, 3D) debbono essere archiviate insieme alle altre immagini dell'indagine TC.

Da ultimo vanno considerate quelle circostanze nelle quali il trauma vertebrale si accompagna ad una sintomatologia neurologica tale da giustificare il sospetto di un coinvolgimento del contenuto rachideo mielo-radicolare. In questi casi una RM permette di identificare, soprattutto nelle sequenze T2-pesate, un'eventuale lesione midol-

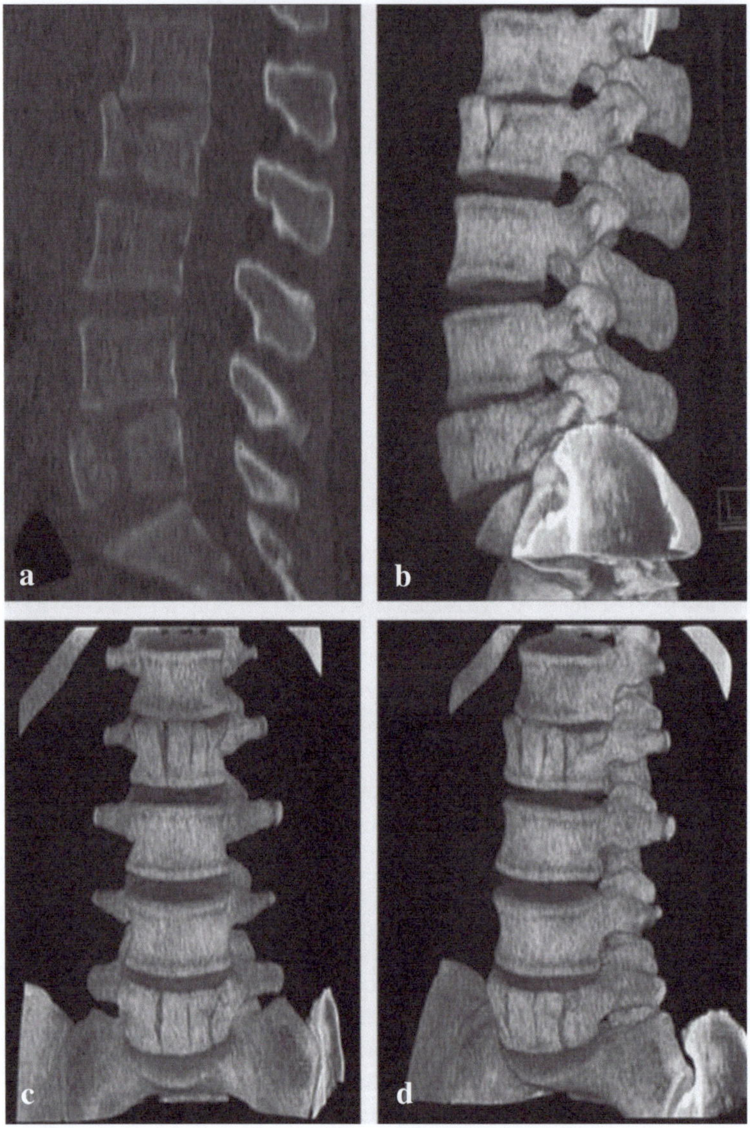

Fig. 7.8a-d. Coinvolgimento compressivo della colonna anteriore (lesione di tipo A) in adulto di 31 anni. Le riformattazioni TC ottenute con MPR sagittale a strato sottile (3mm) (**a**) e VR in visione 3D laterale (**b**), antero-posteriore (**c**) e obliqua anteriore sinistra (**d**) mostrano fratture da schiacciamento dei somi di L2 e L5 con molteplici rime a decorso verticale

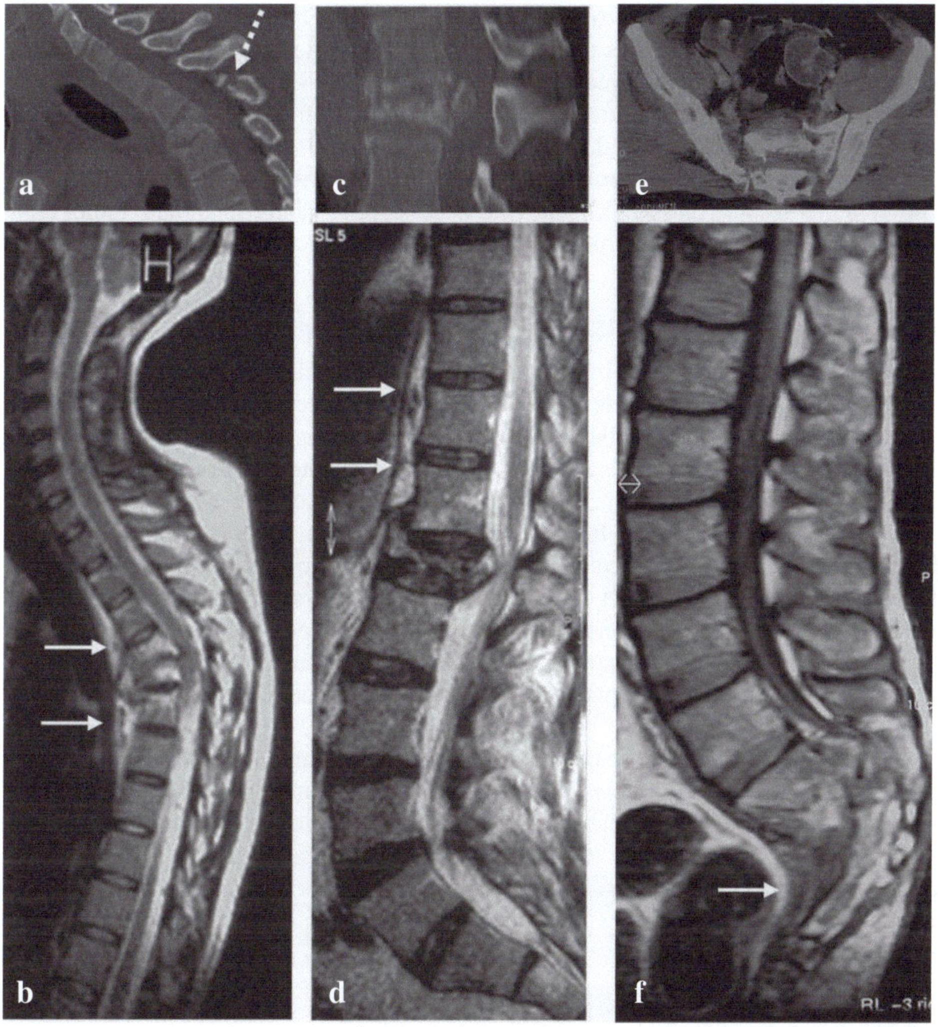

Fig. 7.9a-f. Coinvolgimento distrattivo-flessorio (da cintura di sicurezza) delle due colonne (lesione di tipo B) in adulta di 27 anni. **a** L'immagine TC riformattata MPR sagittale mostra lo schiacciamento del soma di D4 con frattura della lamina posteriore (*freccia tratteggiata*) e la frattura dello spigolo antero-superiore di D5. **b** Immagine RM sagittale T2-pesata: frattura dei somi di D4 e D5 con iperintensità da infarcimento ematico-edematoso, evidente anche nel sottostante soma di D6; infarcimento ematico in sede pre-somatica per lacerazione del LLA (*frecce*). Concomita coinvolgimento del midollo spinale. **c, d** Coinvolgimento compressivo della colonna anteriore (lesione di tipo A) in adulto di 34 anni. **c** L'immagine TC riformattata MPR sagittale mostra la frattura da scoppio del soma di L1 con coinvolgimento del canale rachideo per retropulsione di frammento. **d** Immagine RM sagittale T2-pesata: la frattura da scoppio di L1 si associa ad infarcimento ematico in sede pre-somatica per lacerazione del LLA (*frecce*) con coinvolgimento delle radici della cauda. **e, f** Trauma sacrale da impatto diretto da caduta, con disturbi sfinterici in adulto di 32 anni. **e** Scansione TC dopo somministrazione di mezzo di contrasto passante per il sacro: frattura sacrale completa, trasversale; non si riconoscono ematomi in sede endopelvica. Ematoma in corrispondenza del muscolo psoas di sinistra, aumentato di volume. **f** Immagine RM sagittale T1-pesata: la frattura con interessamento del canale sacrale a livello S1-S3 si associa ad infarcimento ematico pre-sacrale (*freccia*) con coinvolgimento delle radici della cauda

lare (Figg. 7.2c, 7.9b) e/o radicolare (Figg. 7.2f, 7.9d, f). La RM presenta inoltre una spiccata sensibilità nell'identificazione delle lesioni disco-legamentose del contenente, soprattutto con l'impiego di sequenze T2-pesate con soppressione del segnale del tessuto adiposo, in grado di enfatizzare le zone di infarcimento ematico-edematoso localizzate nelle parti molli peri-vertebrali (Figg. 7.2e, 7.4d, 7.9b, d) e nella spongiosa ossea. Il contributo della RM è particolarmente importante nelle fratture trasversali/dislocazioni delle vertebre sacrali (Fig. 7.9f), laddove è necessaria la valutazione delle radici della cauda prima della revisione chirurgica del canale spinale sacrale.

Interpretazione imaging delle lesioni traumatiche del rachide

Nell'interpretazione dei quadri imaging del rachide traumatizzato, il compito del radiologo è quello di identificare le lesioni e di classificarle secondo criteri che consentano di distinguere innanzitutto quelle che ne hanno compromesso la stabilità. Queste ultime, infatti, rappresentano le lesioni più critiche, in quanto comportano l'immediata necessità di stabilizzare la lesione con un presidio ortesico (collare, busto, Halo Jacket), o con un intervento chirurgico. In linea generale, la lesione, sia essa stabile o instabile, può aver coinvolto la componente ossea del contenente e/o quella disco-legamentosa; inoltre, la lesione traumatica del contenente può manifestarsi con una frattura, una lussazione o con entrambe. Ne consegue che una classificazione semplice e, nello stesso tempo, finalizzata all'identificazione dei quadri di instabilità per la corretta scelta del trattamento, sia più efficace e più facilmente percorribile nell'interpretazione dei quadri imaging.

In quest'ottica, la classificazione delle lesioni traumatiche del rachide, secondo lo schema delle tre colonne (Fig. 7.10a) proposto da Denis e tuttora valido, è stata ulteriormente esemplificata nello schema a due colonne, oggi utilizzato nella classificazione di tutte le fratture scheletriche secondo le linee guida dell'Associazione Osteosintesi (A.O.).

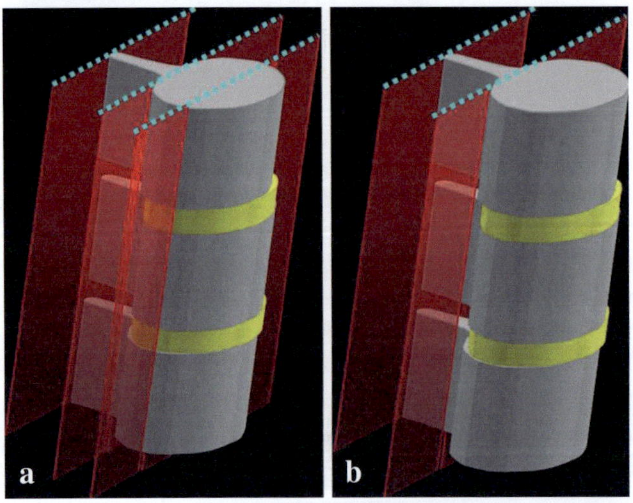

Fig. 7.10a, b. Rappresentazione schematica della suddivisione del rachide in colonne per la classificazione delle lesioni traumatiche del contenente da C3 a L5. **a** Suddivisione in tre colonne (anteriore, media, posteriore) proposta da Denis. **b** Suddivisione in due colonne (anteriore, posteriore) proposta dalla A.O.

Nello schema a due colonne dell'A.O. (Fig. 7.10b) le lesioni possono riguardare la colonna anteriore (unità somato-discale con le componenti legamentose anteriori), la colonna posteriore (arco neurale con i massicci articolari e le componenti legamentose posteriori), oppure entrambe. Esemplificando al massimo, sulla base di questa suddivisione anatomica in due colonne, le lesioni possono essere di tre tipi (A, B, C) a livello cervico-dorso-lombare, a seconda del segmento interessato e del tipo di sollecitazione/lesione traumatica (Tabella 7.1); questa classificazione viene utilizzata nella quasi totalità del rachide da C3 a L5, mentre non viene applicata alla giunzione atlo(C1)-assiale(C2), dove si utilizzano criteri "storici", basandosi su acronimi ben noti (Tabella 7.1).

Tabella 7.1. Classificazione delle lesioni del contenente rachideo

Segmento vertebrale	Tipologia della lesione	Classificazione A.O.	Acronimo
C1	Frattura da compressione		Fratt. di Jefferson
C1-C2	Lussazione rotatoria		Lussaz. atlo-assiale
C2	Frattura del dente dell'epistrofeo		Class. di Anderson
C2	Frattura dei peduncoli		Fratt. dell'impiccato
C3-C7	Fratture da compressione (colonna anteriore)	A	
C3-C7	Fratture e/o lussazioni da rotazione (colonne anteriore e posteriore)	B	
C3-C7	Fratture e/o lussazioni da distrazione (colonne anteriore e posteriore)	C	
D1-L5	Fratture da compressione (colonna anteriore)	A	
D1-L5	Fratture e/o lussazioni da distrazione (colonne anteriore e posteriore)	B	Frattura di Chance
D1-L5	Fratture e/o lussazioni da rotazione/traslazione (colonne anteriore e posteriore)	C	

L'identificazione imaging delle lesioni del contenente riguarda sia le componenti somato-discali che quelle articolari e legamentose intervertebrali. Come è stato anticipato, l'indagine TC è particolarmente idonea alla dimostrazione delle lesioni ossee e/o delle dislocazioni con perdita del normale allineamento dei metameri, mentre l'indagine RM risulta molto sensibile al riconoscimento di lesioni disco-legamentose ed è molto efficace nella dimostrazione dell'eventuale coinvolgimento del contenuto mielo-radicolare.

Per contro, l'identificazione delle fratture e/o delle dislocazioni vertebrali, così come il coinvolgimento delle componenti disco-legamentose, può essere più difficoltosa con l'esame radiografico e talvolta solo ipotizzabile sulla base di segni indiretti, di seguito riportati: presenza di atteggiamento scoliotico e/o modifica delle curvature fisiologiche delle lordosi cervicale/lombare o della cifosi dorsale (Figg. 7.2a, 7.3a, 7.6a); disallineamento di uno o più metameri rispetto alle linee interspinosa (incidenza A-P, Fig. 7.2a), vertebrale anteriore, posteriore e spino-laminare (incidenza L-L, Fig. 7.2c); perdita del-

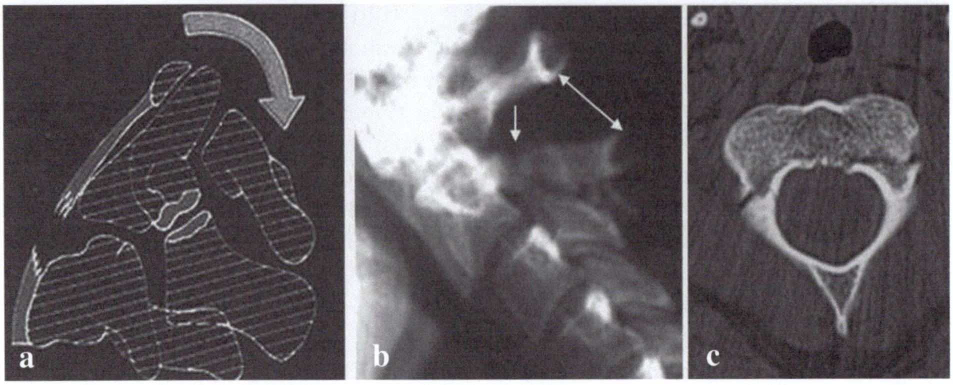

Fig. 7.11a-c. Coinvolgimento distrattivo-estensorio del passaggio cranio-cervicale ("frattura dell'impiccato") in adulta di 39 anni. **a** Rappresentazione schematica del meccanismo di frattura dei peduncoli di C2 a seguito di una brusca, violenta sollecitazione iperestensoria. **b** Radiogramma L-L: la frattura interessa l'arco neurale dell'epistrofeo a livello dei peduncoli (*freccia*); lo "sbadiglio" delle apofisi spinose (*doppia freccia*) rappresenta segno indiretto di instabilità. **c** Nella scansione TC condotta a livello del corpo di C2, la frattura coinvolge la base di entrambi i peduncoli (artefatti da protesi dentale)

l'allineamento articolare (Figg. 7.2b, 7.4a) con esposizione delle superfici articolari faccettali >50%; sub-lussazione somatica >3,5mm (Fig. 7.2d); deformazione degli angoli somatici anteriori >10° (Fig. 7.5a); modificazioni dello spessore discale (Figg. 7.2d, 7.4a); aumento della distanza interspinosa (cosiddetto "sbadiglio" delle apofisi spinose nella proiezione L-L: Figg. 7.2d, 7.11b); aumento dello spessore delle parti molli prevertebrali (Fig. 7.2d).

L'identificazione di questi segni indiretti è particolarmente utile nella valutazione delle distorsioni cervicali conseguenti a "colpo di frusta", laddove una marcata contrattura muscolare antalgica può nascondere sia i segni di una instabilità, sia i sintomi neurologici. Entrambi possono comparire a distanza dall'evento traumatico nel 5-30% dei casi, giustificando, dunque, un successivo accurato controllo radiografico al fine di identificare i minimi segni di lesione, anche ricorrendo alle prove dinamiche in flesso-estensione nella proiezione L-L;

Una volta identificato il coinvolgimento traumatico del contenente è necessario classificarlo secondo i criteri già ricordati (Tabella 7.1): in sostanza, il radiologo deve utilizzare tutte le informazioni fornite dalle metodiche di imaging per la definizione del tipo di coinvolgimento traumatico, ciò che viene a tradursi, in ultima analisi, in un giudizio anatomico del grado di stabilità di una lesione vertebrale. A questo proposito, vengono di seguito descritte le tipologie del coinvolgimento traumatico più frequenti nell'ambito dei segmenti del contenente rachideo, con i corrispettivi quadri imaging; le lesioni della giuzione C1-C2, come si è detto, non seguono la classificazione A.O., ma vengono indicate con acronimi ormai di uso corrente in letteratura:

- la frattura di Jefferson avviene per compressione assiale di C1: il vettore lesivo cranio-caudale si trasmette simmetricamente attraverso i condili occipitali alle masse laterali di C1, spingendole all'esterno con interruzione dell'arco anteriore e posteriore dell'atlante (Fig. 7.12); si tratta di una lesione instabile soprattutto quando si associa a rottura del legamento traverso;

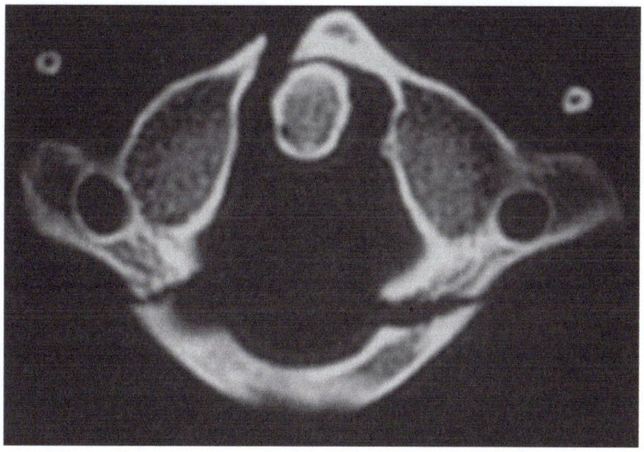

Fig. 7.12. Coinvolgimento compressivo del passaggio cranio-cervicale (frattura di Jefferson) in ragazzo di 20 anni. Scansione TC passante per il soma C1: le fratture coinvolgono i due archi dell'atlante

- la lussazione rotatoria atlo-assiale, certamente favorita dall'orientamento anatomico delle faccette articolari C1-C2 poste sul piano orizzontale per facilitare le escursioni rotatorie del capo, è frequente nel bambino non solo in conseguenza di traumi, ma anche spontaneamente, nel corso di infezioni naso-faringo-laringo-tracheali. In queste evenienze, la sub-lussazione/lussazione avviene per sollecitazione traumatica laterale sul capo che determina lo scavalcamento delle faccette articolari con avanzamento unilaterale di C1 rispetto a C2, sul lato opposto rispetto al capo ruotato. Tale reperto è ben evidenziabile nelle immagini TC riformattate di elevato spessore o, meglio ancora, in quelle tridimensionali, laddove si può valutare il grado di rotazione rispetto al segmento distale e, nello stesso tempo, giustificare il torcicollo fisso tipicamente associato, dovuto allo spasmo muscolare (Fig. 7.6b, c).
- le fratture del dente dell'epistrofeo seguono ancora oggi lo schema di Anderson-D'Alonzo (Fig. 7.13a) che le distingue in tre tipi: il primo riguarda l'apice del dente, laddove vanno ad inserirsi i legamenti alari (Fig. 7.13b); la frattura di secondo tipo coinvolge la base del dente conseguente ad una distrazione in flessione o, più raramente, in estensione (Fig. 7.13c, d) e si tratta della lesione più grave in rapporto alla instabilità, spesso di difficile guarigione per l'evoluzione pseudo-artrosica, frequentemente associata a lesione midollare (Fig. 7.13e); il terzo tipo, infine, riguarda sia la base del dente che il corpo di C2;
- la spondilolisi traumatica bilaterale di C2, impropriamente chiamata frattura dell'"impiccato" (o *Hangman's fracture*) per la supposta e non confermata sua eziopatogenesi nel corso delle esecuzioni giudiziarie per impiccagione, rappresenta una lesione altamente instabile soprattutto se associata a lesione disco-legamentosa. In questa frattura, riscontrabile tipicamente negli incidenti automobilistici in seguito ad impatto del volto sul parabrezza, la brusca distrazione in estensione provoca la frattura dell'anello di C2 in corrispondenza dei peduncoli, con distacco del corpo (Fig. 7.11).

Nel segmento cervicale sub-assiale C3-C7, viene seguita la classificazione A.O., la

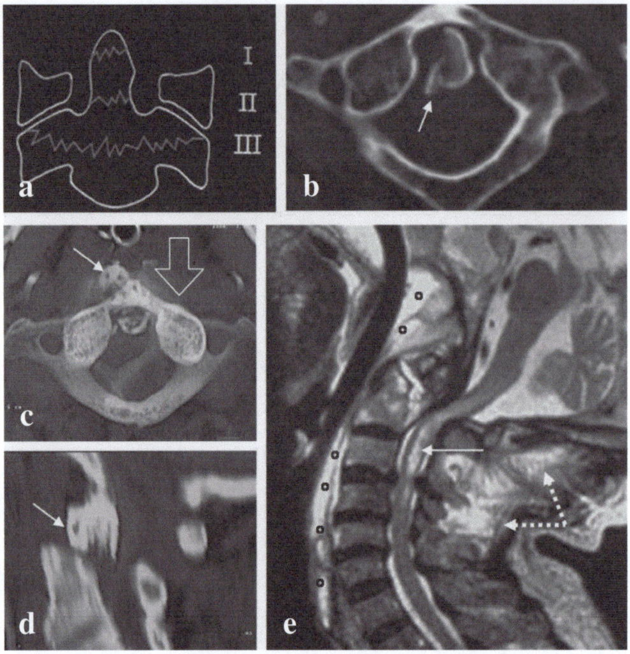

Fig. 7.13a-e. **a** Schema di Anderson-D'Alonzo per la classificazione delle fratture del dente dell'epistrofeo: tipo I (frattura dell'apice), tipo II (frattura della base), tipo III (frattura della base estesa al corpo di C2). **b** Brusca sollecitazione distrattiva flesso-estensoria del passaggio cranio-cervicale in adulto di 34 anni. Scansione TC condotta a livello del giunto atlo-assiale: frattura dell'apice del dente di C2 di tipo I (*freccia*). **c-e** Violenta sollecitazione distrattiva flesso-estensoria del passaggio cranio-cervicale in adulto di 52 anni. La ricostruzione TC assiale (**c**) e la riformattazione MPR sagittale (**d**) mostrano la lussazione posteriore di C1 (*freccia vuota*) per frattura della base di C2 (*freccia*) di tipo II, con coinvolgimento del canale rachideo. **e** Immagine RM sagittale T2-pesata: focolai di iperintensità da infarcimento ematico in sede pre-somatica (°) per lacerazione del LLA e, in sede posteriore, per lacerazione dei legamenti interspinosi (*frecce tratteggiate*); concomita focolaio contusivo iperintenso intramidollare (*freccia*)

quale, con riferimento al modello delle due colonne (Tabella 7.1), prevede tre tipi di lesione (A, B, C) i cui aspetti sono strettamente collegati alla bio-meccanica dell'evento traumatico:

- le lesioni di tipo A rappresentano l'effetto di una compressione con vettore cranio-caudale che coinvolge la colonna anteriore con frattura a scoppio, o a "goccia di lacrima" (*tear drop fracture*) per distacco dello spigolo antero-inferiore del corpo (Fig. 7.14). Si tratta di lesioni instabili quando associate a rottura dei legamenti longitudinale anteriore o posteriore, essendo l'integrità di quest'ultimo molto importante nell'impedire la dislocazione di frammenti nel canale spinale;
- le lesioni di tipo B sono prodotte da vettori rotazionali, agevolati spesso da una contemporanea sollecitazione laterale, che coinvolgono la colonna anteriore e/o posteriore determinando una lussazione unilaterale delle articolazioni intervertebrali, variamente associata a fratture delle lamine, dei processi articolari, dei processi spinosi, oppure a lesioni disco-legamentose. Si tratta di lesioni instabili laddove i radiogrami in proiezione A-P con incidenza obliqua (Fig. 7.4a) o, ancor meglio, la TC (Fig. 7.4b, c) permet-

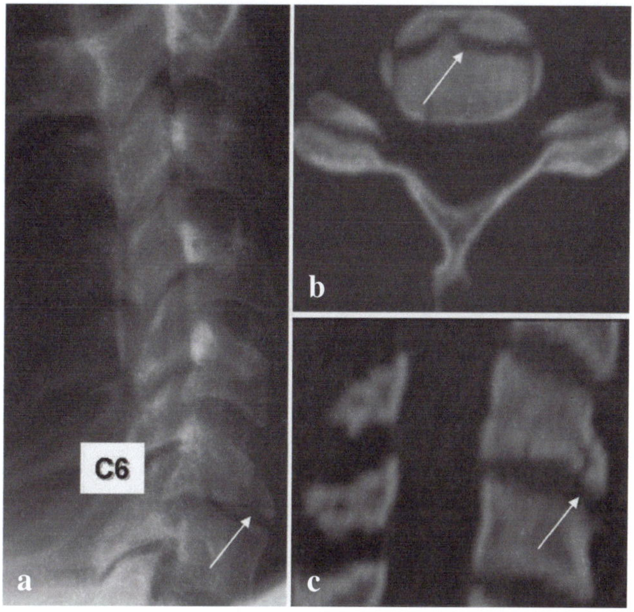

Fig. 7.14a-c. Coinvolgimento compressivo della colonna anteriore (lesione di tipo A) in adulta di 35 anni. **a** Radiogramma L-L: frattura da impatto con distacco a "goccia di lacrima" (*freccia*) dello spigolo somatico antero-inferiore di C6. **b, c** La ricostruzione TC assiale (**b**) e la riformattazione MPR sagittale (**c**) mostrano la frattura a "goccia di lacrima" (*freccia*) di C6

tono di caratterizzare le lesioni ossee, mentre la RM consente di identificare il danno disco-legamentoso e/o quello midollare associati (Fig. 7.4d).

- le lesioni di tipo C sono rappresentate dal coinvolgimento prevalentemente disco-legamentoso di entrambe le colonne, anteriore e posteriore, in seguito a vettori che agiscono con distrazione sul versante anteriore (sollecitazione estensoria) o posteriore (sollecitazione flessoria), spesso associati nel trauma con distorsione cervicale, dal momento che i due movimenti si verificano in rapida successione tanto da risultare difficoltoso poter differenziare le rispettive conseguenze. Ne derivano lesioni altamente instabili, di regola rappresentate da una lussazione bilaterale delle articolazioni intervertebrali (Fig. 7.1d) associata al coinvolgimento del complesso legamentoso posteriore, del disco e dei legamenti longitudinali (Fig. 7.2c, e, f). Si possono associare lesioni ossee rappresentate da fratture a livello dei massicci articolari, delle apofisi spinose o, spesso, distacchi parcellari dei margini somatici anteriori, dovuti allo strappamento del legamento longitudinale anteriore. Anche se vi possono essere i segni indiretti di una possibile dislocazione somatica, non sempre i radiogrammi in proiezione L-L permettono di identificare la dislocazione somatica localizzata al passaggio cervico-dorsale, soprattutto nei pazienti in barella, laddove può essere utile effettuare la proiezione del "nuotatore" (Fig. 7.1c); peraltro, la TC, nelle immagini di elevato spessore riformattate, o meglio ancora in quelle MPR sagittali, permette di riconoscere agevolmente la frattura-lussazione (Fig. 7.1d, e), mentre la RM evidenzia molto bene l'infarcimento ematico disco-legamentoso a livello di entrambe le colonne, consentendo inoltre di identificare il danno midollare frequentemente associato (Fig. 7.2c, e, f).

Sempre seguendo la classificazione A.O. (Tabella 7.1), anche nel segmento dorso-

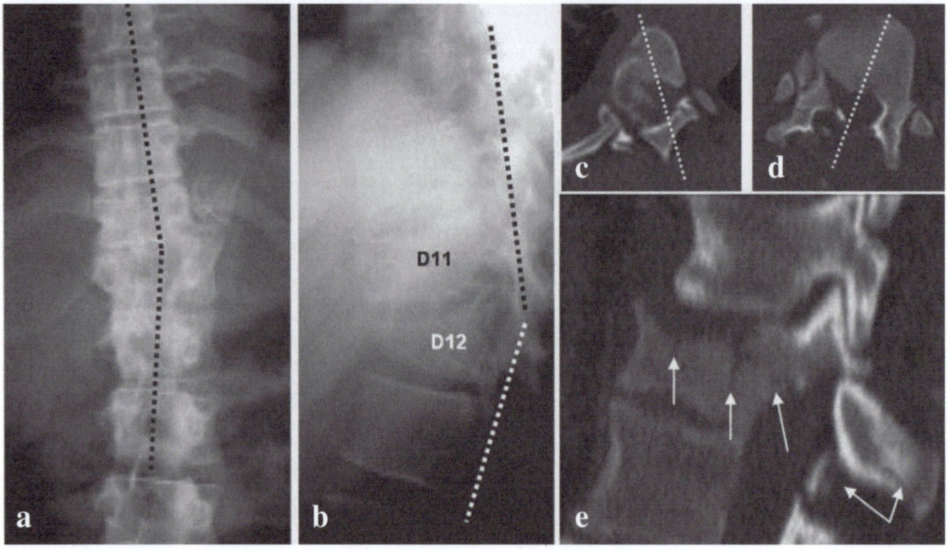

Fig. 7.15a-e. Coinvolgimento rotatorio e laterale delle due colonne (lesione di tipo C) in adulto di 31 anni. **a** Radiogramma A-P: disallineamento (*linee in tratteggio*) del tratto dorsale su quello lombare, con cuspide al passaggio D11-D12; si apprezza rotazione delle apofisi spinose lombari rispetto a quelle dorsali. **b** Radiogramma L-L: si conferma angolazione dei tratti dorsale e lombare, con cuspide al passaggio D11-D12 per frattura con collasso della metà anteriore del soma di D12 per affondamento di entrambe le limitanti cortico-spongiose e stipamento trabecolare sottostante. Le scansioni TC condotte a livello D11 (**c**) e D12 (**d**) mostrano la rotazione (*linee in tratteggio*) in direzione opposta dei due metameri con multiple fratture di entrambe le colonne. **e** Riformattazione MPR sagittale a livello D12: coinvolgimento con multiple fratture (*frecce*) delle colonne anteriore e posteriore

lombare D1-L5 si possono distinguere tre tipi di lesione (A, B, C) i cui aspetti sono strettamente collegati alla bio-meccanica dell'evento traumatico:

- le lesioni di tipo A, come nel tratto cervicale C3-C7, rappresentano l'effetto di una compressione con vettore cranio-caudale che coinvolge per lo più la colonna anteriore. Ne conseguono fratture somatiche con diverso grado di deformazione somatica, generalmente stabili, raramente accompagnate da sintomatologia neurologica, bene analizzabili nei radiogrammi convenzionali (Fig. 7.5a, c), rispetto ai quali la TC, sia nel piano assiale che nelle immagini riformattate MPR e 3D, offre una più precisa rappresentazione delle linee di frattura somatiche, utile per la valutazione del canale rachideo (Figg. 7.5b, d, 11.8). Per contro, nelle fratture a scoppio, più frequenti a livello della giunzione dorso-lombare, il coinvolgimento completo della colonna anteriore determina spesso l'interessamento del canale rachideo da parte di frammenti somatici retropulsi. In queste evenienze, il radiogramma in proiezione L-L non è sufficiente per valutare con accuratezza l'entità del coinvolgimento del muro somatico posteriore, né la presenza di frammenti endocanalari (Fig. 7.5c); pertanto, quando sia presente un deficit neurologico, è indispensabile l'indagine TC (Figg. 7.5d, 7.9a, c, e) seguita da quella RM (Fig. 7.9b, d, f);
- le lesioni di tipo B, a differenza del segmento cervicale sub-assiale, in quello dorso-lombare sono prodotte da vettori che agiscono con distrazione sul versante anteriore

(sollecitazione estensoria) oppure, più frequentemente, su quello posteriore (sollecitazione flessoria) come, ad esempio, si verifica negli incidenti automobilistici per effetto della cintura di sicurezza. A tali sollecitazioni traumatiche consegue il coinvolgimento di entrambe le colonne, anteriore e posteriore, non solo nelle componenti ossee, ma anche legamentose, spesso associato ad interessamento del contenuto spinale (Fig. 7.9b, d, f). Queste lesioni, descritte da Chance, difficilmente analizzabili all'esame radiografico, sono per contro bene analizzabili nell'esame TC, non sul piano assiale, laddove le linee di frattura disposte prevalentemente sul piano orizzontale possono essere misconosciute (Fig. 7.7a), ma nelle immagini riformattate MPR sagittali e coronali (Fig. 7.7b-e);

- le lesioni di tipo C, gravemente instabili, sono prodotte da vettori rotazionali che agiscono spesso in associazione a forze tangenziali sui lati del rachide, determinando lesioni di entrambe le colonne. Più frequentemente riguardano la giunzione dorso-lombare, più vulnerabile in rapporto al brusco passaggio dalla rigida cifosi dorsale alla più elastica lordosi lombare. Anche se all'esame radiografico le lesioni sono agevolmente identificabili grazie al disallineamento dei metameri (Fig. 7.15a, b), la TC è fondamentale non solo per effettuare il bilancio completo delle lesioni ossee che riguardano il soma, i massicci articolari e l'arco neurale (Fig. 7.15c-e), ma anche per l'identificazione delle lesioni traumatiche viscerali toraco-addomino-pelviche spesso associate. Trattandosi di lesioni che coinvolgono il contenuto mielo-radicolare, la RM viene sempre effettuata per localizzare e quantificare il danno delle strutture nervose, potendo completare il bilancio grazie all'identificazione delle lesioni disco-legamentose e delle raccolte ematiche paravertebrali ed epidurali.

8 INSTABILITÀ VERTEBRALE

ROBERTO IZZO, FRANCESCO DI PIETTO, MARIO MUTO

STABILITÀ VERTEBRALE

La stabilità può essere definita come la capacità delle vertebre di rimanere coese durante i fisiologici movimenti del corpo. Diversi fattori contribuiscono alla stabilità: curvature fisiologiche, struttura delle vertebre, articolazioni intervertebrali, legamenti, muscoli.

CURVATURE FISIOLOGICHE Durante la vita fetale il rachide è atteggiato in cifosi. La prima lordosi si sviluppa al 4° mese a livello del tratto cervicale, con il sollevamento del capo durante la marcia carponi e la posizione seduta. Tra il 10° ed il 24° mese si sviluppa la lordosi lombare, con la posizione eretta e la deambulazione.
Le quattro curvature sagittali contrapposte possono incrementare la resistenza del rachide ai carichi assiali fino a 17 volte, orientando le sollecitazioni in direzioni predeterminate.

STRUTTURA ED ARCHITETTURA VERTEBRALE Le vertebre sono composte da osso spugnoso dotato di una struttura tridimensionale in grado di fornire il miglior rapporto resistenza/peso e di ospitare grosse quantità di tessuto midollare e vasi (Fig. 8.1). Il progressivo aumento delle dimensioni vertebrali da C1 a L5 rappresenta la risposta fisiologica ai carichi crescenti provenienti dal peso corporeo, dalla contrazione e dal tono muscolare.

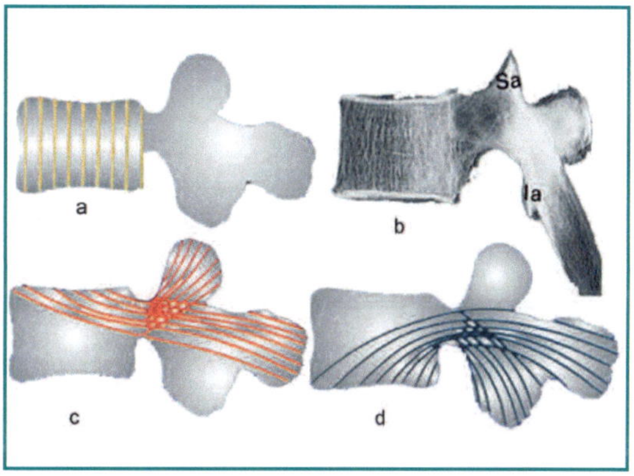

Fig. 8.1a-d. Sistemi trabecolari principali. Questi sistemi sono dotati di orientamento pressoché costante e nell'insieme formano un sistema incrociato di linee di forza atto a scomporre i vettori di carico verticale. **a, b** Il sistema verticale, tra le limitanti, può essere paragonato ad un sistema di colonne unite da lamelle orizzontali e conferisce alla parte centrale del soma una resistenza alla compressione verticale doppia rispetto a quella trasversale. **c, d** I due sistemi curvilinei ancorano saldamente l'arco posteriore al soma. *Sa,* faccetta articolare superiore; *Ia,* faccetta articolare inferiore

Articolazioni intersomatiche I dischi sono importanti ammortizzatori meccanici dei traumi trasmessi al cranio ed all'encefalo durante i movimenti, grazie alle proprietà visco-elastiche del nucleo in cui l'acqua è in parte legata a molecole di proteoglicani ed in parte si sposta lentamente negli spazi intermolecolari tra i proteoglicani stessi e le fibre collagene; all'esterno, l'anulus e le limitanti cartilaginee costituiscono una sorta di membrana semipermeabile.

Articolazioni interapofisarie Hanno il ruolo di:
- regolare la direzione e l'estensione dei movimenti;
- partcciparc comc strutture portanti alla distribuzione dei carichi.

Il ruolo delle strutture portanti è enfatizzato nel modello a tre colonne e nella teoria della Triade Articolare proposti da Louis (Fig. 8.2).

Secondo il modello a tre colonne il peso del capo e del tronco è distribuito dapprima su due colonne poste sul piano frontale, le articolazioni atlanto-occipitali, quindi, da C2 a L5, su tre colonne disposte a triangolo con vertice anteriore. La colonna anteriore è formata dalle articolazioni intersomatiche, le due posteriori dalle articolazioni interapofisarie. A livello di S1 le tre forze vettoriali verticali in entrata sono convertite in due in uscita, con direzione infero-laterale, dirette verso la pelvi e gli arti inferiori.

Secondo la teoria della triade articolare esiste tra le tre colonne un'azione bilanciata e modulare: quando il rachide è in posizione verticale, l'opposta azione del peso corporeo e dei muscoli crea sollecitazioni prevalentemente compressive sui corpi e sui dischi e prevalentemente trasversali sulle faccette, con tendenza all'inversione quando il rachide è in flessione.

Legamenti Numerosi legamenti operano come stabilizzatori passivi delle articolazioni. L'azione stabilizzante di un legamento non dipende solo dalla resistenza intrinseca, ma anche dal braccio di leva attraverso il quale esso agisce. Qualsiasi forza applicata ad una distanza D da un fulcro crea un braccio di leva. Il braccio di leva di un legamento è la distanza perpendicolare tra il suo punto d'inserzione all'osso, dove applica la forza, e l'asse istantaneo di rotazione del corpo vertebrale (AIR), il fulcro intorno al quale la vertebra ruota senza muoversi in un dato istante. In questo modo, un legamento molto resistente dotato di braccio di leva corto può essere meno efficace di un legamento meno resistente che lavora con una leva lunga che gli conferisce un vantaggio meccanico (Fig. 8.3).

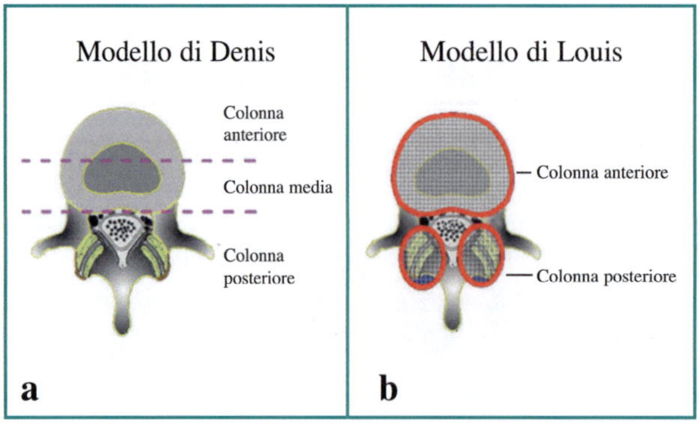

Fig. 8.2a, b. Confronto tra i modelli di Denis (**a**) e di Louis (**b**). Il primo, in grado di valutare l'instabilità in tutti i principali meccanismi traumatici, è il riferimento oggi più utilizzato

Fig. 8.3. Il contributo dei legamenti alla stabilità non dipende solo dalla resistenza intrinseca, ma anche dal braccio di leva con cui opera. Il legamento interspinoso (*ISL*), avendo un braccio lungo è meccanicamente avvantaggiato rispetto al legamento longitudinale posteriore (*PLL*) posizionato molto più vicino all'AIR (*punto nero*). *AAL*, legamento longitudinale anteriore; *LF*, legamento giallo; *CL*, legamento capsulare

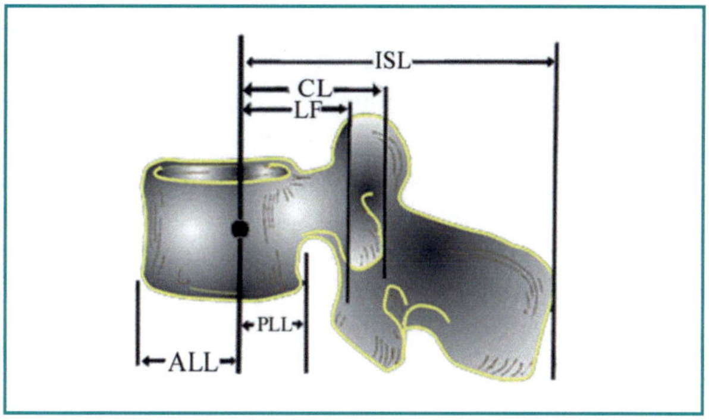

MUSCOLI Sono gli stabilizzatori attivi del rachide, suddivisi in due gruppi:
- anteriori - flessori: superficiali (retti addominali e sternocleidomastoidei) e profondi (psoas);
- posteriori - estensori: superficiali/lunghi e profondi/brevi.

La stabilizzazione è regolata dall'azione antagonista di muscoli omologhi dei due lati e da unità antagoniste delle stesso lato.

MOVIMENTI NORMALI Secondo Louis durante la flesso-estensione le vertebre si muovono nel piano sagittale intorno ad un asse localizzato nel corpo vertebrale sottostante, con posizione variabile secondo il livello: in C4 per C2-C3 e nel corpo vertebrale sottostante per il rachide cervicale inferiore, fino a risalire alla limitante superiore sottostante per le vertebre dorso-lombari.

La rotazione assiale e la flessione laterale sono movimenti costantemente accoppiati per l'orientamento obliquo sia delle faccette che dei muscoli. Mentre il centro di flessione laterale è sempre localizzato tra le faccette, quello di rotazione assiale varia in base al livello: è nella parte centrale del corpo nel rachide dorsale ed arretra nelle apofisi spinose per il segmento lombare.

INSTABILITÀ TRAUMATICA

White e Panjiabi definirono come instabilità clinica "la perdita della capacità del rachide, sotto carichi fisiologici, di mantenere i rapporti tra le vertebre in modo da non creare danno od irritazione al midollo ed alle radici nervose né lo sviluppo di deformità o dolore disabilitanti secondari ad alterazioni strutturali".

L'instabilità implica la parziale o completa perdita di una od entrambe le funzioni di base del rachide: supporto del capo e del corpo, protezione del midollo e delle radici.

Holdsworth propose un modello a due colonne verticali, formate dalla sovrapposizione dei corpi, dei dischi e degli archi posteriori, secondo il quale la rottura traumatica del complesso dei legamenti posteriori sarebbe stata sufficiente a creare instabilità in flessione.

Denis proponeva che la lesione del complesso dei legamenti posteriori creava instabilità soltanto quando associata alla rottura del legamento longitudinale posteriore. Propose quindi un modello a tre colonne lineari verticali in cui la colonna posteriore corrisponde a quella del modello Holdsworth, la colonna media è formata dalla metà posteriore dei corpi e dei dischi con il LLP e la colonna anteriore include le metà anteriori dei corpi e dei dischi con il LLA (Fig. 8.4). In base a questo concetto, soltanto la simultanea compromissione di almeno due colonne può creare situazioni di instabilità.

Il modello a tre colonne triangolari di Louis sembra essere più valido nello stabilire l'instabilità secondaria a traumi delle strutture ossee derivanti da carichi assiali.

In riferimento al modello di Denis, il più accettato oggi, Benzel ha proposto un sistema a punti per quantificare il grado di instabilità traumatica acuta. Il sistema prende in considerazione 9 parametri ad ognuno dei quali si dà un punteggio compreso tra 1 e 3. Con l'attribuzione di questo punteggio possono essere distinte due forme d'instabilità acuta:

- conclamata, in cui il rachide è incapace di sorreggere il corpo per la lesione contemporanea di tutte le colonne;
- limitata, in cui in seguito al danno di due colonne il rachide può ancora sopportare carichi normali.

In risposta ad una forza traumatica, cinque fattori principali interagiscono per decidere la sede, il tipo e l'estensione della lesione spinale: energia e direzione del vettore traumatico, resistenza intrinseca degli elementi spinali, postura e conformazione del rachide al momento dell'evento.

Energia della forza traumatica Le forze che agiscono sul rachide sono dei vettori con una direzione spaziale definita. Quando forze esterne agiscono su di un corpo solido a riposo con una risultante uguale a zero, il corpo sarà deformato piuttosto che dislocato. A basso carico la deformazione, detta elastica, sarà inizialmente proporzionale e reversibile *(zona elastica)*. All'aumentare della forza esterna, superato il limite elastico, si passerà alla zona plastica, in cui ogni ulteriore deformazione non sarà più proporzionale né reversibile. Oltre la zona plastica si raggiungerà il punto di rottura.

Prima della zona elastica, le vertebre, nel vivente, hanno una zona iniziale di non ingaggio, la cosiddetta zona neutra, dovuta all'influenza dei legamenti, dei muscoli e dei tessuti molli circostanti. L'energia cinetica di una forza vettoriale influenza principalmente l'estensione del trauma spinale.

Forza intrinseca delle strutture spinali La resistenza e la debolezza degli elementi ossei e delle parti molli influenza soprattutto la sede della lesione.
In risposta ad una forza traumatizzante, con una ben definita direzione, il punto o i punti

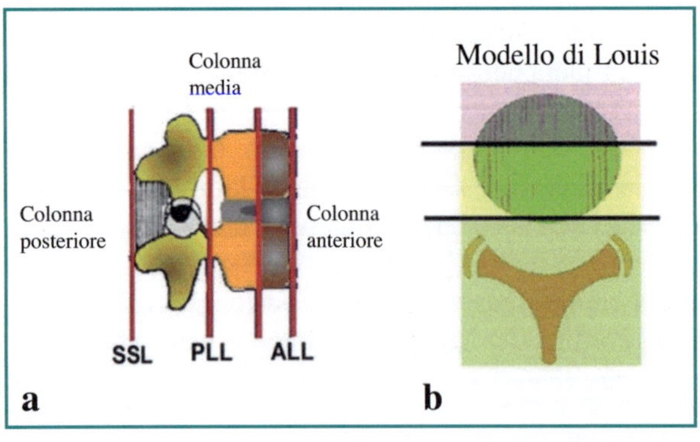

Fig. 8.4a, b. Modello di Denis. **a** Vista sagittale. **b** Vista assiale. Soltanto la lesione associata del complesso dei legamenti posteriori e del LLP crea condizioni di instabilità vertebrale. In questo modello le colonne anteriore e posteriore sono formate dalla metà corrispondente dei corpi e dei dischi con il legamento longitudinale adiacente. *SSL*, legamento sovraspinoso, *PLL*, legamento longitudinale posteriore; *ALL*, legamento longitudinale anteriore

di minore resistenza sono selezionati per la cessione dell'energia. Questo fenomeno di *stage setting* spiega come diversi tipi di lesione possano risultare dall'azione della stessa forza traumatica: fratture da scoppio dell'atlante, di vertebre cervicali basse o fratture dei condili occipitali possono derivare da un unico trauma verticale compressivo applicato sul vertice.

La capacità di carico dei corpi è strettamente correlata alle dimensioni vertebrali, che aumentano da C2 a S1. La densità ossea è ovunque critica per la resistenza, che della prima è una funzione quadratica.

Anche il disco intervertebrale è programmato per resistere massimamente ai carichi assiali, quando è fisiologicamente idratato. L'anulus controlla la deformazione del nucleo ed agisce come un "legamento" nei movimenti delle unità funzionali spinali (UFS). Il rachide è un insieme di unità funzionali spinali o segmenti di movimento; ognuna di queste unità funzionali è costituita da due vertebre contigue e dai tessuti molli compresi tra di esse.

Nei test biomeccanici, puri carichi assiali crescenti raramente provocano la rottura di un disco normale e ben idratato senza aver prima provocato la frattura del corpo o dei corpi adiacenti. In effetti, il meccanismo che più spesso provoca un'ernia discale acuta è una combinazione di:

- compressione con aumento della pressione intradiscale;
- flessione ed inclinazione con dislocazione controlaterale del nucleo.

La capacità ammortizzante del disco si riduce progressivamente con la sua degenerazione.

Orientamento delle forze vettoriali e del rachide L'orientamento ed il punto di applicazione di una forza vettoriale rispetto all'asse istantaneo di rotazione (AIR) della vertebra sono i fattori che influenzano maggiormente il meccanismo ed il tipo di trauma.

L'AIR è il fulcro intorno al quale la vertebra ruota senza traslare in un dato momento e la sua posizione dipende dall'orientamento e dalla postura di un segmento spinale al momento dell'impatto.

Le fratture da compressione con cuneizzazione sono l'effetto di carichi compressivi eccentrici, anteriori o laterali all'AIR vertebrale, con formazione di momenti angolari diretti centralmente o lateralmente che, concentrando gli stress, favoriscono la frattura.

La cifosi, e qualsiasi postura in flessione che allontana le vertebre dall'asse di equilibrio antero-posteriore del rachide (tratto dorsale, giunzione dorso-lombare), predispongono allo stress in flessione, aumentando la lunghezza dei bracci di leva e la grandezza dei momenti angolari (Fig. 8.5a, b).

Quando un carico assiale passa attraverso, o molto vicino, all'AIR vertebrale non si forma alcun braccio di leva o momento angolare e la vertebra non ruota. Non vi è concentrazione di stress predisponente alla frattura, ma, secondo la terza Legge di Newton sulla conservazione del momento, forze uguali e contrapposte agiscono uniformemente sulle limitanti: sotto l'azione di vettori coincidenti, le limitanti muovono l'una verso l'altra lungo l'asse verticale del rachide con compressione del corpo, creando una frattura centrale o da scoppio (Fig. 8.6).

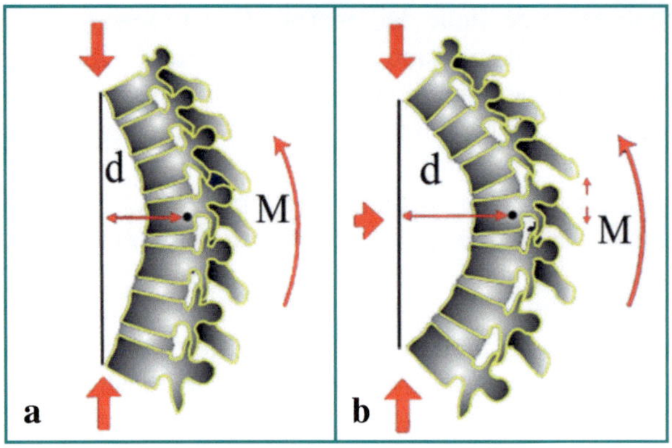

Fig. 8.5a, b. Maggiore la cifosi, più lunghi sono i bracci di leva *d*, più importanti sono i momenti angolari *M* diretti anteriormente e maggiore è la concentrazione degli stress sulla parte anteriore dei corpi vertebrali

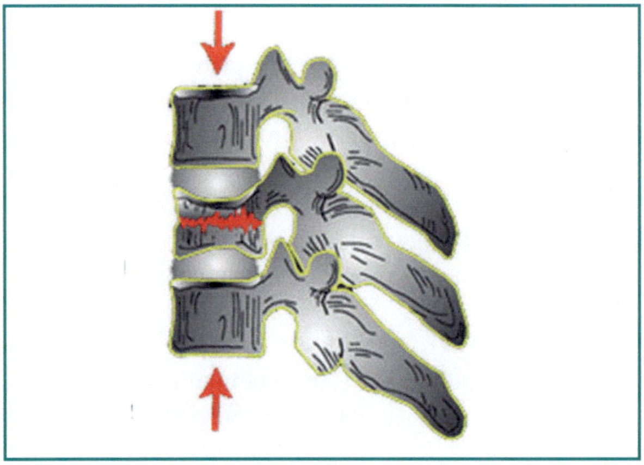

Fig. 8.6. Orientamento delle forze vettoriali. Un carico verticale passante attraverso, o molto vicino, all'AIR non causa rotazione né formazione di alcun momento angolare. Per la III legge di Newton, vettori uguali e contrapposti agiscono uniformemente sulle limitanti causando eventualmente una frattura centrale o da scoppio

Instabilità degenerativa

L'instabilità degenerativa può essere definita come un'alterazione delle forze vettoriali che regolano i rapporti tra le UFS con creazione di movimenti anomali disarmonici.

Un *primum movens* degenerativo innesca disordini del movimento che, a loro volta, aggravano l'alterazione osteo-articolare originale ed accentuano l'anomalia biomeccanica iniziale, estendendola alle articolazioni adiacenti.

L'evoluzione, cronica, si articola in tre fasi principali: disfunzione, instabilità e ristabilizzazione. La prima fase (disfunzione) si caratterizza per modeste modificazioni anatomiche reversibili. Nella seconda (instabilità) si ha riduzione dell'altezza del disco, lassità capsulo-legamentosa ed alterazioni degenerative delle faccette articolari. Nella terza fase (ristabilizzazione) si creano dei nuovi vincoli: gli osteofiti, associati ad una marcata riduzione in altezza dello spazio intersomatico, rendono nuovamente stabile la UFS, con riduzione del suo range di movimento; tutto questo anche in presenza di un'eventuale spondilolistesi comparsa nella seconda fase. Per lungo tempo le sole tecniche funzionali disponibili sono state la mielografia e l'esame radiografico funzionale in massima flessione ed estensione; quest'ultimo rimane ancora oggi il reference standard nell'identificazione e nella valutazione dell'instabilità vertebrale.

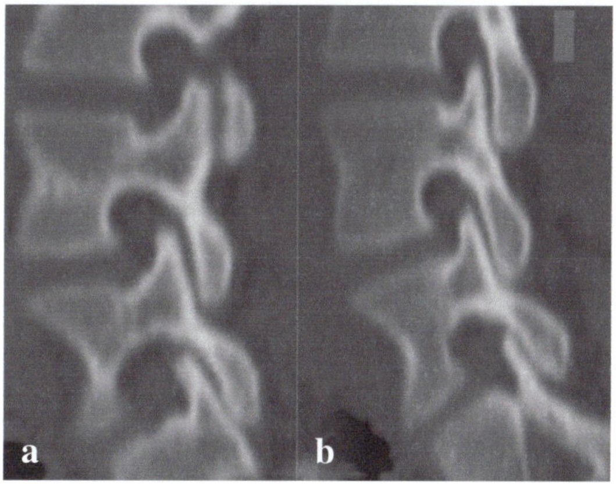

Fig. 8.7a, b. Uomo di 35 anni con dolore lombare intermittente. **a** Ricostruzione TC sagittale 2D del rachide lombare in posizione supina e sotto carico (**b**). In condizioni normali, sotto carico, l'apice della faccetta inferiore della vertebra sovrastante non deve raggiungere la base della faccetta superiore sottostante. **b** Il reperto implica ipermobilitá delle faccette

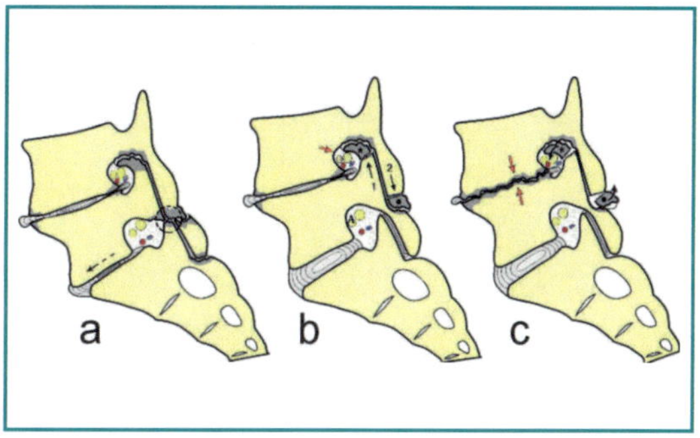

Fig. 8.8a-c. In caso di collasso degenerativo dei dischi L4-L5 e L5-S1 la dislocazione caudale delle faccette inferiori di L4 e craniale delle faccette superiori di S1 può esercitare un'azione traumatica contrapposta sugli istmi interarticolari di L5 con eventuale lisi acquisita (**a**). In caso di collasso discale la risalita della faccetta superiore sottostante nell'ascella del forame può creare neoartrosi artropeduncolare, deformazione ed ipertrofia della faccetta stessa e stenosi del forame con possibile compressione radicolare (**b, c**)

Le potenzialità dell'imaging diagnostico potrebbero migliorare con un maggior utilizzo delle metodiche TC e RM sotto carico (AL-TC e AL-RM).

Cartolari e collaboratori hanno ideato un dispositivo, l'*Axial Loader*, composto da una "culletta" radiotrasparente in grado di riprodurre il peso corporeo attraverso la compressione del paziente tra un blocco fisso delle spalle ed una pedana posizionata sotto i piedi, mobilizzata in senso longitudinale da una pompa elettromeccanica. Nel soggetto normale, gli Autori hanno riscontrato:

- lieve accentuazione della lordosi;
- minima protrusione posteriore dei dischi;
- conservato allineamento dei metameri;
- spazi discali ed interspinosi conservati;
- apice della faccetta inferiore della vertebra sovrastante sempre al di sopra della base della faccetta superiore del metamero sottostante (Fig. 8.7).

L'insieme di questi reperti rappresenta la Modificazione Dinamica Complessa di tipo 0 (MDC-0) ed il riferimento per la definizione della patologia. Tra i reperti più frequenti nell'AL-TC, rispetto allo studio convenzionale, vi è l'aumento della stenosi del canale, causato da una maggiore protrusione discale, l'ispessimento dei legamenti gialli, l'ispessimento del cuscinetto adiposo epidurale posteriore e l'accentuazione o la comparsa di una listesi. Per quanto riguarda la AL-RM, l'introduzione di nuovi magneti aperti ha permesso l'inizio di studi RM dinamico-posizionali del rachide in stazione eretta *(vero axial loading)*, in posizione supina, eretta, seduta, in flessione ed estensione e, quindi, lo studio delle modificazioni dei rapporti tra dischi, legamenti, pareti del canale e dei forami, midollo e radici nervose (Fig. 8.8). Per l'approfondimento di questo argomento si rimanda al Capitolo "Tecnica di studio RM del rachide lombare sotto carico".

9 TECNICA DI STUDIO RM DEL RACHIDE LOMBARE SOTTO CARICO

ALESSANDRA SPLENDIANI, MARIA V. DI FABIO, ANTONIO BARILE, CARLO MASCIOCCHI

INTRODUZIONE

Il processo di senescenza e degenerazione del rachide rappresenta un'importante problematica sanitaria con enorme valenza socio-economica, in quanto fonte di notevoli spese e di continuo impegno diagnostico, terapeutico e riabilitativo. Si calcola che più della metà della popolazione accusi una "lombalgia" nel corso della vita.

Un apporto fondamentale a questa problematica è stato dato dalla TC e dalla RM; in particolare quest'ultima, oltre a consentire un'elevata risoluzione spaziale e di contrasto, un'ampia panoramicità, un'accurata valutazione del disco intervertebrale, delle vertebre, dei legamenti, del canale rachideo e dei forami di coniugazione, permette anche, con nuove apparecchiature RM a basso campo "dedicato", lo studio in ortostatismo.

Il costante interesse della letteratura internazionale nei confronti degli studi funzionali del rachide è legato principalmente a due questioni ancora irrisolte: la prima riguarda la documentazione di alterazioni morfologiche e di segnale in volontari asintomatici; la seconda, sicuramente più interessante, concerne la dimostrazione di alte percentuali di falsi negativi delle tecniche di studio attualmente utilizzate.

Alcune recenti casistiche, per mezzo di un'analisi di esami TC e RM, hanno evidenziato un 30,3% di falsi negativi. Da ciò si evince che, in circa un terzo dei casi, la RM convenzionale non è in grado di rispondere ai quesiti del paziente, del neurologo e del chirurgo.

Lo studio RM del rachide in ortostatismo può fornire validi elementi diagnostici, in quanto consente di effettuare un studio funzionale. Le lordosi cervicale e lombare vengono, di fatto, notevolmente ridotte, o addirittura abolite, nella posizione supina obbligata dello studio RM convenzionale. La possibilità di visualizzare l'effettivo ruolo delle fisiologiche curvature rappresenta solo uno dei vantaggi di tale tecnica: l'ortostatismo ci consente, infatti, di valutare anche l'effetto del carico, sia fisiologico (il peso del collo, del capo e del corpo), sia con carichi aggiuntivi, nonché di documentare correttamente eventuali patologie che si manifestano esclusivamente sotto carico (ernie discali, listesi, instabilità, stenosi, etc.).

La corretta interpretazione degli studi dinamici del rachide impone una lettura biomeccanica dell'anatomia della RM.

Biomeccanica

Il rachide lombare è collocato tra due distretti: il torace e il bacino. È quindi un elemento di trasmissione e di adattamento, fungendo da ammortizzatore elastico per le forze discendenti (attraverso il passaggio dorso-lombare) ed ascendenti (attraverso la giunzione lombo-sacrale). Sul piano statico la lordosi lombare svolge un ruolo essenziale per diminuire il carico sui dischi intervertebrali. Grazie ad essa, infatti, i dischi sono sottoposti, nella parte posteriore, ad una maggiore pressione che tende a mantenere il gel nucleare in posizione più anteriore, prevenendone la protrusione. Al contrario, una rettilineizzazione del rachide lombare farà aumentare la pressione, ossia la forza peso esercitata dalla vertebra sovrastante su quella sottostante. Ne consegue che la vertebra non tenderà a scivolare anteriormente, ma graverà con il proprio peso sulla vertebra sottostante, in particolare sul disco intervertebrale.

Non possiamo trascurare il fondamentale contributo fornito dalla successione degli archi posteriori che, attraverso quello che alcuni definiscono la "triade articolare", costituisce un forte ed ulteriore elemento di stabilità.

Anche i legamenti lavorano come fasce elastiche. La struttura elastica permette loro di allungarsi e di resistere alle forze di trazione, regolando il movimento senza danneggiare le strutture vitali. Passivamente, essi mantengono in tensione l'unità funzionale rachidea, riducendo il lavoro muscolare.

Un altro importante fattore per la stabilità del rachide è dato dall'unità funzionale lombo-sacrale, ovvero l'unione tra L5 ed S1. Questi due segmenti ossei non sono paralleli, bensì tendono a divergere anteriormente. Tracciando le tangenti ai profili somatici anteriori di L5 e di S1, otteniamo un angolo (angolo lombo-sacrale) che, in condizioni normali, ha un'ampiezza compresa tra 120° e 180° (Fig. 9.1). Se questo angolo supera i 180° significa che siamo in presenza di una riduzione della lordosi lombare, con verticalizzazione del sacro: questo provoca una sofferenza dell'unità funzionale, in particolare a carico della sua porzione anteriore, cui seguono pesanti ripercussioni meccaniche sul contenuto nucleare del disco. Se invece l'angolo risulta inferiore ai 120°, ci troveremo in presenza di un aumento della lordosi lombare ed orizzontalizzazione del sacro: questa condizione determina l'aumento dei fenomeni compressivi a carico delle strutture posteriori.

Un altro parametro biomeccanico che può dimostrarsi utile per la valutazione quantitativa della lordosi lombare è l'angolo di lordosi lombare; tale angolo si calcola tracciando le tangenti al piatto somatico superiore di L1 ed al piatto somatico inferiore di L5. Vengono poi segnate le perpendicolari a queste, dal lato della concavità della lordosi. A questo punto si valuta l'angolo aperto verso l'alto, formato dall'intersezione delle perpendicolari, che normalmente ha un valore di 50° (Figg. 9.2, 9.3).

Ulteriore elemento, fondamentale non solo per la stabilità del rachide lombare, ma di tutta la colonna vertebrale, è costituito dal disco intersomatico, struttura che assorbe ed aiuta a distribuire le forze che agiscono sul rachide. È situato tra due corpi vertebrali e risulta intimamente connesso con il piatto cartilagineo della limitante inferiore del corpo sovrastante e con quella superiore del corpo sottostante. La struttura esterna del disco è formata dall'anulus, costituito da cartilagine ialina e da più anelli fibrosi disposti a trama incrociata con funzione di collegamento e di contenimento del nucleo polposo. In RM le due componenti sono facilmente differenziabili nelle sequenze T2-pesa-

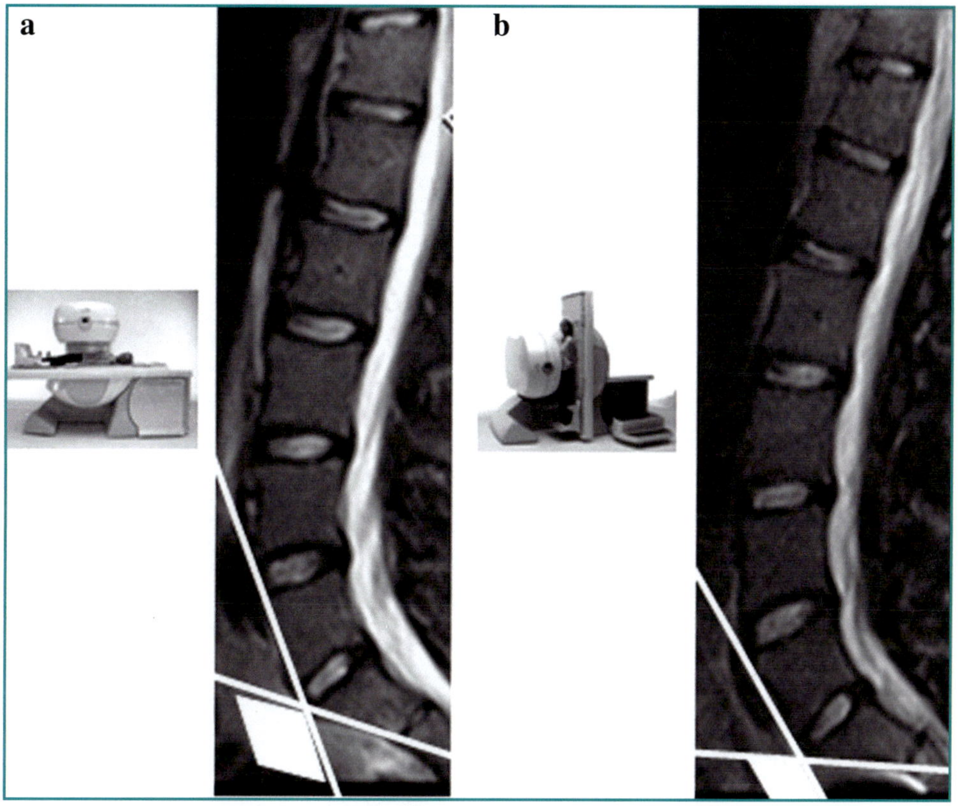

Fig. 9.1a, b. Volontario sano di 37 anni. Immagini RM FSE T2-pesate. Angolo lombo-sacrale. **a** Clinostatismo. **b** Ortostatismo. Si valuta l'ampiezza dell'angolo, aperto anteriormente, formato dall'intersezione tra le tangenti al profilo somatico anteriore di L5 e di S1

te grazie alla loro diversa composizione. Il nucleo polposo è un gel trasparente costituito da tessuto cellulare edematoso; la sostanza fondamentale è costituita da glicoproteine e mucopolisaccaridi, aventi la prerogativa di legarsi a molecole di acqua. Il nucleo polposo contiene acqua per l'88% alla nascita, per il 75% a 30-40 anni e per il 70% in età senile. L'anulus fibroso, invece, è formato da strati concentrici di fibre collagene. L'anulus è inserito saldamente alle limitanti vertebrali superiore ed inferiore, ma non posteriormente, dove l'inserzione periferica non è cosi fissa. Il contenuto di acqua dell'anulus fibroso si modifica meno drammaticamente: dal 78% presente alla nascita si riduce al 70% in età adulta ed avanzata.

Di tutti i dischi intervertebrali, quelli lombari sono di gran lunga i più spessi e devono sopportare un maggior carico e maggiori sollecitazioni. Tutta la funzionalità del disco è data dalla sua idrofilia e dalla sua attività dinamica; nella funzione del disco intervengono, infatti, due tipi di equilibrio: l'equilibrio di rigonfiamento, o bilancia chimica, e l'equilibrio meccanico. Sotto carico, ossia sotto l'influenza del peso del corpo in ortostatismo, l'acqua contenuta nella sostanza gelatinosa del nucleo viene spinta

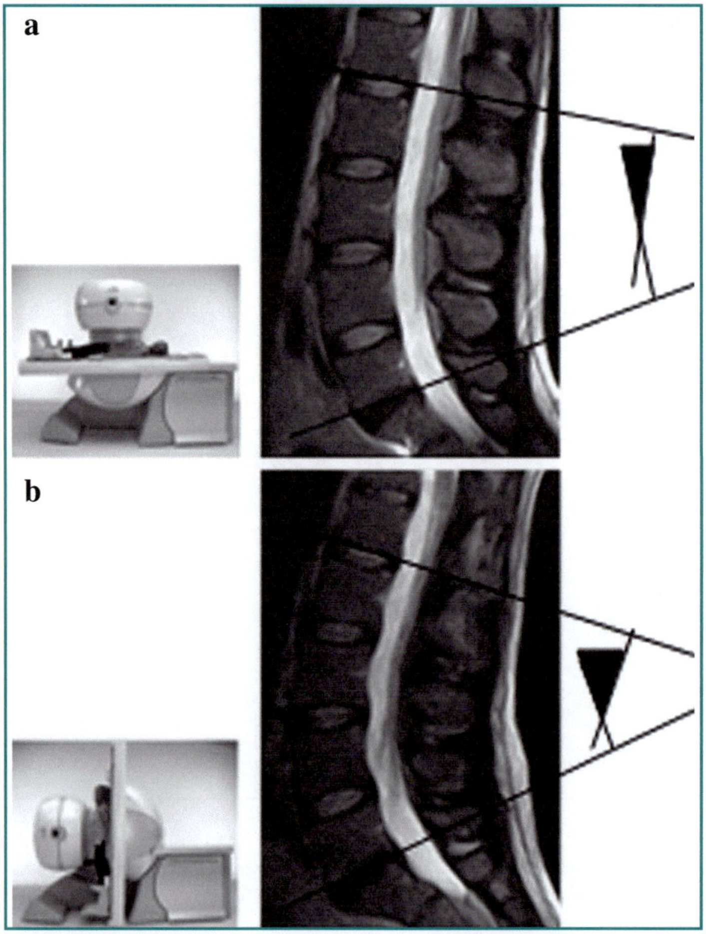

Fig. 9.2a, b. Volontario sano di 37 anni. Immagini RM FSE T2-pesate. Angolo di lordosi lombare. **a** Clinostatismo. **b** Ortostatismo. Si tracciano le tangenti al piatto somatico superiore di L1 ed al piatto somatico inferiore di L5. Si segnano le perpendicolari a queste, dal lato della concavità della lordosi. Si valuta l'angolo, aperto verso l'alto, formato dall'intersezione delle perpendicolari

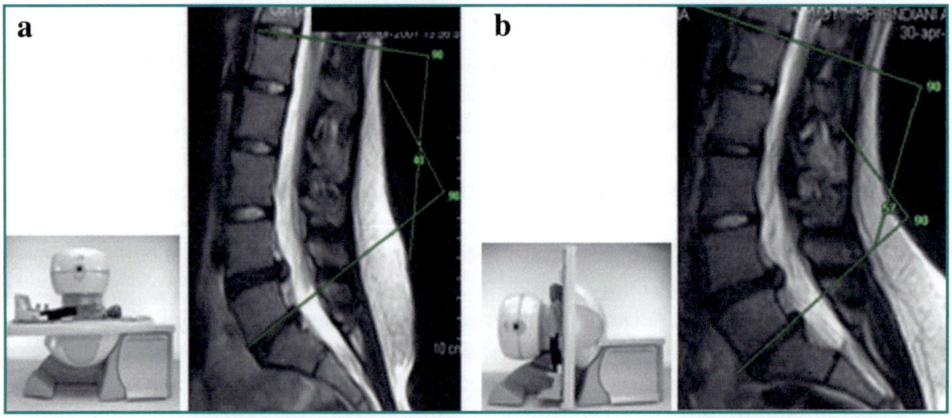

Fig. 9.3a, b. Donna di 22 anni con patologia erniaria. Immagini RM FSE T2-pesate. L'angolo di lordosi lombare risulta patologico sia in clinostatismo (**a**) che in ortostatismo (**b**)

fuori dal disco nei corpi vertebrali, attraverso i pori del piatto vertebrale. Se questa posizione statica viene mantenuta tutta la giornata, alla sera il nucleo sarà meno idratato che al mattino ed il disco avrà ridotto sensibilmente il suo spessore. Al contrario, nel corso della notte, in decubito dorsale, l'acqua rientra dal corpo vertebrale nel nucleo ed il disco ristabilisce il suo spessore iniziale. Essendo lo stato di decompressione più marcato al mattino rispetto alla sera, ne risulta che l'elasticità sarà maggiore al mattino.

L'ampiezza dei movimenti di flesso-estensione, di inclinazione laterale e di rotazione a livello lombare è notevolmente condizionata dall'età. La flesso-estensione è massima fino ai 13 anni, quando può raggiungere i 60°. Nell'adulto, mediamente, la flessione è di 40°, l'estensione di 30° e l'inclinazione laterale di circa 30°. La rotazione del tratto dorso-lombare si attesta intorno ai 15-20°.

Tecnica di studio

L'apparecchio utilizzato è costituito da un magnete permanente da 0,25 Tesla (Esaote G-SCAN) e consente l'acquisizione di immagini del rachide sia in posizione supina che in ortostatismo, per mezzo di un sistema basculante che ruota di 82° senza necessità di riposizionare il paziente (la scelta di arrestare la rotazione a 82° è in rapporto alla sensazione di stabilità del paziente, che si perde a 90°; tale inclinazione può a tutti gli effetti considerarsi una posizione ortostatica).

Per l'acquisizione delle immagini si utilizzano bobine di superficie di varie dimensioni, in rapporto alla tipologia del paziente. Il campo di vista in acquisizione è compreso tra 100x100 mm e 400x400 mm, permettendo di ottimizzare il rapporto segnale/rumore e la risoluzione spaziale dell'immagine. La regione di omogeneità del magnete corrisponde ad una sfera del diametro di 250 mm, centrata nell'isocentro del magnete. Il campo di vista ha una dimensione massima pari ad un quadrato di 250x250 mm, al fine di minimizzare l'area visualizzata esterna alla regione di omogeneità, dove è possibile avere artefatti.

L'esame prevede l'acquisizione di sequenze Spin-Echo (SE) con tecnica Fast secondo piani di scansione assiali e sagittali. Per entrambi i piani di scansione è sufficiente uno spessore di strato tra 3 e 5 mm, con intervallo intorno a 0,5 mm.

Le sequenze SE T1 e T2-pesate sono quelle più comunemente utilizzate su entrambi i piani. Tra le sequenze T2-pesate, si preferiscono le Turbo e Fast-SE che riducono sensibilmente i tempi di acquisizione e minimizzano gli artefatti da eventuali supporti metallici o altro materiale chirurgico.

Variazioni fisiologiche

Nello studio RM in ortostatismo intervengono variazioni anatomiche determinate dall'azione del carico assiale. Per dimostrarlo, abbiamo eseguito uno studio su 50 volontari sani (25 maschi e 25 femmine di età compresa tra 35 e 45 anni): è stato eseguito l'esame RM lombo-sacrale sia in clino che in ortostatismo e sono stati calcolati l'angolo di lordosi lombare, l'angolo lombo-sacrale (per valutare l'entità della lordosi), lo spessore del disco e la dimensione del sacco durale.

Nel passaggio dal clino all'ortostatismo, in condizioni fisiologiche, si assiste ad un aumento dell'angolo di lordosi (Fig. 9.4) e ad una minima riduzione dell'angolo lombo-sacrale (Fig. 9.5).

Per spiegare questo fenomeno, è importante ricordare la presenza delle curvature fisiologiche (2 lordotiche, cervicale e lombare, 1 cifotica dorsale). Considerando che la resistenza (R) corrisponde all'elasticità e che $R = N^2 + 1$, dove N corrisponde al numero di curvature, all'aumentare del numero di curvature aumenta la resistenza e quindi anche l'elasticità.

Nel valutare lo spessore del disco si è notato come nel passaggio dal clino all'ortostatismo, sempre in condizioni fisiologiche, si assista ad una riduzione di spessore (Fig. 9.6). Dal punto di vista biomeccanico, il disco è il punto di resistenza di una leva la cui resistenza è rappresentata dalle faccette articolari e la potenza dai muscoli intervertebrali posteriori. In condizioni di carico fisiologico (normale deambulazione, ortostatismo) viene sottoposto ad un aumento della pressione interna controbilanciata dai muscoli. Questa situazione di aumento di carico è più evidente nei tratti rachidei più distali, con un valore massimo a livello L4.

Altro parametro valutato è l'aumento delle dimensioni del sacco durale, che è stato calcolato nelle scansioni assiali (Fig. 9.7), sia in clino che in ortostatismo, misurando l'area, espressa in mm^2, così come riportato anche da altri Autori (Fig. 9.8).

La spiegazione fisica di tale dato è fornita dalla legge di Stevino: essa afferma che la pressione esercitata da una colonna di fluido di altezza h e densità costante δ è direttamente proporzionale ad h. Quindi avremo che $Ph = \delta \cdot g \cdot h$ e che la P idrostatica corrisponde alla forza di superficie/area; quindi, in condizioni di stazione eretta, aumenta la forza di superficie e di conseguenza anche la dimensione del sacco durale.

Un'ulteriore lettura di tale dato può avvenire anche attraverso il principio di Pascal, che afferma che la pressione esercitata su una porzione qualsiasi della superficie di un liquido si trasmette in tutte le direzioni con la stessa intensità e sempre perpendicolarmente alla superficie premuta.

In conclusione, nel passaggio dal clino all'ortostatismo, in condizioni fisiologiche, abbiamo un'accentuazione della fisiologica lordosi, una riduzione dello spessore del disco e un aumento delle dimensioni del sacco durale.

Indicazioni cliniche e campi di applicazione L'utilizzo della RM in ortostatismo può risultare particolarmente utile nella patologia degenerativa discale, nelle instabilità vertebrali e nella valutazione post-chirurgica del rachide. Le applicazioni cliniche sono in continuo aumento in rapporto alla maturazione dell'esperienza con questa tipologia di studio. Campi ancora sperimentali sono rappresentati dallo studio delle lombalgie negli atleti e nei controlli dopo terapia fisica.

Patologia degenerativa discale

Nella patologia degenerativa discale, il trauma rappresenta il principale fattore patogenetico, includendo il soprappeso cronico, il multitraumatismo cronico e le conseguenze di un trauma acuto.

La distribuzione del peso lungo l'asse è responsabile delle tipiche localizzazioni della degenerazione vertebrale. Le ernie discali lombari insorgono in circa il 90% dei casi a livello L4-L5 e L5-S1, poiché rappresentano i siti con il più alto peso statico e

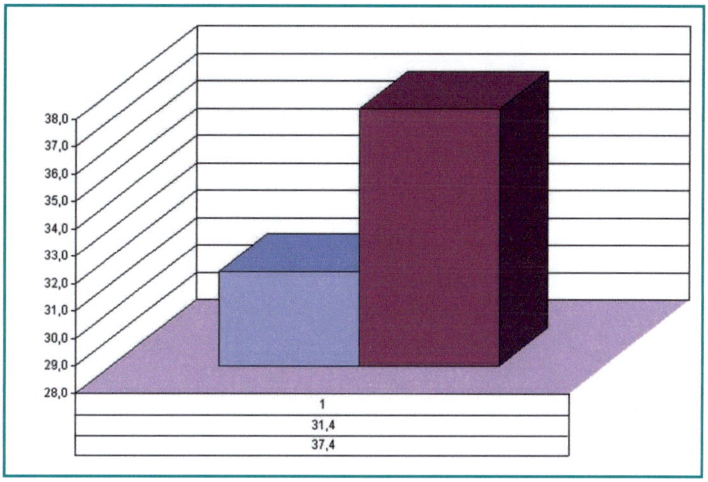

Fig. 9.4. Valore medio dell'angolo di lordosi lombare ottenuto su tutto il campione. *Blu*: clinostatismo. *Rosso*: ortostatismo

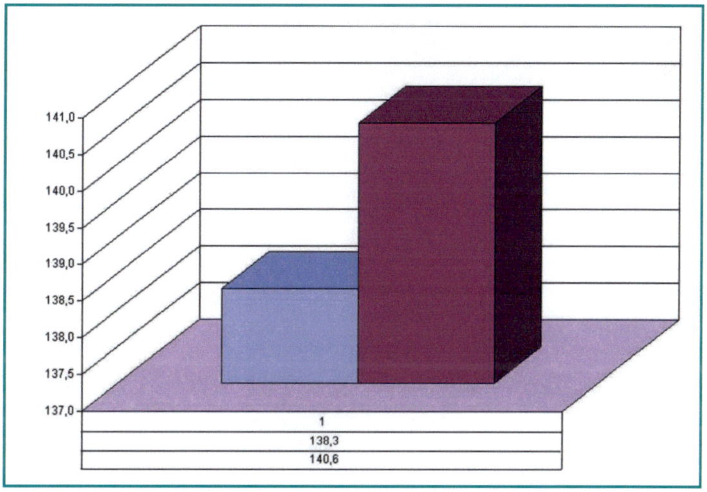

Fig. 9.5. Valore medio dell'angolo lombo-sacrale ottenuto su tutto il campione. *Blu*: clinostatismo. *Rosso*: ortostatismo

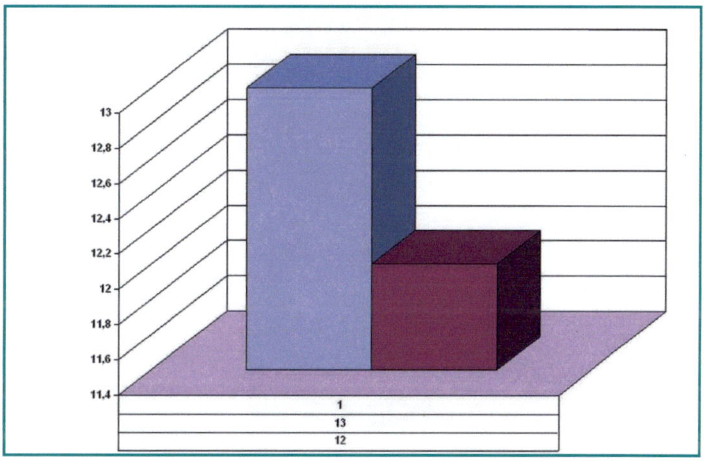

Fig. 9.6. Valore medio dello spessore del disco ottenuto su tutto il campione. *Blu*: clinostatismo. *Rosso*: ortostatismo

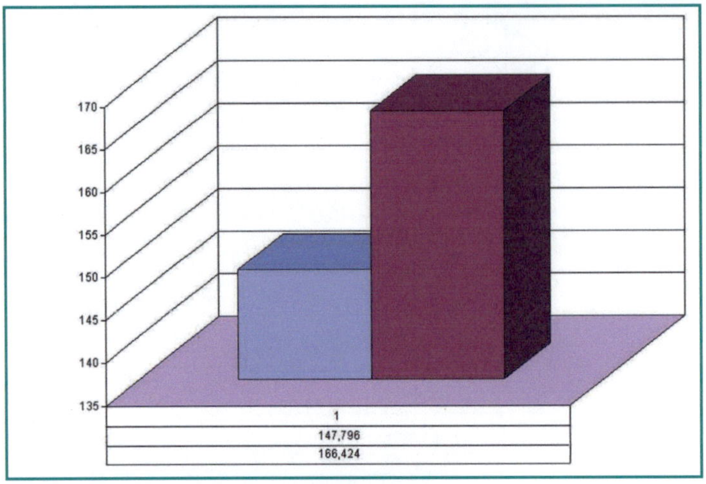

Fig. 9.7. Valore medio delle dimensioni del sacco durale ottenuto su tutto il campione. *Blu*: clinostatismo. *Rosso*: ortostatismo

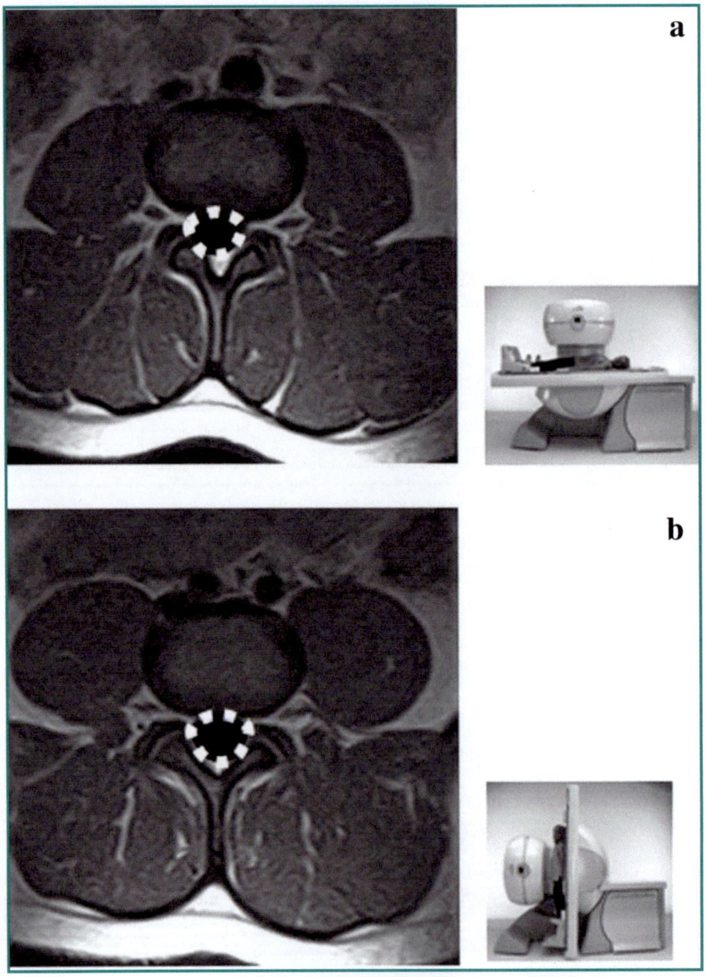

Fig. 9.8a, b. Volontario sano di 40 anni. Immagini RM FSE T2-dipendenti. Valutazione dell'ampliamento del sacco durale nel passaggio dal clinostatismo (**a**) all'ortostatismo (**b**) in condizioni fisiologiche

dinamico e la massima mobilità; si manifestano quasi sempre in maniera acuta con dolore radicolare, tipo cruralgia o sciatalgia.

L'atteggiamento del tronco è tipico:
- nelle ernie postero-mediane si osserva l'alternarsi di una scoliosi funzionale antalgica con concavità dapprima verso un lato, quindi verso l'altro;
- nelle ernie postero-laterali, una scoliosi lombare funzionale con convessità verso il lato dolente si associa ad una flessione dell'arto inferiore onde detendere L5-S1, e quindi il tronco risulta leggermente inclinato verso il lato sano;
- la fisiologica lordosi lombare è eliminata o fortemente ridotta dalla contrazione tonica dei muscoli lunghi del dorso e dei muscoli sacrospinali.

La RM eseguita a confronto tra il clino e l'ortostatismo consente di identificare direttamente eventuali modificazioni delle dimensioni di ernie discali, oltre a rivelare ernie non evidenti in condizioni di scarico del rachide, per la riduzione della pressione sul disco e della fisiologica curvatura lombare con alterazione del meccanismo alla base del dolore (Figg. 9.9, 9.10).

È pertanto possibile effettuare una valutazione corretta del livello, dimensioni, situazione topografica, occupazione del canale rachideo, dei forami di coniugazione e dei recessi laterali.

Instabilità vertebrale e valutazione del rachide operato

Oggi la microchirurgia spinale, volta a risolvere un problema compressivo radicolare, raramente determina condizioni di instabilità vertebrale, che risultano invece molto più frequenti dopo interventi demolitivi multimetamerici (laminectomie con artrectomie) usati un tempo per il trattamento delle ernie discali ed ancora oggi per il trattamento di stenosi del canale rachideo e di neoplasie spinali intradurali.

Le sindromi dolorose post-chirurgiche, tuttavia, possono trovare ragione in meccanismi di alterazione della biodinamica del rachide. Infatti, anche in caso di interventi conservativi con tecnica microchirurgica, l'approccio allo speco vertebrale può comportare la recisione dei muscoli paravertebrali e dei legamenti gialli. Negli ultimi anni si è posta attenzione al ruolo di queste strutture e si è rilevato che, essendo ricche di innervazione sensitiva profonda, partecipano attivamente ai continui aggiustamenti posturali del rachide, mantenendone la statica e la dinamica. Si è riscontrato che, anche in seguito ad interventi di microchirurgia, è possibile, o presumibile, l'instaurarsi di un "danno" locale cronico che, negli anni, può esitare in alterazioni di carico con fenomeni artrosici interapofisari e degenerativi legamentosi, controlaterali alla sede dell'intervento (cosiddetta sindrome faccettale), incapacità al mantenimento del tono muscolare peri-articolare e lassità con diastasi delle faccette, versamenti articolari, possibili cisti sinoviali.

Nelle instabilità vertebrali post-chirurgiche, analogamente alle condizioni di instabilità traumatiche, il rachide va incontro a fenomeni degenerativi dei corpi vertebrali e delle articolazioni interapofisarie, che possono esitare in stenosi del canale rachideo, dei recessi laterali e dei forami di coniugazione.

Nel sospetto di instabilità vertebrale è utile effettuare l'esame con apparecchiature RM dedicate allo studio sotto carico, in modo da permettere di evidenziare spondilolistesi ed eventuali conflitti radicolari associati, non diagnosticabili con uno studio statico.

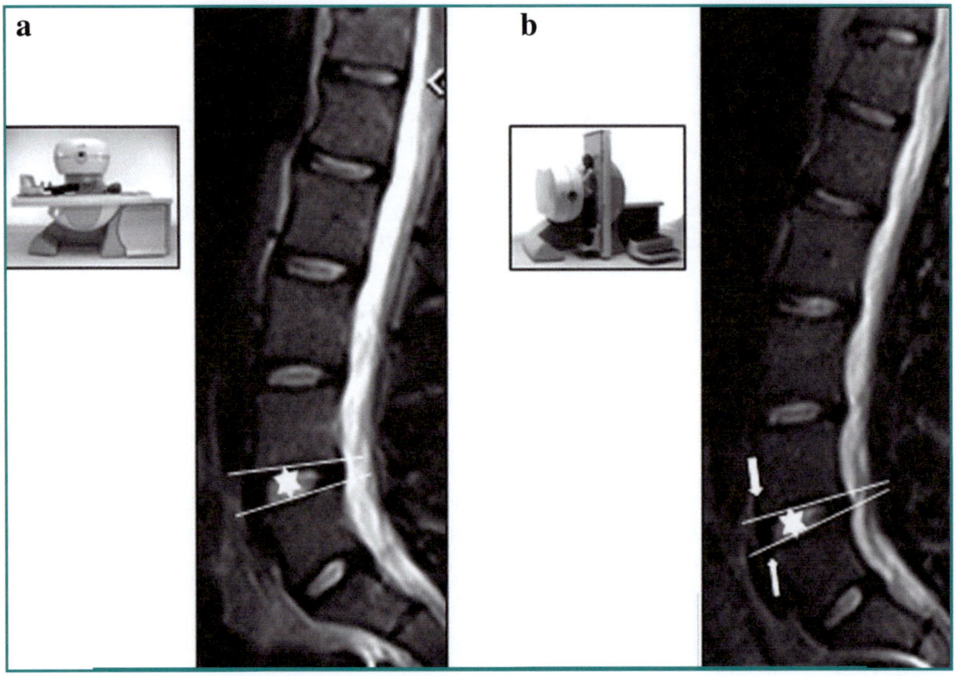

Fig. 9.9a, b. Volontario sano di 40 anni. Valutazione della riduzione in altezza del disco intervertebrale nel passaggio dal clinostatismo (**a**) all'ortostatismo (**b**)

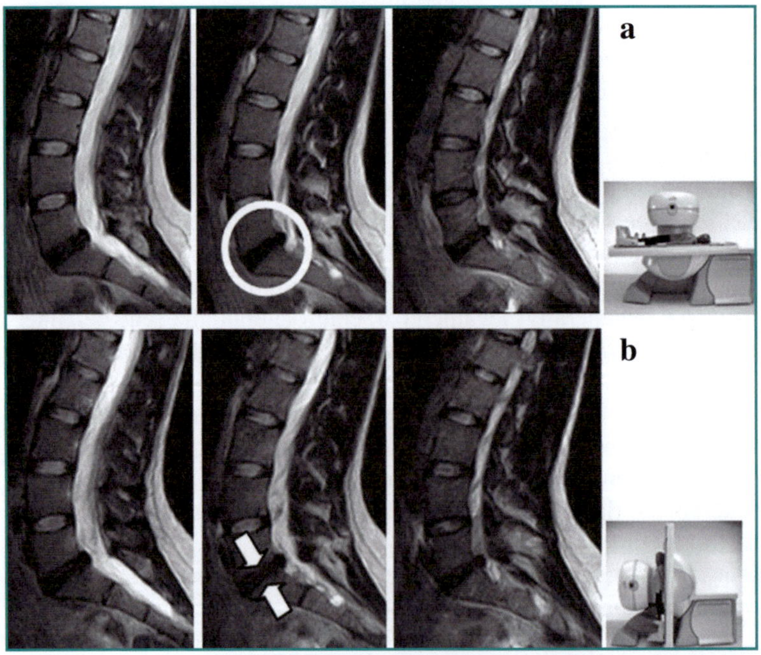

Fig. 9.10a, b. Donna di 22 anni con lombosciatalgia bilaterale. Immagini RM FSE T2-pesate. **a** Clino-statismo. **b** Orto-statismo. Ernia del disco L4-5 (*cerchio*) che si accentua in ortostatismo (**b**) per riduzione dello spazio discale anteriore (*frecce*)

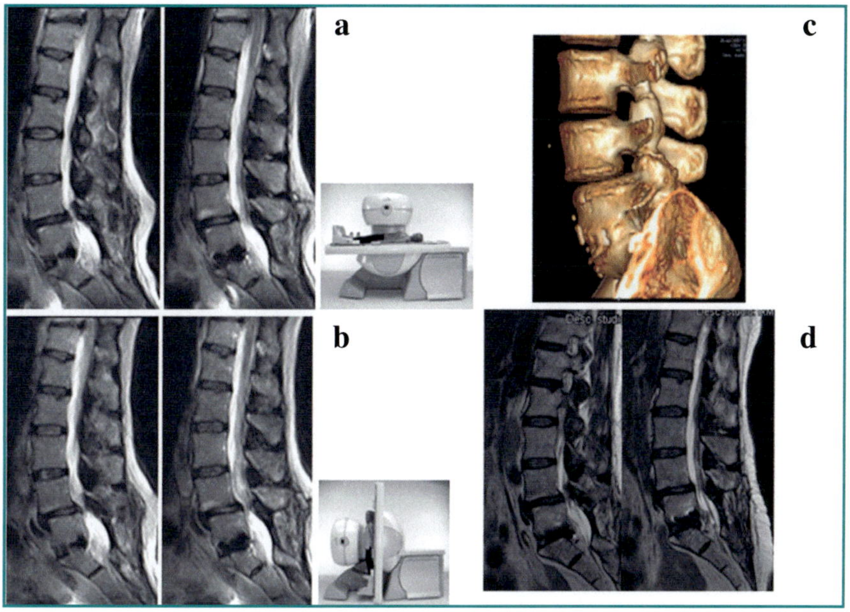

Fig. 9.11a-d. Uomo di 56 anni, sottoposto ad intervento di discectomia L5-S1 con persistente sintomatologia dolorosa. Immagini RM sagittali FSE T2-pesate. Il passaggio dal clinostatismo (**a**) all'ortostatimo (**b**) dimostra la presenza di spondilolistesi L4-L5 che determina stenosi del canale rachideo. **c** Ricostruzione TC. **d** Esame eseguito su apparecchiatura ad alto campo: si noti la maggior evidenza degli artefatti ferromagnetici dovuti alla presenza di distanziatore vertebrale in L5-S1

È inoltre possibile apprezzare gli effetti del diminuito carico biomeccanico a livello dei corpi vertebrali stabilizzati chirurgicamente, caratterizzati da fenomeni di sostituzione adiposa del midollo osseo, più evidenti in sede subcondrale. Nelle sequenze SE T1-pesate, queste alterazioni si manifestano sotto forma di bande di iperintensità in corrispondenza delle limitanti somatiche contrapposte dei corpi vertebrali.

Nel caso di instabilità vertebrali trattate chirurgicamente con stabilizzatori metallici, il maggior limite all'utilizzo della RM era in passato rappresentato dagli artefatti da suscettibilità magnetica causati dagli stabilizzatori stessi. Questi limiti, oggi, sono in gran parte superati per l'utilizzo di materiali RM compatibili. La presenza di artefatti ferro-magnetici viene inoltre ridotta in rapporto all'intensità del campo magnetico utilizzato (Fig. 9.11).

Nello studio delle spondilolistesi non iatrogene la RM in ortostatismo gioca un ruolo fondamentale. Le sequenze sotto carico sono necessarie per una corretta diagnosi e per la valutazione del grado della spondilolistesi. È infatti possibile valutare il movimento relativo dei metameri interessati e l'associazione con la variazione di lunghezza dei peduncoli, la stenosi del canale rachideo e la riduzione di ampiezza del disco. Lo studio RM è inoltre in grado di visualizzare la presenza di alterazioni di segnale intradiscali ed eventuali osteofiti da trazione. Contrariamente alla RM convenzionale, che può mostrare la spondilolistesi, ma limitatamente ad informazioni di tipo anatomico, la RM sotto carico provvede a dare informazioni funzionali sulla stabilità vertebrale e sulla risposta del rachide alle condizioni di carico fisiologico.

Vantaggi e limiti

A fronte dei numerosi vantaggi che derivano dall'esecuzione dell'esame RM del rachide lombo-sacrale in ortostatismo (studi fisiologici e dinamici), i principali limiti di tale tecnica sono rappresentati dall'utilizzo di campi magnetici medio-bassi rispetto a quelli utilizzati negli studi convenzionali e dalla necessaria collaborazione del paziente a mantenere l'immobilità durante la stazione eretta. La potenzialità diagnostica delle immagini attualmente ottenibili con questo tipo di apparecchiatura appare compatibile con uno studio routinario del rachide, essendo in grado di visualizzare correttamente le strutture osteo-articolari, muscolari e nervose della regione, sia in condizioni fisiologiche che patologiche. L'esperienza maturata nel nostro Istituto conferma inoltre che, sebbene la qualità dell'immagine possa essere parzialmente inficiata dall'esacerbazione del dolore con piccoli movimenti durante l'ortostatismo, le informazioni ottenute forniscono, in ogni caso, elementi diagnostici utili alla risoluzione del quesito clinico. È pertanto auspicabile l'utilizzo sempre più diffuso di tali studi per migliorare e approfondire le conoscenze sulla patologia rachidea.

10 Imaging della patologia metabolica vertebrale

10.1 DXA dello studio del rachide

Carlina V. Albanese

Introduzione

La densitometria ossea a doppia energia DXA (*Dual X-ray Absorptiometry*) a tecnologia *fan beam* costituisce la metodica di riferimento per la diagnosi dell'osteoporosi e delle malattie metaboliche dell'osso. La DXA consente lo studio dello scheletro intero e della composizione corporea, anche se le applicazioni più frequenti nella pratica clinica riguardano il rachide, il femore prossimale ed il radio distale ed ultradistale. Lo studio di questi segmenti ha precise indicazioni e limiti.

Il risultato di un esame densitometrico si esprime in termini di densità minerale ossea BMD (*Bone Mineral Density*; g/cm2) o di contenuto minerale osseo BMC (*Bone Mineral Content*; g/cm). La predizione del rischio di frattura, si indica con il T-score nell'adulto ed include la diagnosi di osteoporosi (<-2,5 SD), osteopenia (valori compresi tra -1 e -2,5 SD) e normalità. Lo Z-score si utilizza invece particolarmente in età pediatrica. Sia il T-score che lo Z-score si basano su dati normativi, costruiti con popolazioni composte da soggetti sani, distinti per sesso, età ed etnia (Fig. 10.1).

Diversi studi prospettici hanno dimostrato come la misurazione della massa ossea possa predire il rischio di fratture e questo sembra confermato per tutti i tipi di fratture, incluse quelle vertebrali e femorali. La BMD risulta significativamente correlata con la resistenza dell'osso. La resistenza, insieme alla probabilità di subire traumi efficienti, è un importante determinante della suscettibilità alle fratture; ne consegue che la BMD è, a sua volta, correlata con la predizione del rischio di fratture. Il rischio relativo di frattura aumenta secondo un fattore di 1,5-3 o più per ogni deviazione standard (SD) di riduzione della BMD, variando a seconda della sede di misurazione e della tecnica utilizzata. La componente trabecolare è più sensibile della corticale alle cause primitive o secondarie che inducono variazioni del rimodellamento osseo.

È noto che i corpi vertebrali, in particolare del rachide dorso-lombare, siano costituiti per il 55-75% da osso trabecolare. In studi più approfonditi, su corpi vertebrali isolati, è stata riportata una percentuale maggiore, pari al 72% nella donna ed all'80% nel maschio. Per tale motivo e per la sensibilità di questa al progredire dell'età, agli effetti

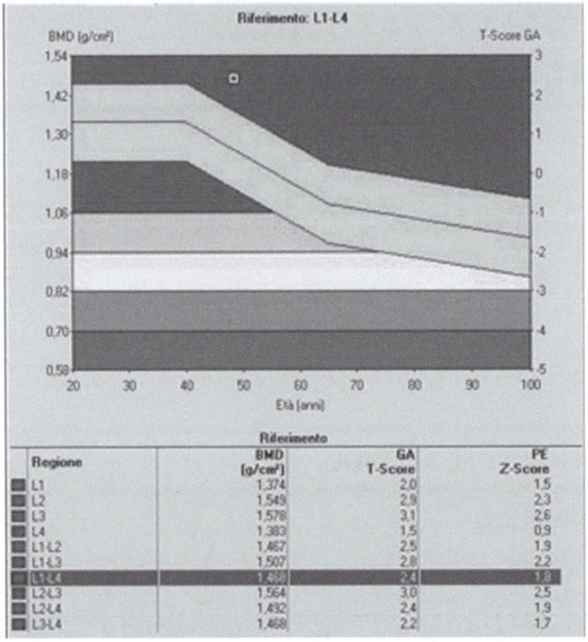

Fig. 10.1. Curva di riferimento relativa ad una popolazione adulta (età compresa tra 20 e 100 anni). Donna di 43 anni. La densità minerale ossea (BMD) è espressa in termini di risultato numerico in g/cm² ed in termini di T-score. In questo caso il T-score di L1-L4 è risultato normale (+2,4 SD)

della menopausa, all'azione di farmaci che inducono riduzione della massa ossea (ad esempio cortisone, anticoagulanti e chemioterapici) o, per contro, aumentano la massa ossea, con differenti meccanismi d'azione (estrogeni, bifosfonati, ranelato di stronzio, teripatide e PTH), la colonna vertebrale è il sito scheletrico analizzato più di frequente nelle misure DXA.

Rachide lombare

La DXA lombare misura la BMD e la BMC delle vertebre L1-L4 (Fig. 10.2). Può essere eseguita secondo due modalità: P-A e L-L. Il risultato densitometrico della scansione P-A (Fig. 10.1), in alcune condizioni cliniche, può risultare sovrastimato. Tali condizioni devono essere note all'operatore, poiché se non si provvede a ripetere la scansione anche in un altro distretto scheletrico, come ad esempio il femore prossimale o il radio ultradistale, si rischierebbe di considerare erroneamente un soggetto non a rischio di frattura quando invece lo è.

Cause frequenti di sovrastima della BMD sono:

- la spondiloartrosi (Fig. 10.3);
- la calcificazione dell'aorta addominale;
- la frattura di una o più vertebre lombari.

L'effetto degli osteofiti sull'incremento della BMD incide nel 10% delle donne con età inferiore ai 50 anni, oltre i 55 anni la percentuale aumenta al 40% ed oltre i 70 anni supera l'85%. Nell'uomo tale evidenza risulta più accentuata.

La calcificazione dell'aorta addominale incide in misura trascurabile sulla sovrastima della BMD nei soggetti con età inferiore ai 60 anni, ma aumenta notevolmente oltre questa età, sia nell'uomo che nella donna.

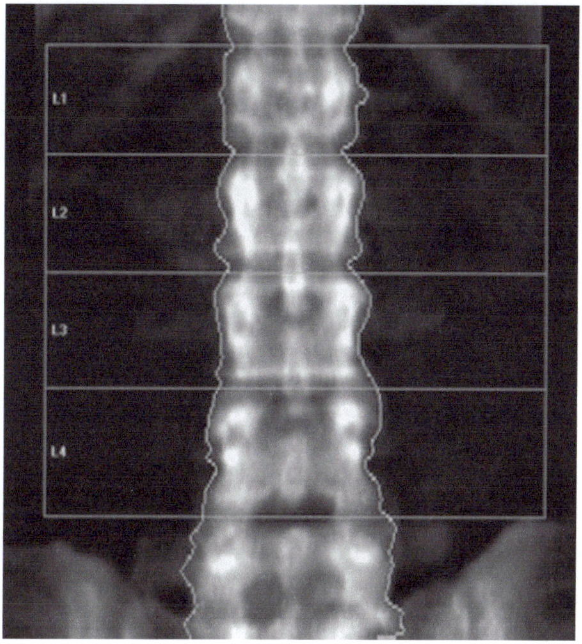

Fig. 10.2. DXA lombare in donna di 64 anni in proiezione P-A. Sono studiati i corpi vertebrali L1-L4

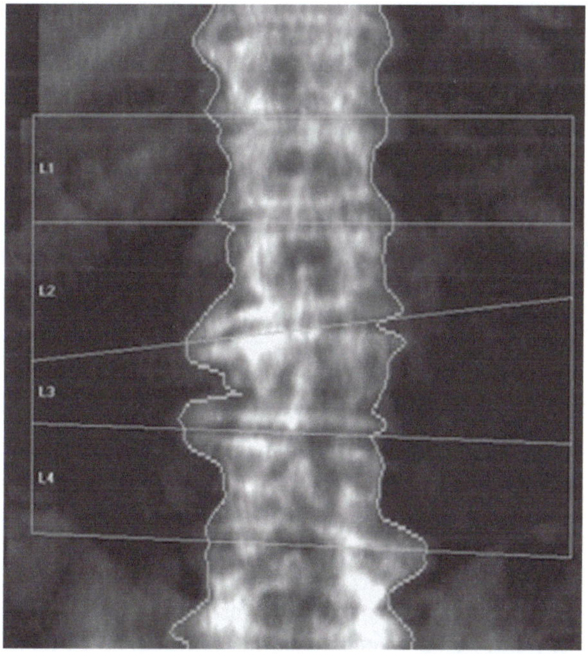

Fig. 10.3. DXA lombare in donna di 74 anni in proiezione P-A. Artrosi lombare. Presenza di grossolani osteofiti marginali e sclerosi focale a carico dei metameri L2-L3. In questo caso il risultato dell'esame è da considerarsi sovrastimato

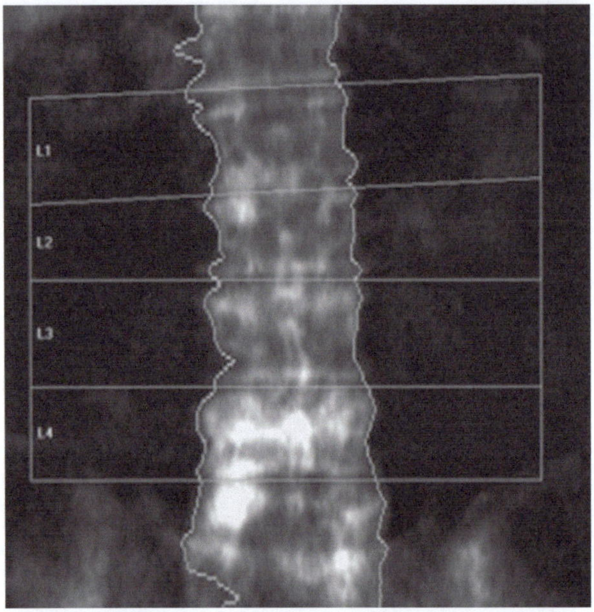

Fig. 10.4. DXA lombare in uomo di 68 anni in proiezione P-A. Frattura di L4. Il metamero fratturato deve essere escluso dall'analisi per evitare la sovrastima del risultato densitometrico. In questo caso sono state analizzate le vertebre L1-L3

Un corpo vertebrale fratturato, compreso tra L1 ed L4, deve essere escluso dall'analisi (Fig. 10.4).

Dal punto di vista statistico, comunque, non è attendibile un esame condotto su meno di tre vertebre lombari. La sovrastima della BMD lombare può infine osservarsi anche nel caso in cui il paziente abbia eseguito, nei 10-15 giorni precedenti la densitometria, un esame radiologico dell'intestino con bario. In questa evenienza deve essere invitato a rimandare l'esame dopo la completa eliminazione del mezzo di contrasto.

La scoliosi determina la rotazione della colonna vertebrale, potendo coinvolgere il tratto dorsale o lombare, o entrambi i segmenti. La BMC rimane relativamente costante se la rotazione dei corpi vertebrali non supera i 50°, poiché l'area vertebrale non si modifica molto. Nei casi in cui la rotazione superara i 60° si verifica la riduzione della BMC per aumento dell'area. Poiché la BMD si calcola dividendo la BMC per l'area esaminata, l'aumento dell'area con la rotazione determina la riduzione della BMD calcolata intorno al 20%. Quando alla scoliosi si associa l'artrosi, quest'ultima diviene responsabile della sovrastima del risultato.

Rachide dorso-lombare

La scansione laterale può essere estesa anche al rachide dorsale, al fine di valutare la presenza di fratture vertebrali. Questa particolare scansione densitometria prende il nome di assorbimetria morfometrica (MXA). Lo studio MXA consiste in un esame DXA laterale, con il paziente in posizione supina o laterale. Dopo l'acquisizione, le scansioni sono analizzate da un lettore in base alle direttive dell'analisi morfometrica (per una miglior trattazione, confronta il capitolo "Morfometria vertebrale"). La scelta dei punti per la determinazione delle altezze vertebrali è semiautomatica. Viene impiegato, di solito, un approccio standard a sei punti, anche se gli algoritmi differiscono in modo considerevole tra i densitometri in commercio. La MXA, rispetto alla radiografia standard, offre al paziente con particolari fattori di rischio (età, pregresse fratture, familiarità, uso di cortisonici, etc.) il vantaggio di ottenere, con due scansioni successive eseguite sullo stesso apparecchio, sia la misurazione della BMD, che l'accertamento del relativo rischio di frattura.

Rachide lombare in pediatria

Nei bambini e negli adolescenti la misurazione della massa ossea con il metodo DXA è oggi considerata la tecnica di riferimento in questo campo. Le principali applicazioni cliniche riguardano le patologie neurologiche (paralisi, distrofie muscolari), le malattie infiammatorie croniche dell'intestino, le nefropatie croniche, le connettiviti sistemiche, la fibrosi cistica, i trapianti d'organo, alcune endocrinopatie (ipertiroidismo, deficit di ormone della crescita, pubertà ritardata), le leucemie, l'anoressia nervosa e la valutazione dell'effetto osteopenizzante di alcuni farmaci come steroidi, anticonvulsivanti ed immunosoppressori.

La DXA è una misura integrata cortico-trabecolare dell'osso in esame. Come nell'adulto, la componente trabecolare risulta molto influenzata da fattori ormonali e metabolici associati, in questo caso, con lo sviluppo scheletrico e sessuale durante l'adolescenza. In media in entrambi i sessi la massa ossea del rachide aumenta del 13% durante la pubertà. Il consolidamento dell'osso corticale è più lento: il picco di massa ossea (quantità massimale di massa ossea che ogni singolo individuo ottiene al completamento dello sviluppo) è infatti raggiunto alla fine della seconda decade di vita, per quanto riguarda lo scheletro assiale, mentre nello scheletro appendicolare è più tardivo. Pertanto, nello studio densitometrico di un rachide pediatrico, è importante ricordare che l'aumento della BMD riscontrabile durante la crescita è dovuto anche all'aumento delle dimensioni dei singoli corpi vertebrali.

In alcuni densitometri in commercio sono inclusi i dati normativi anche per l'età pediatrica, almeno per quanto riguarda il rachide lombare (Fig. 10.5). Occorre tuttavia

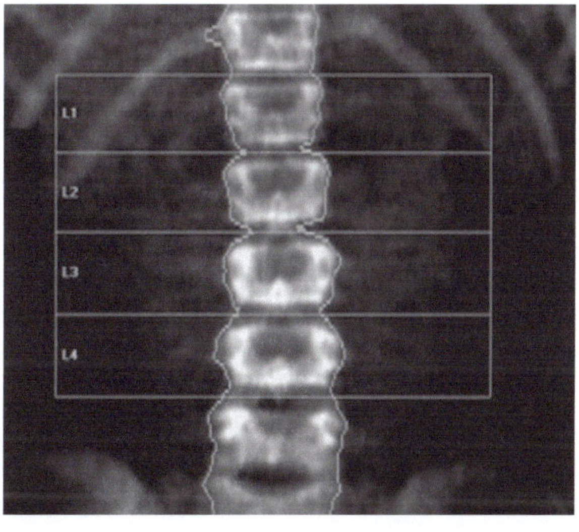

Fig. 10.5. DXA lombare in bambino di 11 anni in proiezione P-A

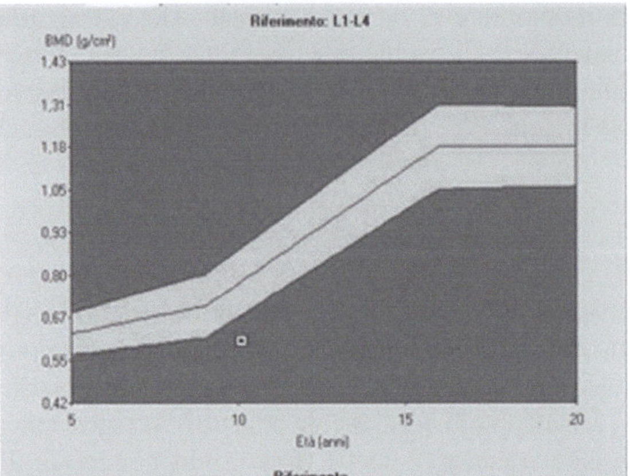

Riferimento

Regione	BMD [g/cm²]	GA T-Score	PE Z-Score
L1	0,536	-	-1,9
L2	0,574	-	-2,2
L3	0,627	-	-1,7
L4	0,643	-	-1,5
L1-L2	0,555	-	-1,9
L1-L3	0,582	-	-1,8
L1-L4	0,600	-	-1,8
L2-L3	0,602	-	-1,9
L2-L4	0,618	-	-1,8
L3-L4	0,635	-	-1,6

Fig. 10.6. Curva di riferimento relativa ad una popolazione pediatrica (età compresa tra 5 e 20 anni). Bambino di 11 anni. La densità minerale ossea (BMD) è espressa in termini di risultato numerico in g/cm² ed in termini di Z-score. In questo caso lo Z-score di L1-L4 è risultato inferiore ai limiti di riferimento (-1,8 SD). Il quadro è compatibile con diagnosi di osteopenia

prestare una certa cautela nell'utilizzare tali dati, in quanto esistono notevoli differenze nelle curve di normalità, pubblicati dai diversi produttori di strumenti DXA ed anche poiché, spesso, la popolazione di riferimento usata è solo quella nord-americana che non può essere considerata un riferimento universalmente valido. I principali Centri di studio europei e italiani, attivi in campo pediatrico, hanno in genere raccolto i dati su proprie popolazioni di riferimento di soggetti sani. I principali produttori di strumenti DXA hanno anche proposto una standardizzazione per i valori di BMD del rachide lombare, tuttavia questi dati non sono inclusi nella dotazione standard dei software degli strumenti (Fig. 10.6).

Da numerosi studi sulla misurazione della massa ossea con tecnica DXA in bambini e giovani sani nelle diverse fasce d'età possiamo ricavare che:

- i valori di BMC e di BMD, misurati in vari siti scheletrici, aumentano progressivamente dall'infanzia all'età adulta;
- la BMD del rachide mostra due picchi di incremento: uno durante l'infanzia ed uno ulteriore e più consistente durante la pubertà;
- l'aumento della BMD del rachide termina nella terza decade di vita.

Altrettanto consistenti sono i dati relativi al rapporto tra BMC, BMD e stadio puberale, valutato con il metodo di Tanner. Sia il contenuto che la densità minerale ossea aumentano al variare dallo stadio di Tanner II allo stadio IV e V, in entrambi i sessi.

Alcuni studi hanno mostrato che lo stadio puberale è maggiormente correlato alla massa ossea della stessa età e che l'età ossea si correla ancora meglio con la massa ossea dello stadio puberale. Per quanto riguarda le variazioni della massa ossea in rapporto al sesso, la maggior parte degli studi riscontra una differenza, che inizia durante la pubertà (in particolare a partire dai 16-17 anni), tra ragazzi e ragazze, presentando i primi un BMD maggiore.

Lo svantaggio maggiore della tecnica DXA consiste nel fatto che, essendo un metodo basato su una proiezione piana (area dell'osso) e non su una ricostruzione tridimensionale, non tiene conto dello spessore dell'osso esaminato. Infatti la BMD calcolata per mezzo della DXA (rapporto fra la BMC e l'area di proiezione dell'osso esaminato) fornisce una misura areale di una struttura volumetrica. Il valore ottenuto è quindi in funzione di tre variabili, la dimensione, il volume e la densità dell'osso. In campo pediatrico, la correzione della BMC per l'area della superficie ossea esaminata non basta a ridurre l'errore indotto dalla presenza di dimensioni ossee diverse. Per ovviare a questi problemi, sono stati sviluppati diversi modelli matematici, che considerano anche il volume effettivo dell'osso. Tali modelli si applicano più di frequente a livello delle vertebre lombari. Correzioni per ottenere un valore di BMD espresso come g/cm^3 (BMD volumetrica) sono state effettuate considerando, oltre l'area di proiezione dell'osso (BA, *bone area*), anche l'altezza (H) del bambino. Sono state così utilizzate le seguenti formule:

$$BMD = BMC / BA * H \text{ e } BMD = BMC / BAx$$

dove "x" è un valore che cambia con i parametri antropometrici e lo stadio puberale. È stata anche considerata la cosiddetta densità minerale apparente (BMAD, g/cm^3), calcolata assumendo che il corpo vertebrale sia di forma cilindrica:

$$BMAD = BMC / \text{volume del corpo vertebrale}$$

ovvero, sviluppando la formula:

$$BMAD = BMD * 4 / (3.1416 * \text{larghezza del corpo vertebrale})$$

Ulteriori aspetti tecnici da considerare sono la necessità di utilizzare i software specifici pediatrici per poter misurare anche le ossa con più bassa densità ed, infine, che gli scanner DXA utilizzano un raggio a "ventaglio", che produce una distorsione dell'immagine tanto maggiore quanto più è ristretto il campo da esaminare (ad esempio nei bambini piccoli) e che può introdurre errori nella misurazione.

10.2 Ruolo della QCT e della HR-MRI nell'osteoporosi

Daniele Diacinti

Tomografia computerizzata quantitativa (QCT)

La QCT del rachide lombare viene effettuata con i comuni scanner dotati di software per calcolare la densità ossea (BMD), utilizzando fantocci standard di riferimento, posti sotto il dorso del paziente. Sono acquisite, con tecnica a singola energia (SEQCT) in proiezione laterale, scansioni di 8-10 mm di spessore perpendicolari all'asse del rachide lombare, passanti per l'equatore delle vertebre da studiare, di solito da L1 a L4. In ciascuna vertebra esaminata viene definita una ROI (*Region of Interest*) costituita solo da osso trabecolare, i cui valori in Unità Hounsfield vengono convertiti, sulla base della calibrazione del *phantom*, in valori equivalenti di densità minerale (mg/mm^3).

Per evitare la sottostima della BMD, in rapporto alla degenerazione adiposa del midollo osseo, si potrebbe effettuare la QCT a doppia energia (DEQCT) che, tuttavia, a causa sia della ridotta precisione che della maggiore dose rispetto alla SEQCT, non viene utilizzata. I vantaggi della QCT sono:

- misura la reale densità ossea, che non è influenzata dalle dimensioni dell'osso, in un determinato volume, risultando quindi una metodica più accurata della DXA nella misura della BMD nei bambini;
- la QCT misura separatamente, all'interno delle ROI, la densità della componente ossea trabecolare che, avendo più elevato turnover, varia più precocemente;
- la QCT non è influenzata da quei fattori, quali osteofiti e calcificazioni vascolari, che influenzano invece la DXA.

Il limite principale della QCT è l'elevata dose di radiazioni (50 μSv) cui viene sottoposto il paziente. La tomografia computerizzata, oltre a misurare la densità, consente, con la tecnica ad alta risoluzione (HRCT), con la micro-TC (μCT) e con la TC multistrato (MDCT), di valutare la struttura trabecolare (connettività, spessore, numero e disposizione delle trabecole), dando informazioni sulla qualità dell'osso, strettamente correlata con la resistenza ossea. In particolare, l'analisi della trabecolatura delle vertebre e del femore effettuata con la MDCT dotata di una risoluzione spaziale molto alta (pari a 300μm), vicina allo spessore delle singole trabecole (50-200 μm), è stata in grado di discriminare soggetti con e senza fratture vertebrali, addirittura con maggior significatività rispetto alla BMD valutata con la DXA.

Risonanza Magnetica ad alta risoluzione (HR-MRI o μ-MRI)

Il tempo di rilassamento trasversale T2 del midollo osseo è influenzato non solo dalla densità dell'osso spongioso, ma anche dalla sua architettura spaziale, risultando differente nel midollo con numerose e sottili trabecole rispetto a quello con poche e spesse trabecole, in presenza di uguale densità ossea. Utilizzando la HR-MRI, con dimensioni del voxel uguali o minori allo spessore trabecolare (TBth) in almeno due delle tre dimensioni spaziali, è possibile valutare la qualità dell'osso trabecolare, calcolando alcuni parametri isto-morfometrici standard della struttura ossea, quali la frazione di

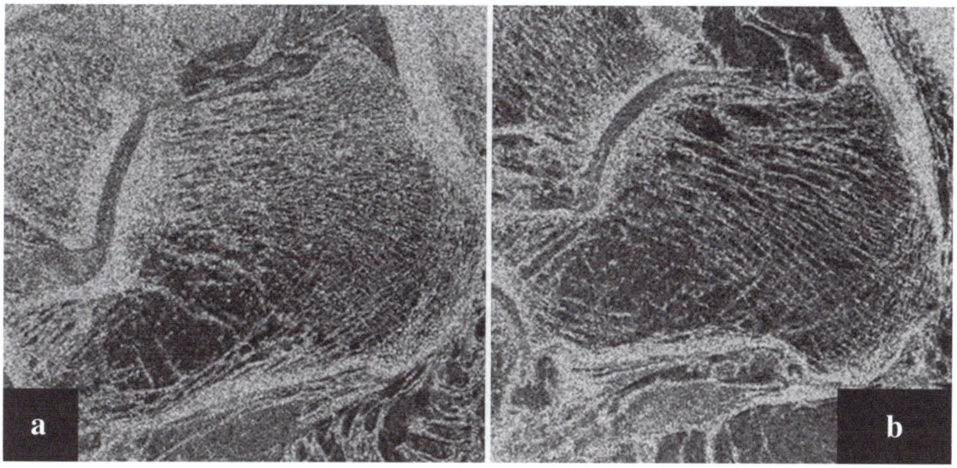

Fig. 10.7a, b. Immagine RM sagittale in 3D ottenuta con una sequenza *fast imaging with steady-state precession* (FISP) (*repetition time* msec/echo time msec, 24/12) del calcagno. Iimmagini in scala di grigi invertita (l'osso trabecolare è iperintenso, mentre il midollo osseo è ipointenso). **a** Uomo sano di 50 anni. **b** Uomo della stessa età con osteoporosi. Notare la diminuzione dell'osso trabecolare nel paziente osteoporotico (Magnete da 1,5T; Vision; Siemens, Erlangen, Germany)

area trabecolare ossea, lo spessore delle trabecole e lo spazio intertrabecolare. La maggior parte degli studi con HR-MRI sono stati effettuati sullo scheletro appendicolare, come tibia, calcagno e polso, mentre solo recentemente è stata esplorata la possibilità di analizzare la struttura trabecolare del femore prossimale. La HR-MRI necessita di scanners ad alto campo (da 1,5 a 3 Tesla), con gradienti veloci e bobine di superficie ad alto rapporto segnale/rumore per ottenere una risoluzione spaziale oltre 150 μm e spessore delle scansioni inferiore a 250 μm. Nell'HR-MRI vengono comunemente utilizzate due sequenze di impulsi, spin-echo (SE) e gradient-echo (GE), la cui suscettibilità magnetica consente di differenziare il segnale del tessuto osseo da quello del midollo osseo. Con entrambe le sequenze di impulsi, maggiormente con le sequenze GE, si ha una sovrastima dello spessore trabecolare, che è direttamente proporzionale al tempo di eco (TE) impiegato. Per ovviare a questo inconveniente sono state elaborate sequenze GE con TE relativamente corto (<10 ms), le *Fast-GE* (FGRE) e più recentemente le sequenze *balanced Steady-State Free Precession* (b-SSFP) con incremento del rapporto segnale/rumore e della risoluzione spaziale, oltre alla possibilità di elaborazione in 3D. Sono state utilizzate anche varianti delle sequenze spin-echo 3D, quali la *Fast Large-Angle Spin-Echo* (FLASE) e più recentemente la *Fast Low-Angle Dual Echo* (FLADE) (Fig. 10.7). È stato dimostrato che i parametri della struttura trabecolare valutati con la HR-MRI correlano in maniera significativa con l'età e con i valori della densitometria ossea. In particolare lo spessore trabecolare, la frazione trabecolare ed il numero delle trabecole diminuiscono, mentre lo spazio intertrabecolare aumenta con la riduzione della densità minerale ossea. Quindi si apre la prospettiva dell'impiego clinico della HR-MRI nelle sindromi osteopeniche, utilizzando apparecchi dedicati che consentano di superare le limitazioni derivanti dalla necessità di magneti ad alto campo e dai costi elevati.

10.3 Morfometria vertebrale

Daniele Diacinti

La morfometria vertebrale è la tecnica di misurazione delle altezze vertebrali anteriore, centrale e posteriore per l'identificazione quantitativa delle fratture vertebrali da osteoporosi, di cui si distinguono classicamente tre tipi: a cuneo anteriore, biconcava, collasso totale. La morfometria vertebrale viene eseguita sulle immagini ottenute con apparecchio radiologico tradizionale, morfometria radiografica (*Morphometric X-ray Radiography*, MRX) o su quelle ottenute con apparecchio per densitometria, morfometria assorbimetrica (*Morphometric X-ray Absorptiometry*, MXA).

Morfometria Radiografica (MRX)

Questo tipo di morfometria viene eseguita sulle immagini radiografiche dei segmenti toracico e lombare del rachide in proiezione laterale. L'operatore misura la vertebra che visivamente sembra deformata oltre un certo valore stabilito come soglia di frattura,

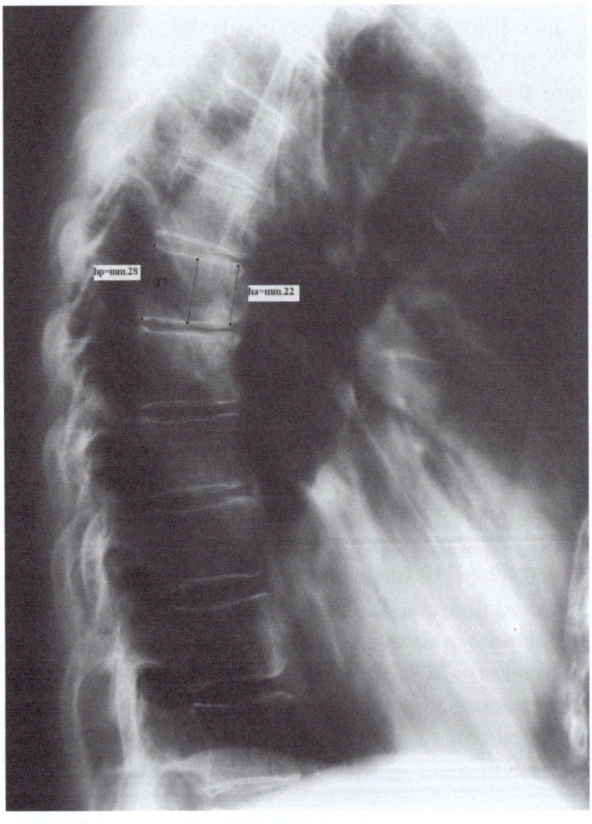

Fig. 10.8. Morfometria vertebrale radiologica (MRX). Radiografia del rachide dorsale in proiezione laterale su cui è stata effettuata manualmente la morfometria vertebrale che ha evidenziato frattura a cuneo anteriore di grado lieve di T7 per riduzione dell'altezza anteriore rispetto alla posteriore oltre la soglia di frattura del 20%

posizionando 6 punti, di cui 3 superiori e 3 inferiori, le cui distanze rappresentano le altezze vertebrali (anteriore, centrale e posteriore). La misura può essere interamente manuale, sulle radiografie, o computerizzata, sulle immagini digitali, con l'ausilio di un software dedicato. Affinché la MRX sia precisa è necessario che le radiografie siano eseguite in maniera corretta. Possibili fonti di errore sono: errato posizionamento del paziente, errata tecnica di esecuzione delle radiografie, errata identificazione del livello vertebrale, distorsione vertebrale dovuta alla geometria conica del fascio radiante (Fig. 10.8).

Morfometria assorbimetrica (MXA)

Tale metodica prevede l'esecuzione della morfometria sulle immagini del rachide ottenute con la tecnica dei densitometri di ultima generazione. Ottenuta l'immagine, il software per la morfometria identifica i livelli vertebrali e posiziona automaticamente i 6 punti per ciascuna vertebra da T4 a L4 e quindi calcola le altezze vertebrali ed i rapporti tra di esse (Fig. 10.9). La MXA, rispetto alla MRX, ha il grande vantaggio della ridotta dose di radiazioni al paziente, ma a causa della bassa risoluzione spaziale che talvolta non consente di valutare tutte le vertebre, non è stata validata per uso diagnostico. Entrambe le tecniche morfometriche sono dotate di una buona precisione, con un

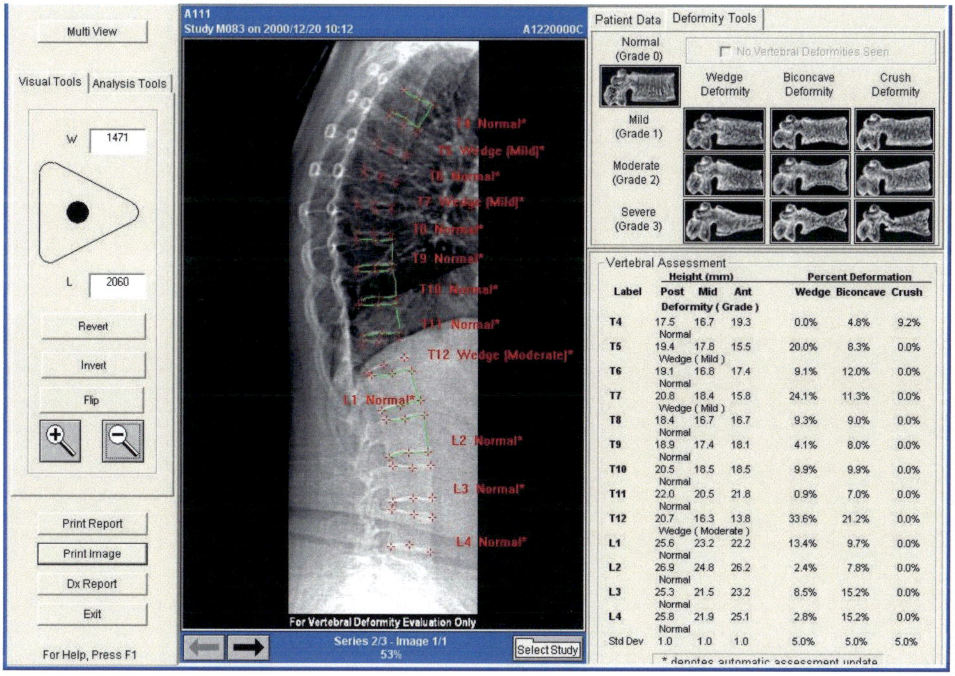

Fig. 10.9. Morfometria vertebrale assorbimetrica (MXA). Immagine del rachide, acquisita con tecnica DEXA, sulla quale è stata eseguita la morfometria. I risultati (valori delle altezze e loro rapporti) sono riportati nella scheda

relativo errore oscillante tra 1,5 e 3% di CV, sostanzialmente minore della riduzione del 20% delle altezze vertebrali, scelta quale soglia per identificare una frattura vertebrale. La MRX computerizzata, in virtù della maggiore risoluzione spaziale delle immagini, può raggiungere elevati livelli di precisione, purché le radiografie siano eseguite accuratamente secondo le procedure standardizzate.

11 TECNICHE E METODICHE INTERVENTISTICHE VERTEBRALI

11.1 VERTEBROPLASTICA PERCUTANEA

GIOVANNI C. ANSELMETTI, ALESSANDRO PEDICELLI

INTRODUZIONE

La *vertebroplastica percutanea* (VP) è una procedura terapeutica di radiologia interventistica mini-invasiva per il trattamento delle fratture vertebrali dolorose, sviluppata in Francia nella metà degli anni '80, ma che solo recentemente ha avuto diffusione in altri Paesi europei e negli Stati Uniti. Consiste nell'iniezione di un cemento a bassa viscosità nel soma vertebrale, attraverso un ago metallico, appositamente conformato, introdotto sotto guida TC o in fluoroscopia. Il cemento, denominato polimetilmetacrilato (PMMA), si diffonde all'interno del corpo vertebrale fratturato, prevenendo ulteriori cedimenti. Questo determina frequentemente una riduzione o scomparsa del dolore, in un tempo compreso tra le 12 e 72 ore dalla procedura, e consente di riacquistare mobilità a quei pazienti che hanno ridotto la propria attività fisica. La procedura richiede il ricovero di un giorno e quindi viene eseguita preferibilmente in regime di day surgery.

INDICAZIONI E CONTROINDICAZIONI

Il problema dell'osteoporosi e dei rischi e complicanze ad essa legati è in aumento di pari passo con l'incremento dell'età media. Il rischio, nell'arco della vita, di sviluppare una frattura vertebrale da compressione è del 16% nelle femmine e del 5% nei maschi. Nei soli Stati Uniti l'osteoporosi è responsabile, annualmente, di circa 700.000 fratture vertebrali da compressione che necessitano di 115.000 ricoveri/anno. In Italia i ricoveri per frattura vertebrale dolorosa sono circa 20.000/anno e di questi circa il 60-70% risponde poco, o per nulla, alla terapia tradizionale. Spesso questi pazienti sono disabili perché non riescono a camminare ed hanno una riduzione della propria attività lavorativa.

La VP è generalmente indicata in tutti i casi di frattura del corpo vertebrale con dolore persistente di tipo non radicolare e che non rispondono alla terapia medica tradizionale; questa consiste, generalmente, nella somministrazione di analgesici (dai FANS agli oppiacei, a seconda dell'intensità algica) e di una immobilizzazione mediante posizionamento di un corsetto o, a seconda della severità della lesione e della sintomatologia, mediante allettamento del paziente. L'uso di oppiacei e l'immobilizzazione prolungata possono essere causa di aumento di rischi, specie nei pazienti anziani, tra i quali ricordiamo: effetti collaterali farmacologici, trombosi venosa, infezioni, peggioramento dell'osteoporosi e, non da ultimo, depressione psicologica. Ai fini di una corretta indicazione alla procedura, dalla valutazione obiettiva del paziente dovrebbe emergere un dolore di tipo focale, intenso, localizzato lungo la linea mediana, con evidenza alla radiografia della colonna di una frattura del corpo; la digitopressione sul processo spinoso dovrebbe riprodurre il dolore del paziente. È importante ricordare che lo scopo primario della VP è di ridurre il dolore e, secondariamente, di determinare la stabilizzazione della vertebra fratturata.

La VP è indicata nelle seguenti condizioni cliniche:
- frattura vertebrale dolorosa da osteoporosi refrattaria alla terapia medica;
- frattura vertebrale dolorosa, o osteolisi a rischio di frattura, dovuta a tumori benigni o maligni (angioma, metastasi, mieloma, linfoma);
- frattura vertebrale dolorosa con osteonecrosi associata (*Kummell's disease*);
- pazienti con cedimenti multipli per i quali ulteriori cedimenti rappresenterebbero una compromissione respiratoria;
- frattura traumatica cronica in osso sano, con mancato consolidamento dei frammenti o degenerazione cistica.

La VP non è indicata per fratture stabili asintomatiche, nei soggetti in cui prevale il dolore radicolare, in quelli che traggono giovamento dalla terapia medica in meno di un mese, nei pazienti con tumori che si estendono allo spazio epidurale e foraminale, in caso di coagulopatie non correggibili o allergia ai componenti utilizzati e come profilassi in soggetti osteopenici senza segni radiologici di frattura.

Controindicazioni assolute sono la spondilite e la spondilodiscite, nonché uno stato settico del paziente. Costituiscono invece controindicazioni relative la vertebra plana (collasso >90%) e un'invasione del canale vertebrale di oltre il 20%, ove conta anche la manualità e l'esperienza dell'operatore nella procedura di VP.

Work-up diagnostico preliminare

Fondamentale nella selezione dei pazienti è l'approccio collegiale a cui devono partecipare medici di diverse discipline (ortopedici, radiologi, anestesisti, oncologi, etc.). È infatti necessario un corretto inquadramento del paziente con raccolta dei dati anamnestici, visita neurologica ed adeguata documentazione radiologica. È in genere sufficiente una radiografia della colonna in caso di un solo cedimento vertebrale con sintomatologia rachidea attribuibile con certezza alla frattura, mentre può essere necessaria una risonanza magnetica nei soggetti con cedimenti multipli o con patologia neoplastica. La RM ha il duplice scopo di permettere una diagnostica differenziale per le diverse possibili cause di dolore rachideo e di identificare, nell'ambito di multiple fratture, il soma, o i somi, sul quale è indicato procedere con la VP. Il "segnale" fornito dall'esame permette infatti di distinguere cedimenti cronici e stabilizzati da fratture acute o comunque non stabilizzate, suscettibili di trattamento. È possibile individuare fissura-

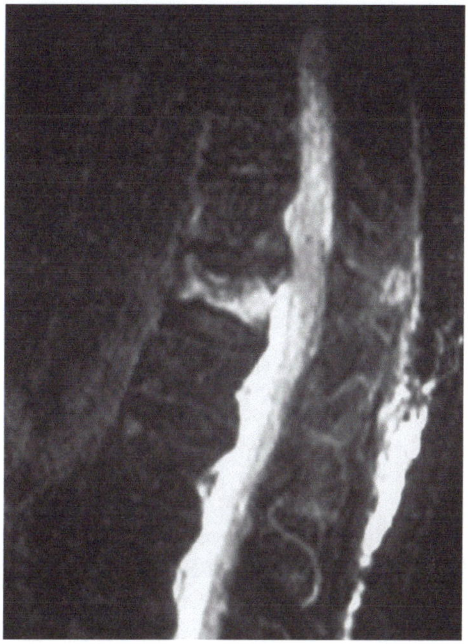

Fig. 11.1. Sequenza RM FS T2w sul piano sagittale che mostra una frattura vertebrale recente del soma di D12, caratterizzata da diffusa iperintensità di segnale dovuta alla presenza di edema intrasomatico

zioni intrasomatiche a contenuto gassoso o fluido ed in particolare le sequenze T2W fat-suppressed mostrano una più o meno diffusa iperintensità di segnale intrasomatico nel caso di fratture recenti (Fig. 11.1). In caso di patologia neoplastica la RM identifica con accuratezza le vertebre coinvolte e, a volte, con l'integrazione della TC, definisce la presenza e l'eventuale estensione extra-vertebrale del tessuto neoplastico, oltre al grado di compromissione e lisi della corticale vertebrale. Quest'ultimo dato potrebbe controindicare la procedura di VP qualora faccia prevedere un sicuro stravaso extra-vertebrale di cemento.

Da ultimo è bene informare il paziente dei rischi dell'intervento e sottoporlo agli accertamenti preoperatori necessari. In particolare deve essere valutata attentamente la funzionalità respiratoria del paziente, che durante la manovra dovrà rimanere a lungo in posizione prona; la sua funzione respiratoria può, infatti, essere aggravata dalla possibile tossicità della componente volatile monomerica del cemento.

Descrizione dell'intervento

Per stabilire la sede di iniezione e per verificare il percorso dell'ago è necessario utilizzare una guida radiologica. Qualora sia impiegata la TC è indispensabile disporre anche di apparecchio mobile con tubo a "C" per la fluoroscopia digitale.

Il percorso dell'ago, dalla cute al centro del corpo vertebrale, viene valutato sulle immagini di fluoroscopia. Le scansioni TC sono necessarie come guida in casi difficili e a livello delle vertebre toraciche superiori e cervicali. Il percorso è generalmente transpeduncolare per le vertebre lombari e dorsali del tratto medio ed inferiore, attraverso l'articolazione costo-trasversaria per le vertebre dorsali del tratto superiore, antero-laterale per le vertebre cervicali e transorale per il dente dell'epistrofeo (Fig. 11.2).

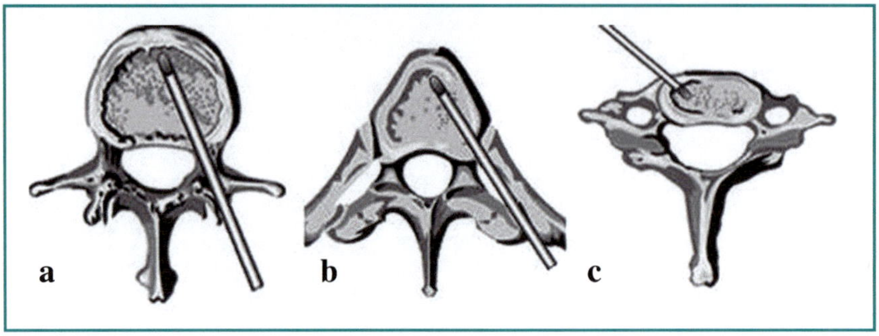

Fig. 11.2a-c. Diversi approcci per la procedura di vertebroplastica percutanea. **a** Transpeduncolare per le vertebre lombari e toraciche medio-inferiori. **b** Trans-costo-trasversario per le vertebre toraciche superiori. **c** Antero-laterale trans-somatico per le vertebre cervicali

All'inizio della procedura viene eseguita un'anestesia locale con aghi spinali da 22G sul paziente in decubito prono (supino in caso di accesso su vertebre cervicali). È importante che l'anestesia sia effettuata anche in profondità, in corrispondenza del periostio peduncolare, mediante l'iniezione di circa 2 ml di lidocaina al 3%.

Per l'iniezione del cemento vengono utilizzati aghi da 10/11, 13 o 15G (a seconda del diametro peduncolare e delle dimensioni del corpo vertebrale), con punta conformata a "becco di flauto", che vengono inseriti nel corpo vertebrale sotto guida TC, fluoroscopica o combinata (TC associata a fluoroscopia) mediante l'impiego di un martello ortopedico (Fig. 11.3).

Dopo aver collocato gli aghi nella sede corretta si procede all'iniezione del PMMA tramite l'uso di siringhe a pressione regolabile e sotto diretto controllo fluoroscopico (Fig. 11.4) per identificare precocemente l'eventuale stravaso di cemento in sede extravertebrale, evento che precauzionalmente deve indurre ad una sospensione temporanea del trattamento. Uno stravaso di cemento è nella maggior parte dei casi un evento non significativo, ma sono stati descritti alcuni rari casi in cui abbia determinato l'insorgenza di sintomi da compressione neurologica.

Al termine della procedura viene effettuato un controllo TC per valutare la diffusione e la distribuzione del cemento nel corpo vertebrale e l'eventuale presenza di stravasi extra-vertebrali che possano determinare complicanze più o meno gravi (Fig. 11.5). La VP può essere eseguita con approccio monolaterale o bilaterale ed in genere è sufficiente l'iniezione di 2-6 ml di cemento per ottenere un buon effetto antalgico.

Tutta la procedura, dal posizionamento degli aghi all'iniezione del cemento, è generalmente indolore per il paziente e richiede un tempo variabile da 1 a 2 ore circa a seconda dei casi e del numero di corpi vertebrali da trattare; generalmente si consiglia di non trattare più di 3 livelli per seduta, ma nel caso di osteoporosi secondaria (iperparatiroidismo, terapia steroidea continuativa, mieloma multiplo, ecc.), l'esperienza dell'operatore può consentire il trattamento simultaneo di multipli livelli. In tutti i casi trattati è buona norma fare precedere all'iniezione di cemento una biopsia vertebrale per determinare la natura della frattura: non è raro, infatti, rilevare una patologia neoplastica misconosciuta in un cedimento vertebrale.

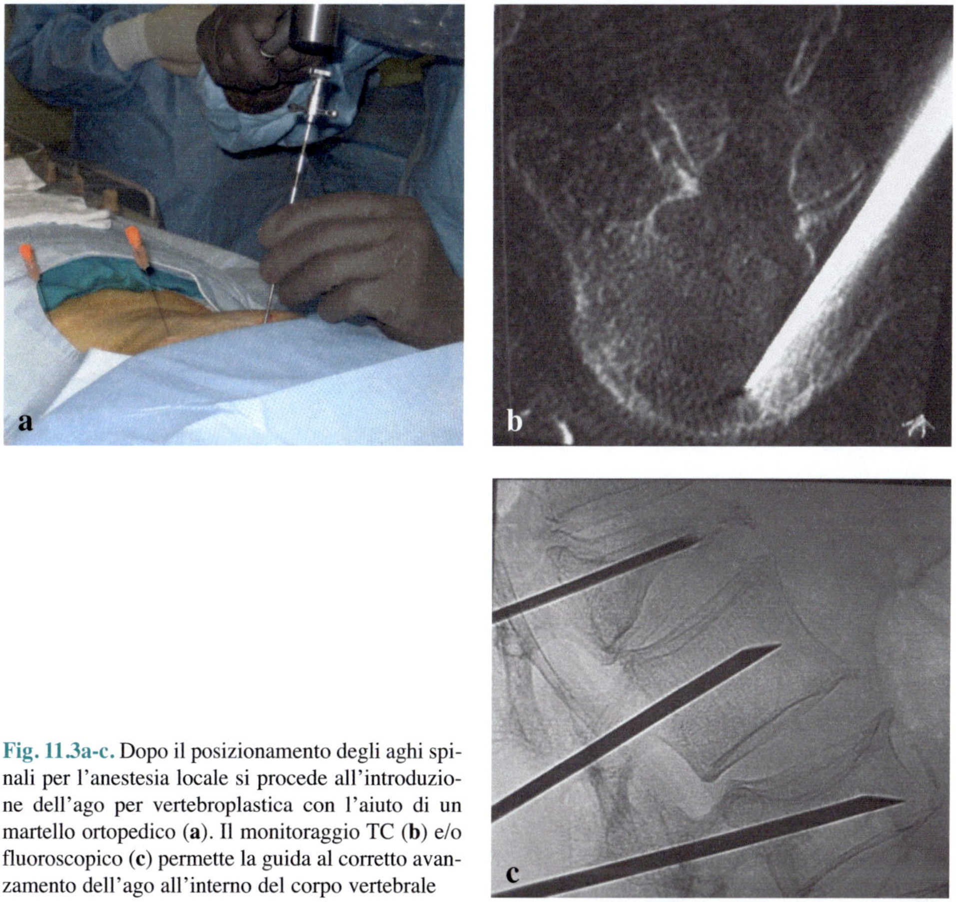

Fig. 11.3a-c. Dopo il posizionamento degli aghi spinali per l'anestesia locale si procede all'introduzione dell'ago per vertebroplastica con l'aiuto di un martello ortopedico (**a**). Il monitoraggio TC (**b**) e/o fluoroscopico (**c**) permette la guida al corretto avanzamento dell'ago all'interno del corpo vertebrale

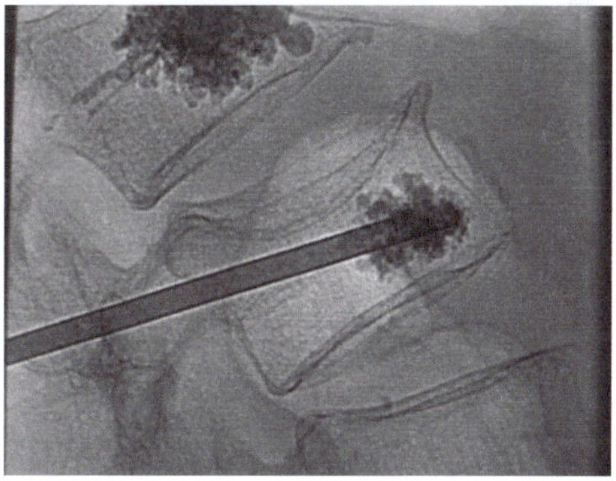

Fig. 11.4. Dopo il posizionamento dell'ago per vertebroplastica si procede all'iniezione del cemento all'interno del soma, sotto controllo fluoroscopico

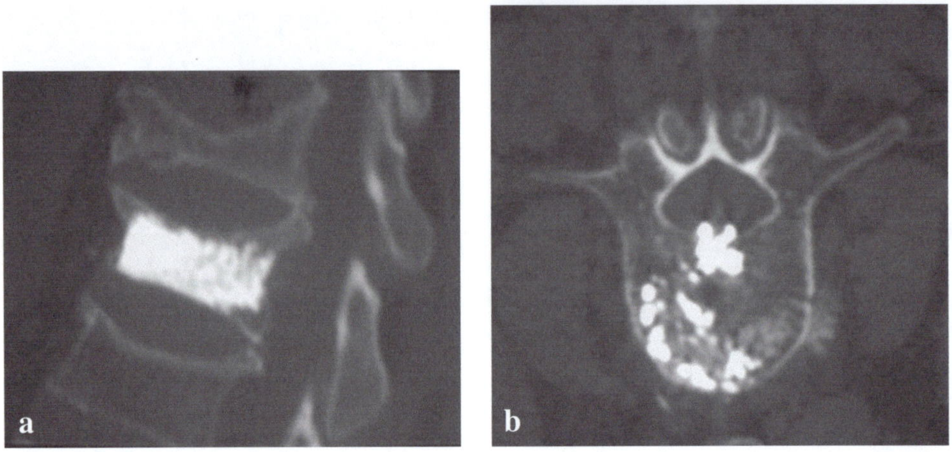

Fig. 11.5a, b. Il controllo TC al termine della procedura mostra con accuratezza la distribuzione del cemento all'interno del corpo vertebrale (**a**) ed identifica la presenza e l'estensione di eventuali stravasi extra-vertebrali (**b**): in questo caso si visualizza un piccolo stravaso posteriore nello spazio epidurale attraverso il plesso vertebro-basilare

Complicanze

Le complicanze della VP sono legate principalmente allo stravaso di cemento al di fuori del corpo vertebrale. Questo può avvenire nelle vene del plesso esterno anteriore, attraverso il plesso vertebro-basilare e quindi nel plesso esterno posteriore e nelle vene radicolari e intervertebrali, e infine in sede intradiscale. Le complicanze sono tuttavia rare e meno frequenti nei soggetti con osteoporosi (<1%) rispetto ai pazienti con frattura determinata da sostituzione neoplastica (5-10%). Il motivo della maggior frequenza di complicanze evidenziate nel soggetto neoplastico sono in parte dovute alle condizioni cliniche scadenti di questi soggetti e a motivi anatomici; spesso, infatti, l'impegno del tessuto neoplastico si estende anche al muro posteriore ed al canale vertebrale, facilitando lo spandimento del cemento in sede extravertebrale.

Le seguenti complicanze gravi sono molto rare:

- compressione del midollo spinale determinata dallo stravaso di cemento: in 1 paziente su 258 descritti da Cotten e collaboratori si è verificato un caso di spandimento di cemento con sviluppo di paraplegia che ha richiesto una decompressione chirurgica. Un secondo caso di paraplegia, trattata con laminectomia, per stravaso di PMMA nel canale vertebrale è stato recentemente descritto da Shapiro e collaboratori. Si tratta di un evento avverso estremamente raro che può essere evitato dal controllo diretto dell'iniezione di cemento sotto guida fluoroscopica.
- embolia polmonare massiva da cemento: di recente sono stati descritti casi di decesso per embolia massiva da PMMA. In altri casi l'embolia può determinare unicamente l'insorgenza di una modesta dispnea o, come avviene più di frequente, può essere del tutto asintomatica e documentata solo alla radiografia del torace. L'embolia può essere anche di tipo grassoso.

Sono state inoltre riportate le seguenti complicanze lievi:

- dolore radicolare: nel 5% circa dei pazienti, dovuto a stravaso di cemento in sede foraminale, trattato con successo con analgesici ed anti-infiammatori nella maggioranza dei casi;
- piccoli spandimenti di cemento: lungo il plesso venoso o attraverso difetti della corticale. A parte i casi eccezionali già citati, gli stravasi di cemento nei tessuti molli paravertebrali sono asintomatici;
- nuove fratture: si possono verificare nel 12,4% dei casi (secondo Uppin e collaboratori) nei soggetti con osteoporosi, più spesso entro 30 giorni dal trattamento; le nuove fratture possono peraltro essere trattate allo stesso modo;
- broncospasmo: da esposizione a vapori di PMMA.

In conclusione, utilizzando la doppia guida della TC e della fluoroscopia, e trattando solo i pazienti con indicazioni corrette, le probabilità di complicanze risultano essere molto esigue.

Cifoplastica

La cifoplastica rappresenta un'evoluzione tecnica della VP. Viene eseguita inserendo un catetere a palloncino, o un dilatatore meccanico in polimero, nel corpo vertebrale fratturato attraverso una cannula metallica di maggiori dimensioni (generalmente 8G). Viene quindi dilatato il corpo vertebrale nell'intento di ristabilirne la normale altezza.

Al termine della dilatazione viene iniettato il cemento nella cavità creata all'interno del soma vertebrale per consolidare e stabilizzare la frattura.

I principali vantaggi della tecnica sono costituiti dalla possibilità di ripristinare in altezza il corpo vertebrale per ridurre la cifosi rachidea conseguente alla frattura e, grazie alla bassa pressione di iniezione del cemento all'interno di una cavità preformata, dal minor rischio di stravasi extra-vertebrali di cemento. Va tuttavia considerato che il ripristino in altezza del soma non è garantito a distanza e che, se pur più frequenti, gli stravasi di cemento durante vertebroplastica nella maggior parte dei casi sono controllati e asintomatici. Inoltre la cifoplastica può essere eseguita solo nei casi di fratture recenti (fino a tre mesi di distanza), sono impiegati materiali più invasivi e più costosi (circa 3.000-3.500 euro a paziente), necessita spesso dell'anestesia generale e richiede il ricovero del paziente anche per diversi giorni. La VP è una tecnica certamente più veloce, meno invasiva, ha costi contenuti (mediamente di 500-600 euro a paziente), viene eseguita sempre in anestesia locale e può essere eseguita in regime di day-surgery. In molti casi la VP permette anche un parziale ripristino in altezza del corpo vertebrale, specie qualora siano presenti fissurazioni intra-somatiche che, dilatandosi durante l'iniezione del cemento, comportano un sollevamento del corpo vertebrale. I risultati sul dolore sono sovrapponibili in entrambe le tecniche.

Attualmente la cifoplastica trova indicazione specifica nelle fratture vertebrali traumatiche, ma le indicazioni e i risultati preliminari necessitano ancora di ulteriori studi.

Discussione e conclusioni

La vertebroplastica percutanea è un intervento semplice, poco invasivo, che richiede il ricovero di un solo giorno e che determina la scomparsa, o la riduzione significativa e duratura, del dolore nell'80-97% dei pazienti. Nelle maggiori casistiche, valutando il grado di dolore con la *Pain Intensity Numeric Rating Scale* (PI-NRS: 0 = nessun dolore, 10 = dolore insopportabile), è riportata una media di dolore pre-intervento di circa 8 ed una media post-intervento di 1 con follow-up da 1 a 24 mesi. I risultati sono migliori e più duraturi nei soggetti con frattura da osteoporosi rispetto ai pazienti con metastasi.

Non è ancora noto il meccanismo per il quale l'iniezione intrasomatica di cemento possa determinare l'effetto analgesico in una frattura vertebrale. L'ipotesi più accreditata individua come meccanismo antalgico la stabilizzazione della frattura; l'effetto termico con conseguente necrosi delle fibre nervose adiacenti e l'effetto tossico del cemento sono state proposte da alcuni Autori.

Il fattore più importante per il buon esito della manovra è la corretta selezione dei pazienti in cui deve prevalere un dolore di tipo focale, localizzato lungo la linea mediana, che si accentua alla digitopressione e con evidenza di frattura del corpo vertebrale all'indagine radiologica. Per la selezione dei pazienti è quindi indispensabile un approccio collegiale a cui devono partecipare specialisti di diverse discipline.

Le complicanze sono un evento raro, soprattutto se la manovra viene eseguita nella sede idonea, da mani esperte e sotto la guida combinata TC e fluoroscopica digitale. La sola guida della scopia per i livelli dorsali superiori può, infatti, non consentire di reperire punti anatomici di riferimento adeguati all'introduzione dell'ago, riferimenti di cui è dotata la TC spirale, grazie alla visione assiale e per la possibilità di effettuare ricostruzioni bi e tridimensionali. Per contro, la fluoroscopia è indispensabile per il monitoraggio nel momento dell'iniezione del cemento.

In conclusione la VP è un intervento semplice, efficace e sicuro, che ha le caratteristiche per diventare rapidamente ampiamente diffuso nel mondo occidentale, anche perché consente di trattare pazienti fortemente debilitati che spesso non hanno altre prospettive terapeutiche.

Uno dei problemi oggi più dibattuti riguarda il rischio di nuove fratture nei corpi vertebrali adiacenti a quelli trattati con VP. Tale rischio è stato stimato intorno al 12-20% e si verifica soprattutto a livello dei metameri di fulcro del rachide, alla giunzione toraco-lombare. Tuttavia tali dati, di ordine puramente statistico, non permettono attualmente di distinguere con certezza tra nuove fratture legate a modificazioni della biomeccanica vertebrale in seguito a VP e quelle dovute esclusivamente alla malattia osteoporotica e indipendenti dalla procedura. L'osteoporosi di per sé, infatti, dopo un primo evento di frattura vertebrale, è causa di nuove fratture, ad un anno, con un'incidenza del 19%.

Una più approfondita conoscenza della biomeccanica delle fratture vertebrali e degli effetti organici del PMMA all'interno delle strutture ossee consentirà, in futuro, un migliore inquadramento del paziente sottoposto a VP, con possibilità di più accurate valutazioni delle ripercussioni sull'intero rachide e di sviluppo di nuovi cementi e materiali che potrebbero ampliare le indicazioni e rendere più agevole, e a minor rischio, l'esecuzione e l'esito di tale procedura.

11.2 PROCEDURE INTERVENTISTICHE TC-GUIDATE

UGO ALBISINNI

INTRODUZIONE

La radiologia interventistica TC-guidata del rachide, negli ultimi anni, ha ampliato le proprie applicazioni, evolvendo da una funzione di semplice supporto diagnostico verso finalità anche terapeutiche. Questo sviluppo è in buona parte dovuto al moderno imaging che consente di rilevare con precocità alterazioni del sistema muscolo-scheletrico che spesso richiedono una conferma anatomo-patologica tramite prelievo agobioptico e/o un trattamento che solo una metodica tomografica può consentire in modo efficace e sicuro. L'approccio percutaneo TC-guidato consente di raggiungere la lesione rilevata in modo efficace, con costi, tempi e invasività inferiori a quelli della chirurgica tradizionale.

Tra le metodiche TC-guidate, in questo capitolo saranno esaminate l'agobiopsia, la termoablazione con RF, la depolarizzazione con RF pulsata nella "sindrome faccettale" lombare e la disco-TC.

AGOBIOPSIA TC-GUIDATA

La biopsia è un passaggio fondamentale, e spesso imprescindibile, nello studio di una lesione non traumatica del rachide. È possibile effettuarla a cielo aperto (incisionale: asportazione di un campione rappresentativo della lesione; escissionale: rimozione *en bloc* della lesione) o a cielo chiuso (percutanea).

La biopsia percutanea può essere eseguita utilizzando come guida la fluoroscopia, la TC e meno comunemente la RM e l'ecografia. La fluoroscopia era utilizzata in passato ed oggi viene ancora occasionalmente scelta per guidare prelievi di lesioni di medio-grandi dimensioni localizzate in prossimità del peduncolo. L'ecografia può essere utilizzata per le lesioni delle parti molli o di quelle ossee che si accompagnano ad una importante componente extra-ossea. La RM è da poco tempo impiegata come guida nelle procedure interventistiche: con aghi e magnete adeguati potrebbe essere utilizzata nelle lesioni di piccole dimensioni, prevalentemente localizzate nella spongiosa, non rilevabili alla TC. La guida di corrente utilizzo è quella TC.

I vantaggi della biopsia percutanea TC-guidata, rispetto alla biopsia a cielo aperto, sono:
- minore costo;
- assente/ridotta ospedalizzazione;
- ridotta morbilità;
- uso della sola anestesia locale;
- basso rischio di infezioni;
- possibilità di raggiungere lesioni di difficile aggressione chirurgica e/o multifocali.

Le indicazioni sono:
- studio di una lesione ossea solitaria;

- conferma di metastasi in pazienti con tumore primitivo conosciuto;
- valutazione dell'efficacia della chemio o della radioterapia;
- conferma o esclusione di una recidiva;
- valutazione della presenza di un mieloma o di un'altra lesione a cellule rotonde;
- studio di fratture vertebrali in soggetti che non eseguono terapia corticosteroidea, per escludere metastasi o mieloma;
- ricerca di un processo infettivo.

L'esecuzione della procedura è relativamente semplice e l'efficacia è elevata se le indicazioni, la scelta dell'ago, la via di accesso alla lesione ed il prelievo di tessuto sono valutati attentamente prima dell'inizio della procedura stessa.

L'agobiopsia percutanea è una metodica sicura; scarse sono infatti le complicazioni gravi, quali pneumotorace, danno neurologico o frattura patologica riportate nella letteratura internazionale; è comunque una tecnica chirurgica che deve essere eseguita da un radiologo interventista esperto nella patologia del sistema muscolo-scheletrico.

Il grado di accuratezza, se correttamente espletata, si colloca tra il 75 e il 90%, in rapporto alla sede, al tipo di lesione, all'ago utilizzato ed all'esperienza dell'operatore.

La valutazione dei dati clinici e dell'imaging (in particolare scintigrafia, TC senza e con mezzo di contrasto, RM) permette l'individuazione della parte attiva della lesione, determinante per l'efficacia diagnostica del prelievo.

In caso di lesioni multiple deve sempre essere aggredita per prima quella più superficiale e di più facile accesso.

La biopsia percutanea può essere eseguita utilizzando:

- un sottile ago da aspirazione, il cui calibro varia da 23 a 18 G (0,6-1,2 mm);
- un ago da biopsia, di calibro variabile da 16 a 14 G (1,7-2,1 mm), costituito da una cannula, o trocar, e da uno stiletto coassiale utilizzato per ottenere un campione di tessuto più consistente;
- un grosso ago da biopsia, costituito sempre da una cannula, o trocar, e da uno stiletto coassiale, ma di calibro superiore al precedente e pari a 12- 8G (2,9-4 mm) in grado di perforare e di penetrare l'osso compatto e di recuperare un campione di tessuto ancora più consistente.

Il principale vantaggio della biopsia con aghi da 16 a 8G risiede nella possibilità di preservare l'architettura tissutale, rendendo così più agevole la diagnosi istologica.

Prima della procedura deve essere sospesa l'assunzione di anticoagulanti ed antinfiammatori e, se la biopsia è richiesta per il sospetto di un'infezione, anche la terapia antibiotica. Come per qualsiasi altra procedura interventistica, bisogna valutare i valori di coagulazione ed è necessario somministrare una dose unica di antibiotico; è infine indispensabile il "consenso informato" del paziente.

Tutte le biopsie, eccetto quelle eseguite sui bambini, sono state eseguite dalla nostra equipe in anestesia locale, per avere un paziente cooperante ed in grado di avvisare l'operatore se l'ago va a "stimolare" una terminazione nervosa.

La biopsia è l'ultima fase della stadiazione e deve essere preferibilmente eseguita nella struttura che tratterà il paziente.

Tecnica Dopo aver posizionato il paziente in posizione confortevole in decubito prono ed aver eseguito una *scout-view* della regione interessata, si esegue uno studio mirato della lesione, con slice di spessore ed intervallo in rapporto alle dimensioni della lesio-

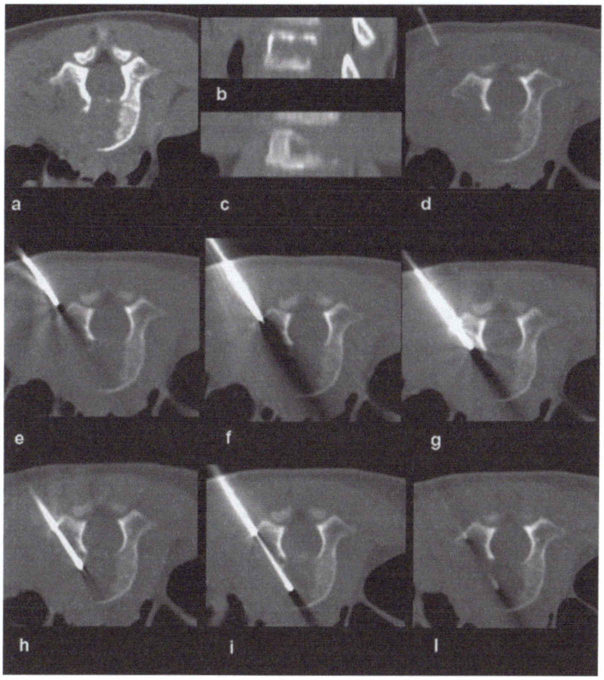

Fig. 11.6a-l. Bimba di 3 anni con lesione osteolitica che interessa quasi completamente il corpo ed il peduncolo destro di L1. **a** Scansione assiale TC. **b, c** ricostruzioni sagittali e frontali. **d** In anestesia generale, a paziente prona, si introduce un piccolo ago da 26G che orienta sulla correttezza della sede e dell'inclinazione. **e** Si sostituisce con un ago da 18G che si spinge fino al periostio. **f** Quindi, sostituito il mandrino con un filo di Kirshner, si introduce coassialmente una camicia da 14G e al suo interno, prima un piccolo trapano per superare facilmente ed efficacemente la compatta, poi l'agobioptico (**g**). **h, i** Con monitoraggio TC si eseguono due prelievi di tessuto che vengono inviati immediatamente al laboratorio di anatomia patologica per una valutazione estemporanea nel sospetto di granuloma eosinofilo. **l** Confermato il sospetto, si introducono a scopo terapeutico 40 mg di Depomedrol

ne ed al calibro dell'ago che si intende utilizzare (in genere 3-2mm), con algoritmo di ricostruzione standard e per osso. Alla consolle diagnostica si sceglie il piano di scansione più appropriato per le caratteristiche della lesione e per la via di approccio scelta, e con l'ausilio del centratore luminoso lo si riporta sulla cute del paziente. Si procede quindi alla preparazione del campo sterile. Previa anestesia infiltrativa locale della cute, del sottocute e dei tessuti profondi, si introduce un ago spinale da 18G che va posizionato nella sede di accesso all'osso e che serve sia per l'anestesia profonda del periostio sia come guida al sistema coassiale. Verificata la corretta posizione dell'ago, si sostituisce il mandrino con un filo di Kirshner e su questo, previa incisione cutanea, si inserisce la cannula ed il dilatatore del sistema bioptico, del calibro e della lunghezza prescelti. Raggiunta la superficie dell'osso si estrae il dilatatore e si introduce l'ago bioptico o, in caso di lesioni "dure", prima il trapano per crearsi più facilmente la strada nell'osso e poi l'ago bioptico. Durante tale operazione si effettuano scansioni successive, a milliamperaggio dimezzato per ridurre la dose erogata al paziente, per verificare l'avanzamento dell'ago. Raggiunta la lesione si procede al prelievo di tessuto: è necessario effettuare almeno due prelievi in zone diverse per aumentare l'efficacia diagnostica; l'utilizzo di un sistema agobioptico coassiale facilita l'esecuzione di prelievi multipli, riducendo i rischi e velocizzandone l'effettuazione (Fig. 11.6).

Considerazioni Non esistono controindicazioni assolute all'agobiopsia percutanea TC-guidata, ad eccezione del sospetto o la presenza di una cisti idatidea.

Controindicazioni relative sono la presenza di alterata crasi ematica, il sospetto di lesione vascolare, lesioni localizzate nella prima vertebra cervicale o nel processo odontoide, il paziente non collaborante.

L'incidenza delle complicanze dipende, oltre che dall'esperienza dell'operatore, dal tipo di ago utilizzato e dalla sede anatomica della lesione, variando dallo 0 al 10%; le complicazioni gravi hanno incidenza inferiore all'1%.

L'esperienza maturata nell'esecuzione dell'agobiopsia TC-guidata dimostra che questa procedura è:

- affidabile: l'uso dell'imaging, incrementando le informazioni pre-bioptiche, migliora la tecnica di approccio e permette l'uso di aghi di grosso calibro che aumentano la resa diagnostica;
- veloce: la durata media della procedura è di 45 minuti;
- relativamente sicura: l'uso della guida TC, pur richiedendo abilità nella tecnica e familiarità con le potenziali complicazioni, riduce drasticamente le complicanze da errori di posizionamento.

Termoablazione con RF

La termoablazione a radiofrequenza (RF) con approccio percutaneo TC-guidato sta riscuotendo crescente attenzione nel trattamento delle lesioni focali del sistema muscolo-scheletrico. La sua prima applicazione al sistema muscolo-scheletrico riguarda l'osteoma-osteoide. Il trattamento di termoablazione con RF delle lesioni neoplastiche del rachide, benigne e maligne, primitive o secondarie, è raramente utilizzata; pochi infatti sono i casi riportati in letteratura. Il motivo principale, in considerazione dell'estrema vicinanza alle strutture vascolo-nervose, è la difficoltà di prevedere con esattezza la concentrazione/diffusione del calore prodotto dalla radiofrequenza. Per questo motivo preferiamo trattare le lesioni localizzate in contiguità del midollo e/o di radici nervose in anestesia infiltrativa locale con sedazione profonda del paziente.

Il trattamento mediante termoablazione con RF delle lesioni del rachide ha diversi vantaggi rispetto ad altre terapie: non è demolitivo ed ha ridotta invasività (soprattutto nelle lesioni articolari), complicanze e morbilità; consente la ripresa quasi sempre immediata delle precedenti attività; ha costi ridotti e ricoveri molto più brevi rispetto all'intervento chirurgico.

Tecnica La TC è l'esame irrinunciabile sia nella selezione dei pazienti (per l'indiscussa efficacia diagnostica, soprattutto negli osteomi-osteoidi), sia nella guida alla procedura termoablativa (pianificazione della via di accesso, guida all'introduzione ed alla valutazione del posizionamento dell'agoelettrodo).

Le fasi di preparazione del paziente e la tecnica di approccio alla lesione sono simili a quelle già descritte per l'agobiopsia TC-guidata. Eseguiamo anche il trattamento di termoablazione con RF non in anestesia generale. La sensazione locale di calore e di dolore è tollerata nella maggior parte dei casi, anche per la costante comunicazione con il paziente durante la procedura. Nel corso del trattamento, se il paziente avverte dolore irradiato e/o perdita di sensibilità, il trattamento con RF viene interrotto e ripreso a temperatura/potenza più bassa.

Raggiunta la lesione, attraverso il trocar eseguiamo l'agobiopsia e successivamente inseriamo l'agoelettrodo. Prima di erogare la radiofrequenza è indispensabile verificare con un pacchetto di slice la posizione dell'agoelettrodo nei tre piani dello spazio. È altre-

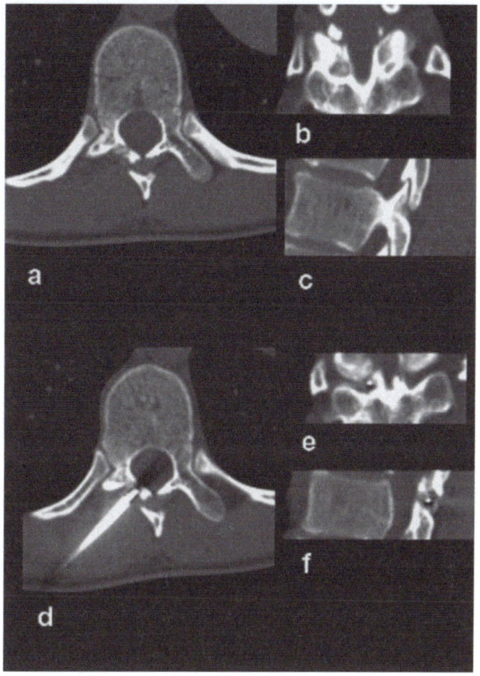

Fig. 11.7a-f. Donna di 33 anni con osteoma osteoide dell'apofisi articolare superiore destra di T10, a diametro maggiore di 9 mm. **a** Scansione assiale TC. **b** Ricostruzione sul piano frontaale. **c** Ricostruzione sul piano sagittale. **d-f** Con il paziente in decubito prono, previa profonda sedazione generale ed anestesia infiltrativa locale, superficiale e profonda, si posiziona l'agocannula da 14G e, dopo aver eseguito il prelievo bioptico, si colloca l'agoelettrodo, punta attiva di 10 mm, la cui posizione viene valutata sui tre piani dello spazio. Viene quindi erogata RF continua per 23 minuti, con temperatura alla punta di 90 °C

sì importante controllare che la o le punte attive siano a distanza adeguata dalle strutture vascolo-nervose e che non siano parzialmente a contatto o contenute nel trocar, per evitare l'ustione dei tessuti molli e la mancata trasmissione della radiofrequenza.

Colleghiamo al generatore prima l'elettrodo dispersivo e poi l'agoelettrodo ed eroghiamo gradualmente la radiofrequenza. Al termine della procedura estraiamo prima l'agoelettrodo e poi il trocar; quindi disinfettiamo e medichiamo la ferita cutanea (Fig. 11.7).

Considerazioni Il trattamento di termoablazione con RF delle lesioni neoplastiche del rachide, benigne e maligne, primitive o secondarie, non è usuale. Nella nostra esperienza le complicanze e altri fattori di morbilità sono di scarsa rilevanza ed inferiori alla procedura chirurgica. Il risultato clinico ed il rischio di insuccesso sono paragonabili a quelli dell'intervento chirurgico, ma la ripresa delle normali attività della vita è immediata e praticamente senza restrizioni. La ridotta invasività della procedura consente, inoltre, una riduzione rilevante del costo di gestione del paziente.

Trattamento con RF pulsata della sindrome faccettale lombare

Il trattamento con RF pulsata della sindrome faccettale non è molto diffuso. È stato introdotto da Slujter che ha eseguito la prima procedura nel 1996, in alternativa al trattamento con RF continua. Il vantaggio dell'utilizzo della RF pulsata, rispetto a quella continua, risiede nella capacità di depolarizzare solo le fibre sensitive della branca mediale del nervo posteriore e di non danneggiare quelle motrici, a sostanziale parità di effetto e di durata.

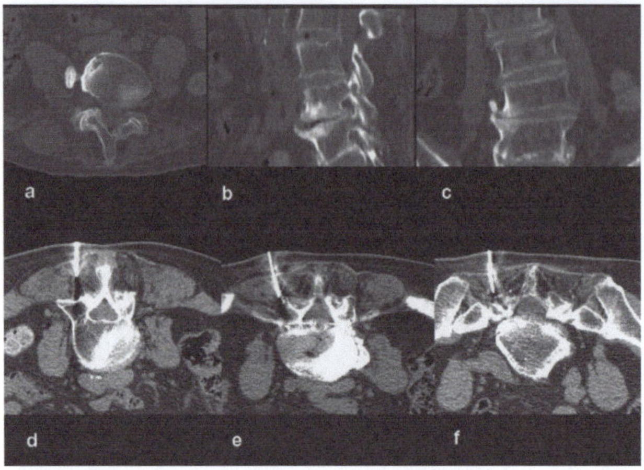

Fig. 11.8a-f. Donna di 75 anni con lombalgia invalidante. Scansione assiale TC (**a**), ricostruzione sagittale (**b**) e ricostruzione frontale (**c**) mostrano diffusi e marcati fenomeni degenerativi, in particolare a livello L4-L5 e a sinistra. **d-f** A paziente prona, dopo aver riportato sulla cute, con l'ausilio del laser, i riferimenti individuati alla consolle diagnostica, si introduce, previa anestesia infiltrativa locale superficiale, l'agoelettrodo da 20G con punta attiva di 5 mm. Rilevata con la TC la giusta posizione dell'agoelettrodo e averla confermata con la stimolazione a 50 Hz, si procede alla depolarizzazione della branca mediale del nervo posteriore lombare a livello di L4, L5 e S1 mediante RF pulsata (2 Hz, 45 V, 120s)

Il trattamento prevede un'accurata selezione clinica del paziente e una precisa localizzazione topografica del dolore durante le prove funzionali di flesso-estensione e *bending* della colonna. Sulla scorta di questi dati si individua all'esame TC, eseguito con scansioni contigue di 2-3 mm, la e/o le articolazioni zigoapofisarie alterate e si pianifica il trattamento che si effettua al livello identificato e, per le connessioni nervose esistenti, anche a quello superiore ed inferiore. Sulle scansioni eseguite si individuano i livelli delle sedi dove intercettare la branca mediale del nervo posteriore e si riportano sulla cute del paziente con l'aiuto del laser della TC. Quindi si procede, previa infiltrazione locale di anestetico, all'infissione dell'ago da 20G con punta attiva da 5 mm, il cui estremo distale deve essere perpendicolare al nervo e posto a qualche millimetro di distanza. Quando il posizionamento è ritenuto corretto, dopo aver sistemato la piastra di diffusione e sostituito il mandrino dell'ago da 20G con l'agoelettrodo, si esegue per ulteriore conferma la stimolazione a 50 Hz e quindi si procede alla depolarizzazione con RF pulsata (2 Hz, 45 V, 40-43°) per 120 secondi (Fig. 11.8). La procedura, che si esegue a paziente prono ed eventuale modesta sedazione generale, ha una durata complessiva media di circa 45 minuti. Il risultato è pressoché immediato, anche se è possibile un ulteriore miglioramento nei giorni successivi.

Considerazioni L'utilizzo della RF è ormai consolidato nel trattamento della sindrome faccettale lombare; la RF pulsata aggiunge la "sicurezza" di non danneggiare le fibre nervose motrici e le altre strutture adiacenti. Per questo motivo tale procedura si sta diffondendo rapidamente e sta trovando nuovi campi di applicazione, come ad esempio le lombalgie post-chirurgiche.

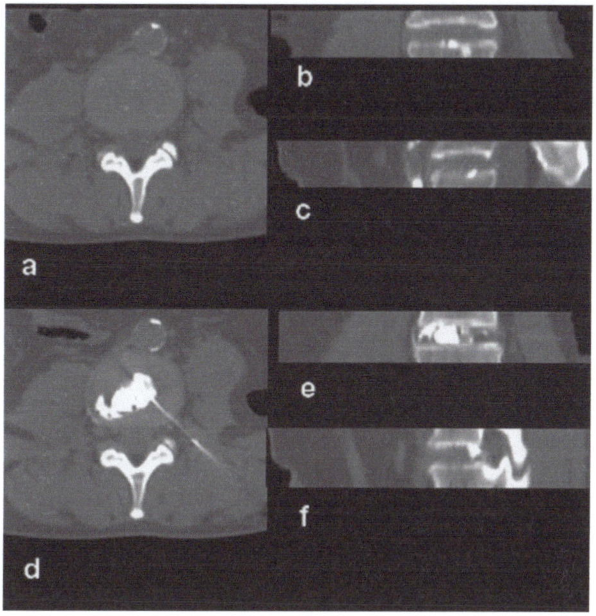

Fig. 11.9a-f. Donna di 52 anni con lombalgia da oltre un anno e con esami radiologici (Rx, TC e RM) non significativi. La scansione assiale TC (**a**), la ricostruzione frontale (**b**) e quella sagittale (**c**) confermano uno spazio intersomatico L3-L4 ampio. **d-f** A paziente prona, con accesso postero-laterale sinistro e l'utilizzo coassiale di due aghi (18 e 22G), si esegue discografia mediante iniezione di circa 1,5cc di mezzo di contrasto diluito 1:8. L'esame dimostra una lesione radiale dell'anulus in sede postero-laterale a destra; l'iniezione provoca un dolore simile a quello riferito in anamnesi dalla paziente

Disco-TC

La discografia, introdotta nell'uso clinico nel 1948, ha avuto per molti anni un ruolo importante nella diagnostica delle lombalgie. Con l'avvento dell'imaging tomografico, ed in particolare della RM, è stata gradualmente abbandonata. Negli ultimi anni è stata ripresa in considerazione soprattutto nei casi di discrepanza clinico-radiologica e nella pianificazione chirurgica. La disco-TC consente di valutare molto meglio le alterazioni morfologiche del disco ed è in grado di rilevare piccole lesioni dell'anulus che non si evidenziano con i comuni studi di RM. È stato anche rivalutato il ruolo soggettivo dell'evocazione del dolore, che è irrinunciabile per individuare il o i livelli sintomatici nelle alterazioni discali a più livelli e quindi pianificare in modo più efficace il trattamento.

L'approccio percutaneo postero-laterale con guida TC e l'utilizzo coassiale di due aghi (18G e 22G) non pone solitamente problemi, ad eccezione dello spazio L5-S1, specialmente nell'uomo. Quando questo spazio è particolarmente infossato tra le ali iliache può essere più semplice un approccio postero-mediano attraverso il canale vertebrale, con l'ago che passa tra il sacco durale e la radice di S1. La disco-TC viene eseguita a paziente prono, occasionalmente in modesta sedazione generale, previa somministrazione obbligatoria di una dose di antibiotico. La durata dell'esame varia in rapporto al numero e alla sede dei livelli; l'esecuzione di una disco-TC ad un livello di media difficoltà può protrarsi fino a 15-20 minuti (Fig. 11.9).

Considerazioni L'esecuzione della disco-TC si sta consolidando nella pianificazione del trattamento delle lombalgie in cui vi sia discrepanza clinico-radiologica ed in quelle chirurgiche particolarmente impegnative in cui è indispensabile essere certi della condizione del disco sovra o sottostante.

12 RACHIDE POST-OPERATORIO

ALESSANDRA SPLENDIANI, ROSA MASI, ROSANNA DE AMICIS,
MASSIMO GALLUCCI

INTRODUZIONE

Lo studio post-operatorio del rachide si avvale dell'utilizzo della risonanza magnetica (RM) che rappresenta l'esame di scelta nella valutazione di interventi chirurgici in pazienti nei quali persista o si ripresenti una sintomatologia dolorosa dopo l'intervento.

INQUADRAMENTO DELLA PATOLOGIA ED INDICAZIONI DELLA METODICA Gli interventi chirurgici sul rachide sono prevalentemente correlati a problematiche relative alla presenza di ernia discale, localizzata nella maggior parte dei casi a livello lombare. Altre condizioni che possono condurre all'intervento chirurgico sono:
- stenosi del canale rachideo ed instabilità vertebrale (degenerative o post-traumatiche);
- neoplasie extradurali ed intradurali;
- cisti sinoviali (complicate e sintomatiche);
- altre condizioni meno comuni.

METODOLOGIA E TECNICA D'ESAME

Esame diretto. L'esame RM del rachide operato, sostanzialmente, non differisce da uno studio pre-operatorio. I piani di scansione utilizzati sono sagittali, per una visione panoramica del tratto di rachide in esame, e assiali, per uno studio di dettaglio delle aree di interesse. Per entrambi i piani di scansione è sufficiente uno spessore di strato tra i 3 e i 5 mm, con intervallo intorno a 0,5 mm.

Le sequenze Spin Echo (SE) T1 e T2-pesate sono quelle più comunemente utilizzate su entrambi i piani. Tra le sequenze T2-pesate, sono preferibili quelle Turbo e Fast-SE che riducono i tempi di acquisizione e minimizzano gli artefatti da eventuali supporti metallici o altro materiale chirurgico (Fig. 12.1). Le sequenze T2 ad Echo di Gradiente (GE) sono generalmente sconsigliate in quanto, al contrario delle precedenti, esaltano gli artefatti da suscettibilità magnetica nelle sedi chirurgiche. Le sequenze SE DP-pesate sono utili nello studio del midollo spinale nel sospetto, ad esempio, di lesioni ischemiche post-chirurgiche o nella valutazione delle concamerazioni aracnoidee in caso di aracnoiditi.

Le sequenze SE T1-pesate con soppressione del segnale adiposo (STIR o SPIR) sono le sequenze da utilizzare con la somministrazione di mezzo di contrasto, allo scopo di enfatizzare la patologia o piccole quote di tessuto di granulazione. La qualità delle immagini può essere inoltre migliorata utilizzando intervalli tra gli echi il più possibile

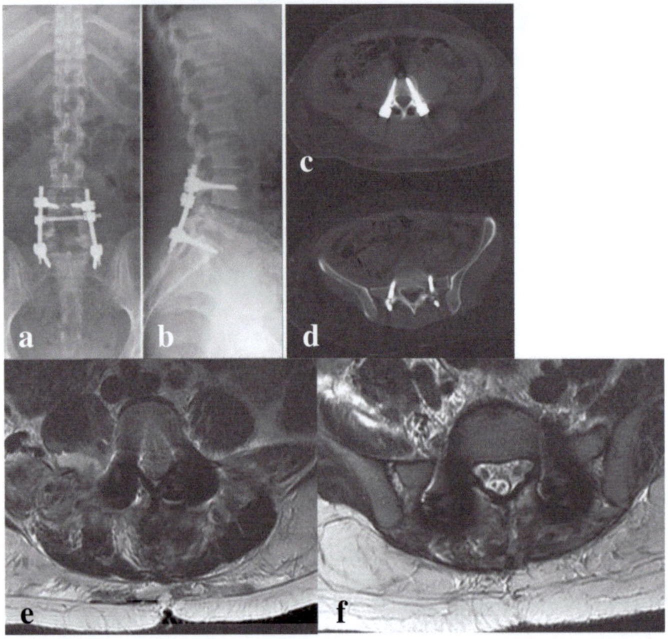

Fig. 12.1a-f. Intervento di stabilizzazione del rachide con barre posteriori e viti trans-peduncolari per frattura da scoppio del soma di L5 in donna di 24 anni. **a** Il radiogramma A-P ed il corrispondente radiogramma L-L (**b**) del rachide lombare fanno intuire un buon posizionamento delle viti (piena giustapposizione delle viti di destra con quelle di sinistra, nel radiogramma LL). **c** La scansione TC passante per i peduncoli di L4 e quella passante per S1 (**d**), così come le corrispondenti immagini RM FSE T2-pesate (**e, f**), confermano tale dato

brevi ed orientando il gradiente di codifica di frequenza parallelamente all'asse maggiore delle viti. In ogni caso, le attuali leghe al titanio, che hanno sostituito l'acciaio per la realizzazione degli stabilizzatori, producono minori artefatti metallici e non rappresentano più né un ostacolo né una controindicazione all'esame RM.

Quadri post-chirurgici non complicati

Dopo un intervento chirurgico sul rachide si osservano modificazioni che coinvolgono sia l'osso che i tessuti molli. Le alterazioni ossee dipendono dal tipo di intervento chirurgico. In caso di interventi mini-invasivi (approccio interlaminare) può essere difficile, se non impossibile, riconoscere, a distanza di tempo, i segni dell'intervento chirurgico.

Nell'intervento di emilaminectomia, invece, la lamina ed il legamento giallo vengono completamente rimossi, lasciando degli esiti ben evidenti sui piani assiali. Se si somministra mezzo di contrasto, l'impregnazione in corrispondenza dei piani muscolari e adiposi della breccia chirurgica può perdurare per un periodo compreso tra 6 settimane e 6 mesi (raramente un anno).

Dopo un'artrodesi cervicale, le alterazioni ossee riguardano sia i corpi vertebrali che il trapianto osseo utilizzato per la fusione. Il segnale del trapianto osseo è molto variabile, potendo presentarsi indifferentemente ad alta o bassa intensità rispetto ai corpi ver-

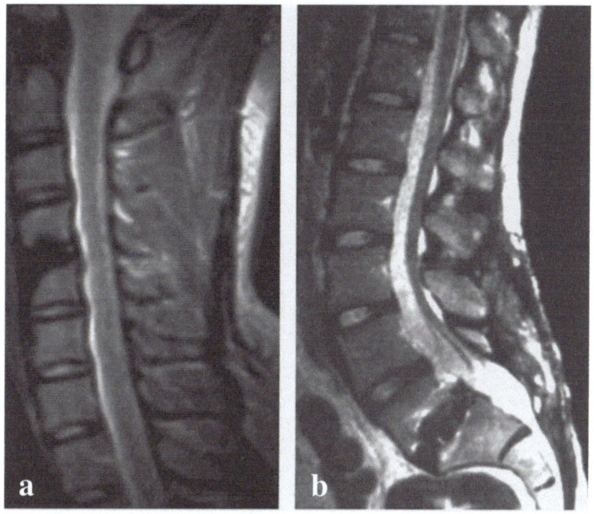

Fig. 12.2a, b. Controlli RM post-microdiscectomia e posizionamento di protesi discali. **a** Immagine RM sagittale FSE T2-pesata in donna di 49 anni, a due anni dall'intervento. **b** Immagine RM sagittale FSE T2-pesata in uomo di 45 anni, a tre anni dall'intervento. Da notare l'ipointensità di segnale delle *cages* vertebrali in carbonio e metacrilato

tebrali normali, sia nelle sequenze SE T1 che in quelle T2-pesate. Questa variabilità di segnale è determinata dalle caratteristiche intrinseche del trapianto osseo (midollo rosso e/o midollo giallo), dal traumatismo chirurgico al quale l'innesto viene sottoposto, sia nella fase di espianto che di impianto (edema intraspongioso), e dalla variabilità dei fenomeni di rivascolarizzazione che possono interessarlo. Dopo artrodesi vertebrale consolidata non è possibile apprezzare lo spazio intersomatico ed i due corpi vertebrali saldati hanno una struttura ossea continua ed omogenea, difficilmente distinguibile da quella dei corpi vertebrali adiacenti. A distanza di tempo dall'intervento l'area di artrodesi generalmente presenta un'intensità di segnale bassa nelle sequenze SE sia T1 che T2-pesate.

Negli interventi di microdiscectomia con inserzione di protesi vertebrali di carbonio o metacrilato, il segnale protesico risulta di bassa intensità sia nelle sequenze SE T1 che in quelle T2-pesate (Fig. 12.2). A ridosso delle limitanti somatiche è possibile osservare irregolari artefatti metallici da "spatolamento" chirurgico ed ipointensità di segnale da reazione osteoaddensante.

Nelle artrodesi cervicali per via anteriore si va oggi diffondendo l'uso di gabbie metalliche che sembrano realizzare fusioni vertebrali più stabili e durature; queste gabbie in tantalio contribuiscono a ripristinare le caratteristiche morfo-volumetriche dei corpi vertebrali e/o dei dischi. Le leghe di titanio utilizzate per la costruzione di queste gabbie sono responsabili di artefatti che devono essere, anche in questo caso, minimizzati ricorrendo alle sequenze Turbo-SE.

Negli ultimi anni, infine, si è affermata la tecnica di laminoplastica con allargamento del canale rachideo a livello cervicale. In tali casi i frammenti ossei degli archi posteriori non vengono rimossi, ma resecati, riposizionati e tenuti insieme da piccole clips in titanio scarsamente visibili con la RM e ben valutabili con la TC.

Modificazioni discali Nell'immediato post-operatorio, in sede epidurale anteriore (a livello dell'ernia operata), è possibile riscontrare un'immagine che simula un residuo o recidiva di ernia discale (Fig. 12.3). Questo reperto, "pseudo-ernia", che può mostrare

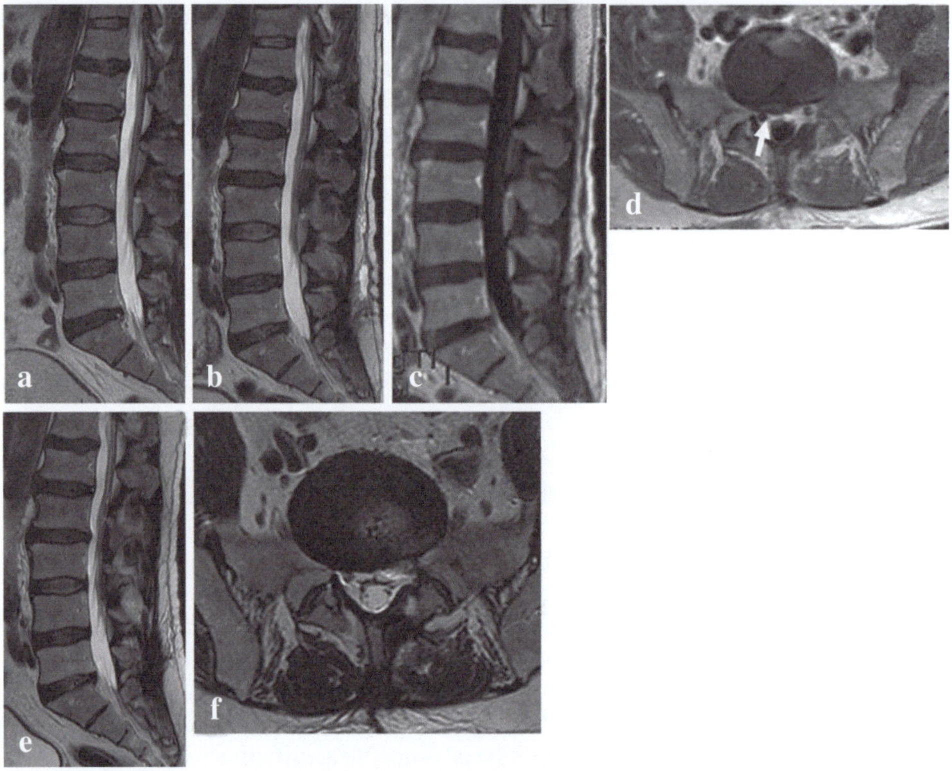

Fig. 12.3a-f. Maschio di 39 anni. Controllo RM a 15 giorni da discectomia L5-S1 sinistra. **a, b** Le immagini RM sagittali FSE T2-pesate mostrano un bulging posteriore (pseudo-ernia) del profilo discale L5-S1. A tale reperto corrisponde un lieve enhancement nell'immagine RM sagittale (**c**) e in quella assiale (**d**) SE T1-pesate post-contrasto (*freccia* in d). **e** Le immagini RM sagittale e assiale (**f**) FSE T2-pesate mostrano, 4 settimane dopo, una normalizzazione del quadro

anche un effetto compressivo sul sacco durale, causato da edema dei tessuti molli epidurali e da materiale siero-ematico; in genere scompare dopo 3-4 settimane dall'intervento e, soprattutto, non causa alcuna sintomatologia. Pertanto, dal momento che lo stesso reperto si riscontra in caso di residuo o recidiva erniaria, il principale criterio di differenziazione si deve basare sui dati clinici piuttosto che sulle immagini.

Modificazioni radicolari Negli esami RM del rachide lombare, dopo somministrazione di mezzo di contrasto, quando la barriera emato-spinale è intatta, non si riscontra alcuna impregnazione delle radici nervose, se non occasionalmente a carico delle radici dorsali per una fisiologica "lassità" della barriera. Nel rachide post-operatorio è invece più frequente un'impregnazione della porzione intratecale della radice nervosa corrispondente al livello operatorio; anche questo reperto non riveste un vero e proprio significato patologico, rientrando in un normale quadro evolutivo qualora lo si riscontri nel corso dei 6 mesi successivi all'intervento. Il prolungarsi dell'impregnazione oltre questo limite di tempo rende plausibile il sospetto di radicolite.

Si fa presente che dopo discectomia lombare, e in presenza di sintomi neurologici per-

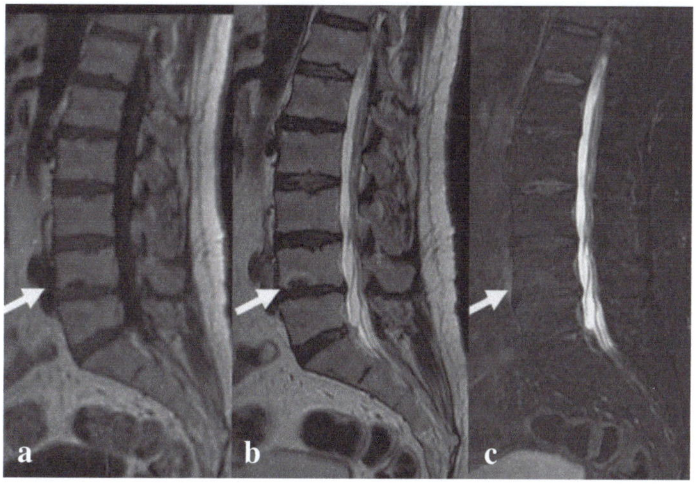

Fig. 12.4a-c. Maschio di 58 anni. Modificazioni dei piatti vertebrali a 4 settimane da discectomia L4-L5. L'immagine RM sagittale FSE T1-pesata (**a**), la corrispondente immagine FSE T2-pesata (**b**) e FSE T2-pesata con saturazione del segnale adiposo (**c**) mostrano fenomeni reattivi delle limitanti somatiche contrapposte, esito del curettage chirurgico

sistenti o recidivi, l'impregnazione radicolare può porre problemi diagnostici differenziali con un piccolo frammento erniario espulso e dislocato nel recesso. In entrambi i casi, infatti, si assiste ad una tipica impregnazione periferica ad anello. Mentre un frammento erniario, specie di piccole dimensioni, risulta evidenziabile, nella maggior parte dei casi, in una sola scansione, la radice nervosa impregnata alla periferia è riconoscibile su più piani di scansione contigui; in queste situazioni sono utili le immagini sagittali che permettono di seguire meglio il decorso della radice.

Modificazioni dei piatti vertebrali Dopo discectomia si possono riscontrare piccole irregolarità delle limitanti somatiche affrontate ed alterazioni di segnale del contiguo midollo osseo, che appare ipointenso nelle sequenze SE T1-pesate ed iperintenso nelle SE T2-pesate. È questa un'evenienza rara, di nessun significato patologico, che si risolve nel giro di alcune settimane, essendo dovuta ad edema della spongiosa contigua alle limitanti somatiche interessate dal curettage chirurgico (Fig. 12.4).

Materiale di riempimento In corso di laminectomia per ernia discale lombare viene inserito tessuto adiposo o altro materiale di riempimento nella breccia operatoria, al fine di limitare la formazione di tessuto fibroso epidurale. Dal momento che nelle sequenze Turbo o Fast-SE T2-pesate il segnale del tessuto adiposo risulta abbastanza elevato, può essere difficile differenziare, nei pazienti con sintomatologia neurologica persistente, una raccolta ematica epidurale recente (metaemoglobina) da materiale di riempimento adiposo. Entrambe le condizioni, infatti, presenterebbero un segnale iperinteso tanto nelle sequenze TI quanto in quelle T2-pesate. Pertanto è meglio ricorrere a sequenze con soppressione del grasso (SE *Fat-sat*, SPIR, STIR) e non della metaemoglobina.
Per evitare errori interpretativi è sempre importante conoscere la tecnica chirurgica impiegata, ma anche il materiale utilizzato per riempire la breccia operatoria, in particolare l'eventuale uso di spugne di gelatina riassorbibile. Queste spugnc, infatti, possono simulare un ascesso (soprattutto nelle prime due giornate post-operatorie), in relazione ad una loro imbibizione con conseguente effetto massa e ad una impregnazione periferica post-contrasto dovuta al tessuto di granulazione in formazione.

FENOMENI RIPARATIVI Nei pazienti operati per ernia discale con sintomatologia recidiva o persistente (FBSS), l'evenienza diagnostica differenziale più comune, e nello stesso tempo più critica, è la distinzione tra recidiva/residuo di ernia e tessuto fibroso epidurale.

Nell'immediato post-operatorio, e per almeno due mesi, la normale evoluzione del processo riparativo post-chirurgico prevede la presenza di tessuto di granulazione epidurale che può talora comportare una modesta compressione o dislocazione delle tasche radicolari o del sacco durale, in assenza di sintomatologia neurologica.

Dopo il secondo mese, la fibrosi post-chirurgica epidurale tende ad essere più circoscritta, senza più effetti compressivi durali. Nella fase cronica possono aversi fenomeni di attrazione cicatriziale del sacco durale stesso, ma tra i 6 ed i 12 mesi dopo l'intervento si arriva ad una stabilità del quadro nel 75-80% dei casi. Pertanto, il riscontro in fase cronica di materiale epidurale esuberante e con effetto compressivo è da considerarsi un reperto patologico, correlabile con ernia recidiva/residua o con cicatrice esuberante.

QUADRI PATOLOGICI

Numerose possono essere le cause di insuccesso di un intervento chirurgico lombare e, di conseguenza, di una sintomatologia dolorosa post-operatoria persistente (FBSS). Nella trattazione che segue verranno prese in considerazione le condizioni di maggiore interesse.

PERSISTENZA O RECIDIVA ERNIARIA E FIBROSI POST-CHIRURGICA La recidiva erniaria è la complicanza, o causa d'insuccesso chirurgico, più frequente (Fig. 12.5); più raramente può trattarsi di residuo erniario per tecnica non corretta o per errore di livello chirurgico. Nel 50% dei casi la recidiva erniaria si osserva a livello dell'intervento e dallo stesso lato, nell'altro 50% si osserva ad un livello diverso, omolaterale o controlaterale rispetto all'intervento.

Il quesito clinico più rilevante riguarda la diagnosi differenziale tra recidiva erniaria e cicatrice epidurale esuberante. In questo ambito la RM, se eseguita con opportuna metodologia (esame diretto e dopo somministrazione di mezzo di contrasto in fase precoce e tardiva) riesce a dare informazioni importanti in termini di sensibilità e di specificità (Tabella 12.1) che si attestano attorno al 96%.

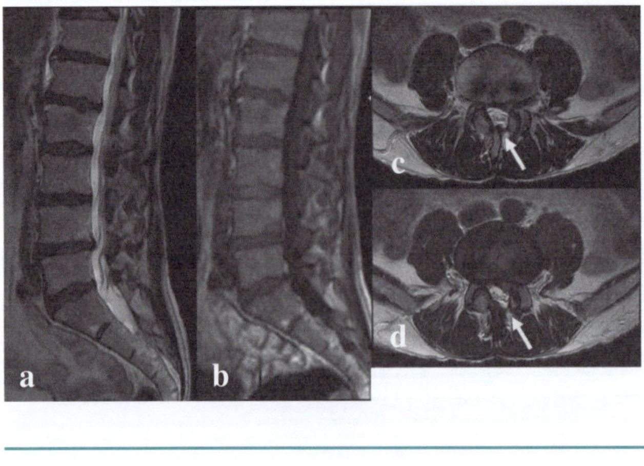

Fig. 12.5a-d. Maschio di 54 anni. Recidiva erniaria ad 1 anno dall'intervento chirurgico di microdiscectomia L4-L5. **a** L'immagine RM sagittale FSE T2-pesata mostra una recidiva erniaria medio-laterale sinistra con impegno foraminale. **b** L'immagine RM sagittale FSE T1-pesata e le immagini assiali FSE T2-pesate (**c, d**) confermano la recidiva e gli esiti dell'intervento chirurgico (*freccia* in **c** e **d**)

Tabella 12.1 Recidiva d'ernia e fibrosi epidurale post-chirurgica: principali aspetti differenziali con RM

	Fibrosi	Ernia
Effetto massa (>2 mesi)	no	sì
Trazione durale (>2 mesi)	sì	no
Impronta sul sacco durale	postero-laterale	antero-laterale
Rapporti con il disco	possibile contiguità (su 2 piani)	possibile contiguità (su 2 piani)
Impregnazione dopo Mdc	precoce, intensa e diffusa	periferica e diffusa

Per quanto riguarda la semeiotica RM, essa si fonda sulle caratteristiche di tre elementi: l'effetto massa sul sacco durale, i rapporti con il disco intersomatico, la dinamica dell'impregnazione contrastografica.

EFFETTO MASSA SUL SACCO DURALE Nelle prime 4-6 settimane dopo l'intervento è difficile differenziare una pseudo-ernia da una recidiva o dalla persistenza erniaria; il sacco durale, infatti, già compresso e dislocato dall'ernia discale per un periodo più o meno prolungato, non ha ancora riacquistato la normale conformazione e sembra pertanto ancora subire un effetto massa. A distanza di 2 mesi, invece, la situazione loco-regionale diviene generalmente meglio valutabile: il rilievo di compressione anteriore o antero-laterale sul sacco durale, o sulla tasca radicolare, da parte di una struttura epidurale anteriore, è fortemente suggestivo per ernia residua o recidiva. La fibrosi, infatti, interessa tendenzialmente lo spazio epidurale posteriore (sede di ingresso chirurgico), determinando impronte sul versante posteriore o postero-laterale e/o avvolgendo a manicotto la tasca radicolare contigua. Relativamente al problema della fibrosi epidurale post-chirurgica, è concordemente accettata l'importanza della topografia del tessuto fibroso, il quale, anche se non particolarmente esuberante, qualora interessi aree strategiche (prossime cioè alle radici nervose) può determinare fenomeni di trazione o intrappolamento con conseguente irritazione nervosa (Fig. 12.6). La fibrosi epidurale si pone, pertanto, come argomento "a ponte" tra il rachide operato normale e quello patologico; nella pratica clinica rappresenta spesso un problema diagnostico di non facile soluzione.

RAPPORTI CON IL DISCO INTERSOMATICO Sono da ricercare attentamente almeno su due piani dello spazio (assiale e sagittale). Può infatti verificarsi che la sola immagine assiale non sia in grado di definire i rapporti tra tessuto epidurale anteriore o laterale e disco intersomatico. In tali casi le immagini sagittali (T1 e T2-pesate) possono chiarire se tale tessuto è in continuità con il disco intersomatico (ernia) o in contiguità con esso (fibrosi epidurale, ma anche possibile frammento discale espulso).

ASPETTI POST-CONTRASTOGRAFICI La somministrazione di mezzo di contrasto assume un ruolo importante sia nel periodo immediatamente successivo all'intervento chirurgico che in una fase più tardiva. Per la comprensione di alcune differenze di impregna-

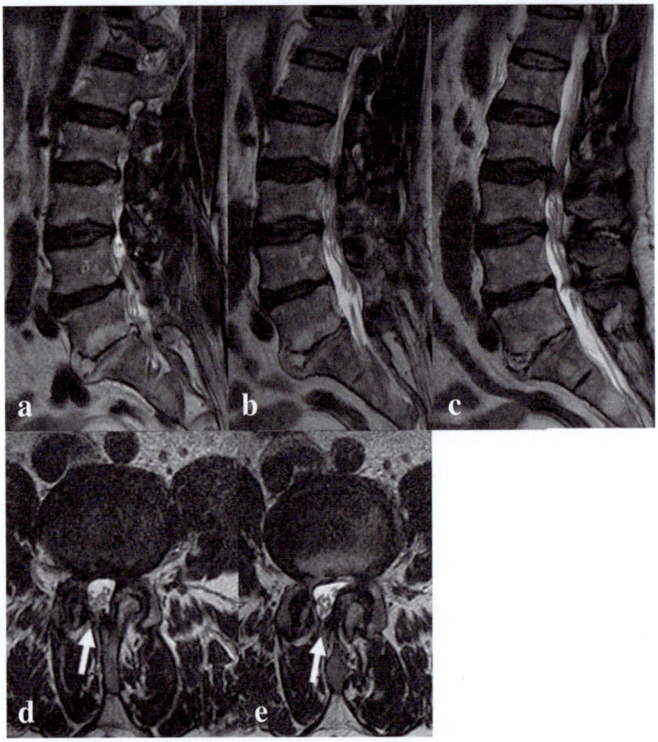

Fig. 12.6a-e. Maschio di 43 anni. Fibrosi post-chirurgica 6 mesi dopo emilaminectomia per ernia discale L4-L5. Le immagini RM sagittali FSE T2-pesate (**a-c**) e le immagini RM assiali FSE T2-pesate (**d, e**) documentano gli esiti del pregresso intervento chirurgico a destra, con stiramento postero-laterale dx del sacco durale (*freccia* in **d** ed **e**). Concomita degenerazione discale con protrusione ad ampio raggio della componente residua, spondilosi delle limitanti somatiche contrapposte ed artrosi interapofisaria bilaterale, più evidente a sinistra, con consensuale ipertrofia del legamento giallo omolaterale

zione, è necessario premettere che le cosiddette recidive di ernia non sono costituite da tessuto biologicamente e istopatologicamente uniforme ed univoco; in oltre il 70% dei casi tali ernie recidive sono in realtà frammenti di cartilagine distaccati dal piatto vertebrale o dall'anulus discale, a seguito di manovre chirurgiche. Nelle prime settimane dopo l'intervento, il tessuto di granulazione epidurale mostra solitamente una impregnazione di mezzo di contrasto più precoce e consistente rispetto alla recidiva erniaria. Il tessuto cicatriziale presenta, infatti, per fenomeni di angiogenesi, una ricca vascolarizzazione sostenuta da piccoli vasi con endotelio lasso, che consentono un rapido stravaso di mezzo di contrasto ed un suo consistente accumulo interstiziale.

La recidiva di ernia, al contrario, non presenta impregnazione di mezzo di contrasto dal momento che il disco, dopo i 4-5 anni di età, non presenta una vascolarizzazione propria. Per tale motivo, all'interno del materiale discale erniato di recente, non può né giungere né accumularsi contrasto. Tuttavia, è molto frequente un'impregnazione alla periferia del tessuto erniario per la presenza di tessuto di granulazione; qualunque ernia discale, infatti, è sempre più o meno avvolta da tessuto di granulazione (Fig. 12.7). Se si effettuano scansioni tardive dopo contrasto, la recidiva d'ernia può presentare, come nella fibrosi, una certa impregnazione per fenomeni di diffusione. Per questo motivo, dopo circa 15 minuti dalla somministrazione di mezzo di contrasto, sia la recidiva erniaria che il tessuto cicatriziale epidurale mostrano un grado di impregnazione spesso sovrapponibile. Quindi, per migliorare la specificità della RM, è necessario acquisire le immagini precocemente (entro 7-10 minuti) dopo somministrazione di mezzo di contrasto.

Dopo circa un mese dall'intervento, e in fase più tardiva, le recidive erniarie pre-

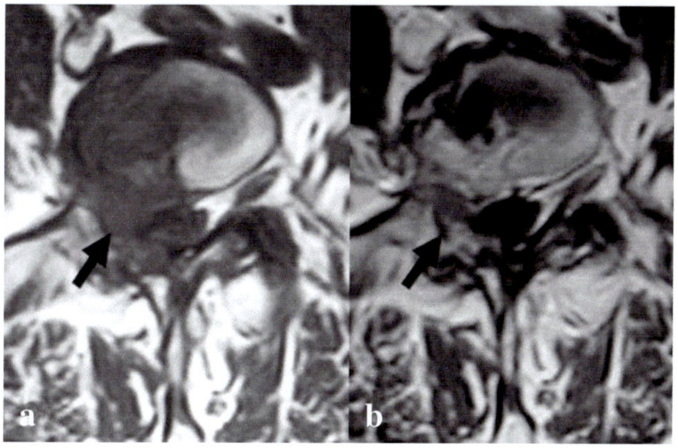

Fig. 12.7a, b. Donna di 55 anni. Tessuto di granulazione a 6 settimane da una emilaminectomia per ernia discale L4-L5. Immagini RM assiali FSE T1-pesate rispettivamente prima (**a**) e dopo (**b**) contrasto. Si noti l'impregnazione periferica del mezzo di contrasto legata alla presenza di tessuto di granulazione (*freccia* in **a** e **b**)

sentano una impregnazione diffusa simile a quella della cicatrice epidurale; il fenomeno è legato ai processi biologici riparativi o di contenimento, quali neoangiogenesi e tessuto di granulazione. Inoltre, in circa il 20% delle recidive d'ernia è stata rilevata, anche in fase precoce, una impregnazione di mezzo di contrasto che è fuorviante ai fini di una diagnosi differenziale con la fibrosi epidurale.

Ad un anno di distanza dall'erniectomia, l'impregnazione post-contrastografica della fibrosi epidurale è notevolmente ridotta, fino a scomparire del tutto intorno ai 15 mesi di distanza dall'intervento. Man mano che il processo riparativo procede, si assiste ad un aumento della componente fibrotica e ad una concomitante diminuzione del tessuto di granulazione e della vascolarizzazione. L'accumulo di mezzo di contrasto rispecchia, infatti, lo stato di capillarizzazione e la quota di spazio extracellulare del tessuto riparativo.

Si è rilevato anche che la persistente impregnazione è più frequente nel tessuto fibroso epidurale anteriore e laterale, a causa dei continui stimoli irritativi determinati dalla cartilagine e dall'osso contigui; in tali sedi l'impregnazione può essere addirittura riscontrata anche a distanza di alcuni anni dall'intervento.

Complicanze

A breve distanza di tempo da un intervento chirurgico sul rachide, la comparsa di una lombalgia persistente e ingravescente, associata ad un aumento sensibile degli indici di flogosi, deve porre il sospetto di complicanze infettivo-infiammatorie, per le quali si rimanda al capitolo "Rachide infettivo".

Aracnoiditi e fistole liquorali Le aracnoiditi possono essere conseguenza di ogni intervento chirurgico che comporti l'apertura del sacco durale o una semplice "discontinuità" di questo, riscontrandosi nel 6-16% di tali interventi.
Nel caso di meningiti batteriche o micotiche, specie se ricorrenti, che si manifestano a distanza di mesi o anni da un intervento sul rachide, occorre pensare poi alla possibilità di una fistola aracnoidea. Tale complicanza è praticamente inesistente nella chirurgia discale mentre rappresenta una quota prossima all'1% della chirurgia delle neoplasie

spinali. La RM convenzionale può visualizzare la fistola, ma occorre che la stessa venga sospettata e che pertanto la si ricerchi opportunamente con sequenze di tipo mielografico a strato sottile e valutando successivamente le singole partizioni (FSE o CISS). Nel caso di esame RM non dirimente o di negatività, l'esame mielografico convenzionale riveste ancora un ruolo determinante.

Nelle aracnoiditi croniche adesive post-chirurgiche, generalmente l'infiammazione meningea è asettica ed il processo infiammatorio avanza in maniera progressiva instaurando un quadro cronico. A livello lombare, i reperti dell'esame diretto sono prevalentemente legati al riscontro di “adesioni” radicolari a livello della cauda equina, con differenti quadri di espressività . Nei casi più gravi le aderenze aracnoidee possono portare ad un blocco completo del flusso liquorale e determinare un quadro ipertensivo che conduce a idrocefalo e siringomielia.

Talvolta il sovvertimento delle strutture contenute nello speco vertebrale, la distorsione del midollo spinale e la presenza di concamerazioni aracnoidee multiple possono dare luogo a quadri pseudotumorali. Come elemento diagnostico differenziale si tenga conto che nelle aracnoiditi croniche adesive non si riscontrano significative impregnazioni patologiche dopo contrasto endovena. Inoltre, la sintomatologia neurologica è lentamente ingravescente negli anni e l'anamnesi è positiva per un pregresso intervento chirurgico sul rachide, una mielografia (con mezzo di contrasto liposolubile) o un'anestesia epidurale.

Formazioni cistiche paraspinali non infettive L'accesso chirurgico posteriore può essere complicato da ematomi, meningoceli e pseudomeningoceli. Tali raccolte, in una fase immediatamente successiva all'intervento, sono in genere di piccole dimensioni, ma nel tempo possono aumentare di volume per un meccanismo a valvola e rendersi responsabili di una recidiva dolorosa qualora vadano a comprimere il sacco durale e le radici nervose contigue, oppure possono infettarsi dando luogo a raccolte ascessualizzate.

Ematomi Si presentano come raccolte liquide paraspinali, con pareti ben definite. Il segnale di queste lesioni ha caratteristiche tipiche del sangue stravasato, nelle varie fasi di degradazione dell'emoglobina.

Sieromi Sebbene rappresentino un esito a distanza di ematomi non trattati, il loro segnale può essere simil-liquorale; talvolta l'intensità di segnale nelle sequenze SE T2-pesate è più elevata del liquor oppure è possibile evidenziare nel loro contesto un livello fluido-fluido dovuto alla presenza di prodotti di degradazione del sangue che si raccolgono in posizione declive rispetto al liquor.

Meningocele e pseudomeningocele Si tratta, rispettivamente, di raccolte liquorali comunicanti con lo spazio subaracnoideo per erniazione dell'aracnoide attraverso una breccia durale chirurgica (meningocele) e di una raccolta extra-meningea provvista di tramite fistoloso comunicante con lo spazio subaracnoideo (pseudomeningocele). Tali raccolte liquorali possono estendersi all'esterno o all'interno del canale rachideo. Non sempre con la RM è possibile l'identificazione della fistola o della comunicazione iatrogena con lo spazio subaracnoideo. Qualora questa non si identifichi, la diagnosi differenziale tra raccolte comunicanti (meningocele e pseudomeningocele) e non comunicanti (sieroma ed ematoma dei tessuti molli) può essere difficoltosa. In questi casi, le sequenze Turbo o Fast-SE a strato sottile e le tecniche mielografiche possono offrire informazioni supplementari. Se queste non sono risolutive, si deve far ricorso, anche in questo caso, all'esame mielografico convenzionale. La somministrazione di mezzo di contrasto per via venosa è di un certo aiuto nella diagnosi differenziale tra l'ascesso e queste raccolte che non subiscono alcuna impregnazione, ma non permette la differenziazione con le forme sterili sopra descritte, perché anche in esse non è presente impregnazione o, se è presente, risulta tenue e limitata alla periferia della raccolta.

Letture consigliate

Capitolo 1

Barbuti D, Fasanelli S (1995) Symptomatic os odontoideum in a patient with Down's syndrome. A case report and review of the literature. Radiol Med 90:486-488

Barkovich AJ (1999) Congenital anomalies of the spine. In: Pediatric neuroimaging. Lippincott & Williams, Philadelphia

Carnevale E, Barbuti D (1983) Anatomia radiografica della vertebra normale infantile In: Di Rocco C, Caldarelli M (eds). Mielomeningocele. Casa del libro, Roma

Dini B, Amigoni A, Faggin R et al (2006) Spinal cord injury without radiographic abnormalities. Eur J Pediatr 165:108-111

Hughes RJ, Saifuddin A (2006) Progressive non-infectious anterior vertebral fusion (Copenhagen Syndrome) in three children: features on radiographs and MR imaging. Skeletal Radiol 35:397-401

Schilling F, Fedlmeier M, Eckardt A et al (2002) Vertebral manifestation of chronic recurrent multifocal osteomyelitis (CRMO). Rofo 174:1236-1242

Swischuk LE (2002) Imaging of the cervical spine in children. Spinger-Verlag, New York

Tortori-Donati P, Fondelli MP, Rossi A et al (1999) Segmental spinal dysgenesis: neuroradiological findings and clinical and embryology correlations. AJNR 20:445-456

Tuten HR, Gabos PG, Kumar SJ, Harter GD (1998) The Limping Child: a manifestation of acute leukemia. J Pediatric Orthopedics 18:625-629

Urso S, Colajacomo M, Migliorini A, Fassari FM (1987) Calcifying discopathy in infancy in the cervical spine: evaluation of vertebral alterations over a period of time. Pediatr Radiol 17:387-391

Capitolo 2

Albanese M, Pizzutillo PD (1982) Family study of spondylolysis and spondylolisthesis. J Pediatr Orthop 2:496-499

Amato M, Totty WG, Gilula LA (1984) Spondylolysis of the lumbar spine: Demonstration of defects and laminal fragmentation. Radiology 153:627-629

Araki T, Harata S, Nakano K, Satoh T (1992) Reactive sclerosis of the pedicle associated with contrclateral spondylolysis. Spine 17:1424-1426

Elliott S, Hutson MA, Wastie ML (1988) Bone scintigraphy in the assessment of spondylolysis in patients attending a sports injury clinic. Clin Radiol 39:269-272

Grogan JP, Hemminghytt S, Williams AL et al (1982) Spondylolysis studied with computed tomography. Radiology 145:763-742

Jinkins JR, Matthes JC, Sener RN et al (1992) Spondylolysis, spondylolisthesis, and associated nerve root entrapment in the lumbosacral spine: MR evaluation. AJR Am J Roentgenol 159:799-803

Langston JW, Gavant ML (1985) "Incomplete ring" sign: a simple method for CT detection of spondylolysis. J Comput Assist Tomogr 9:728-729

Major NM, Helms CA, Richardson WJ (1999) MR imaging of fibrocartilaginous masses arising on the margins of spondylolysis defects. AJR Am J Roentgenol 173:673-676

Maldague BE, Malghem JJ (1976) Unilateral arch hypertrophy with spinous process tilt: a sign of arch deficiency. Radiology 121:567-574

Meyerding HW (1941) Low backache and sciatic pain associated with spondylolisthesis and protruded intervertebral disk. J Bone Joint Surg 23:461-466

Modic MT, Steinberg PM, Ross JS et al (1988) Degenerative disk disease: assessment of changes in vertebral body marrow with MR imaging. Radiology 166:193-199

Raby N, Mathews S (1993) Symptomatic spondylolysis: correlation of CT and SPECT with clinical outcome. Clin Radiol 48:97-99

Rossi F (1988) Spondylolysis, Spondylolisthesis and sports. J Sports Med Phys Fitness 18:317-340

Rothman SLG, Glenn WV (1984) CT multiplanar reconstruction in 253 cases of lumbar spondylolysis. AJNR Am J Neuroradiol 5:81-90

Saifuddin A, Burnett SJD (1997) The value of lumbar spine MRI in the assessment of the pars interarticularis. Clin Radiol 52:666-671

Saifuddin A, White J, Tucker S, Taylor BA (1998) Orientation of lumbar pars defects: implications for radiographic detection and surgical management. Journal of Bone and Joint Surgery (British) 80:208-211

Saraste H (1987) Long-term clinical and radiological follow-up of spondylolysis and spondylolisthesis. J Pediatr Orthop 7:631-638

Saraste H, Brostrom LA, Aparisi T (1984) Prognostic radiographic aspects of spondylolisthesis. Acta Radiol Diagn (Stockh) 25:427-432

Smith JA, Hu SS (1999) Management of spondylolysis and spondylolisthesis in the pediatric and adolescent population. Orthop Clin North Am 30:487-499

Ulmer JL, Mathews VP, Elster AD et al (1997) MR imaging of lumbar spondylolysis: the importance of ancillary observations. AJR Am J Roentgenol 169:233-239

Capitolo 3

Arnoldi CC, Brodsky AE, Cauchoix J et al (1976) Lumbar spinal stenosis and nerve root entrapment syndromes: Definition and classification. Clin Orthop 115:4-5

Cassar-Pullicino VN (1998) MRI of the ageing and herniating intervertebral disc. Eur J Radiol 27:214-228

Fardon DF, Milette PC (2001) Nomenclature and Classification of Lumbar Disc Pathology. Recommendations of the Combined Task Forces of the North American Spine Society, American Society of Spine Radiology, and American Society of Neuroradiology. Spine 26 (5):E93-E113

Freund M, Sartor K (2006) Degenerative spine disorders in the context of clinical findings. Eur J Radiol 58:15-26

Grobler LJ, Robertson PA, Novotny JE, Ahern IW (1993) Decompression for degenerative spondilolisthesis and spinal stenosis at L4-L5. The effect on facet joint morphology. Spine 18:1475-1482

Leone A, Aulisa L, Tamburrelli F et al (1994) The role of computed tomography and magnetic resonance in assessing degenerative arthropathy of the lumbar articular facets.Radiol Med 88 (5):547-452

Modic MT, Masaryc TJ, Ross JS et al (1988) Imaging of Degenerative Disk Disease. Radiology 168:177-186

Perez AF, Isidro MG, Ayerbe E et al (2007) Evaluation of intervertebral disc herniation and hypermobile intersegmental instability in symptomatic adult patients undergoing recumbent and upright MRI of the cervical or lumbosacral spines. Eur J Radiol 62:444-448

Saint-Louis LA (2001) Lumbar Spinal Stenosis Assessment With Computed Tomography, Magnetic Resonance Imaging, and Myelography. Clin Orthop Relat Res 384:122-136

Schonstrom NSR, Bolender NF, Spengler DM (1985) The pathomorphology of spinal stenosis as seen on CT scans of the lumbar spine. Spine 10:806-811

Sengupta DK, Kirollos R, Findlay GF et al (1999) The value of MR imaging in differentiating between hard and soft cervical disc disease: a comparison with intraoperative findings. Eur Spine J 8:199-204

Solarino M, Andreula C, Chiumarulo L (2005) Malattia degenerativa del rachide. In: Faletti C, Masciocchi C (eds) Trattato di diagnostica per immagini nella patologia muscolo-scheletrica. 1st ed., UTET, Torino, Italy, pp 207-251

Truumees E (2005) Spinal stenosis: Pathophysiology, Clinical and radiologic Classification. Instr Course Lect 54:287-302

Capitolo 4

Belanger TA, Rowe DE (2001) Diffuse idiopathic skeletal hyperostosis: musculoskeletal manifestation. J Am Acad Orthop Surg 9:258-267

Dresser F (1998) Juvenile rheumatoid arthritis and spondyloarthropathies. Curr Opin Rheumatol 10:468-474

Garlaschi G, Martino F (2007) Artrite reumatoide e spondiloentesoartriti, diagnostica per immagini e imaging follow up. Springer-Verlag, Milano

Geijer M, Sihlbom H, Gothlin JH, Nordborg E (1998) The role of CT in the diagnosis of sacro-iliitis. Acta Radiol 39:265-268

Grassi W, Filippucci E, Farina A et al (2000) Sonographically imaging of tendons. Arthritis Rheum 43:969-976

Lamer S, Sebag GH (2000) MRI and ultrasound in children with juvenile chronic arthritis. Eur J Radiol 33:85-93

Leone A (2005) Il Rachide. In: Faletti C, Masciocchi C (eds) Trattato di diagnostica per immagini nella patologia muscolo-scheletrica. UTET, Milano, vol. III, pp 277-349

Martino F, Govoni M, Orzincolo C et al (2005) Artropatie da microcristalli e dismetaboliche e altre entità nosologiche. In: Faletti C, Masciocchi C (eds) Trattato di Diagnostica per immagini nella patologia muscolo-scheletrica, UTET, Milano, vol II, pp 429-457

Martino F, Numo R (2005) Spondiloartriti Sieronegative. In: Faletti C, Masciocchi C (eds) Trattato di diagnostica per immagini nella patologia muscolo-scheletrica. UTET, Milano, vol II, pp 355-402

Mitchell MJ, Sartoris DJ, Moody D et al (1990) Cauda equina suyndrome complicating ankylosing spondylitis. Radiology 175:521-525

Orzincolo C, Scutellari PN (1993) Le artriti da microcristalli. Radiol Med 86:783-797

Resnick D, Kransdorf MJ (2005) Imaging dell'apparato osteoarticolare. Elsevier, Milano

Scarpa R (2000) Discovertebral erosions and destructions in psoriatic arthritis. J Rheumatol 27:975-978

Shih TT, Chen PQ, Li YW et al (2001) Spinal fractures and pseudoarthrosis complications ankylosing spondylitis: MRI manifestation and clinical significance. J Comput Assist Tomogr 25:164-170

Theodorou DJ (2001) The intravertebral vacuum cleft sign. Radiology 221:787-788

Turpin S, Lambert R (2001) Role of scintigraphy in musculoskeletal and spinal infections. Radiol Clin North Am 39:169-189

Wikstrom M, Vogel J, Rilinger N et al (1997) Infectious spondylitis. A retrospective evaluation of MRI markers. Radiologe 37:139-144

Wiley AM, Trueta J (1959) The vascular anatomy of the spine and its relationship to pyogenic vertebral osteomyelitis. J Bone Joint Surg Br 41-B:796-809

Capitolo 5

Champsaur P, Parlier-Cuau C, Juhan V et al (2000) Differential diagnosis of infective spondylodiscitis and erosive degenerative disk disease. J Radiol 81:516-522

Cova MA, Gasparini C, Braini M (2006) Diagnostica per immagini delle spondilodisciti in età geriatrica. In: Guglielmi G, Schiavon F, Cammarota T (eds) Radiologia geriatrica. Springer Verlag, Berlin Heidelberg, pp 235-248

Cusmano F, Calabrese G, Bassi S et al (2000) Radiologic diagnosis of spondylodiscitis: role of magnetic resonance. Radiol Med 100:112-119

Dalla Palma L, Pozzi Mucelli RS, Cova MA (1993) Le spondilodisciti infettive. In: Bacarini L, Cammisa M, Priolo F (eds) Trattato italiano di diagnostica per immagini della colonna vertebrale: SGE Editoriali, Padova, pp 269-293

De Vuyst D, Vanhoenacker F, Gielen J et al (2003) Imaging features of musculoskeletal tuberculosis. Eur Radiol 13:1809-1819

Dufour V, Feydy A, Rillardon L et al (2005) Comparative study of postoperative and spontaneous pyogenic spondylodiscitis. Semin Arthritis Rheum 34:766-771

El-Maghraby TA, Moustafa HM, Pauwels EK (2006) Nuclear medicine methods for evaluation of skeletal infection among other diagnostic modalities. Q J Nucl Med Mol Imaging 50:167-192

Kothari NA, Pelchovitz DJ, Meyer JS (2001) Imaging of musculoskeletal infections. Radiol Clin North Am 39:653-671

Ledermann HP, Schweitzer ME, Morrison WB, Carrino JA (2003) MR imaging findings in spinal infections: rules or myths? Radiology 228:506-514

Love C, Din AS, Tomas MB et al (2003) Radionuclide bone imaging: an illustrative review. Radiographics 23:341-358

Meneghello A, Boccignone A, De Biasio V (1999) Chronic spondylodiscitis. Clinical aspects and imaging features. Radiol Med 97:467-471

Smith AS, Blaser SI (1991) Infectious and inflammatory processes of the spine. Radiol Clin North Am 29:809-827

Stäbler A, Reiser MF (2001) Imaging of spinal infection. Radiol Clin North Am 39:115-135

Tali ET (2004) Spinal infections. Eur J Radiol 50:120-133

Tehranzadeh J, Tao C (2004) Advances in MR imaging of vertebral collapse. Semin Ultrasound CT MR 25:440-460

Turpin S, Lambert R (2001) Role of scintigraphy in musculoskeletal and spinal infections. Radiol Clin North Am 39:169-189

Capitolo 6

Axoux EM, Saigal G, Rodriguez MM (2005) Langherans cells Histocytosis: Pathology, imaging and treatment of skeletal involvement. Pediatr Radiol 35:103-115

Batson OV (1957) The vertebral vein system. AJR 78:195-212
Bertoni F, Bacchini P, Stalls EL (2003) Malignancy in giant cell tumor of bone. Cancer 97:2520-2529
Boriani S, De Iure F, Campanacci L et al (2001) Aneurysmal bone cysts of the mobile spine: report on 41 cases. Spine 26:27-35
Davies M, Cassar-Pullicino VN, Davies MA et al (2002) The diagnostic accuracy of MR imaging in osteoid osteoma. Skeletal Radiol 1:559-569
Hoffer FA (2002) Primary skeletal neoplasms: Osteosarcoma and Ewing sarcoma. Top Magn Reson Imaging 13:231-239
Ilaslan H, Sundaram M, Unni KK, Shives TT (2004) Primary vertebral osteosarcoma: imaging findings. Radiology 230:697-702
Krikun ME (1988) Conventional radiography. In: Krikun ME Imaging Modalities in spinal disorders. W.B. Saunders Co.,Philadelphia, pp 59-288
Krikun ME (1993) Tumors of the spine. In: Krikun ME Imaging of Bone Tumors. W.B. Saunders Co, Philadelphia, pp 256-303
Ma MD, Frassica FJ, Scott WW et al (1995) Differentiation of benign and malignant muscoloskeletal tumors: potential pitfalls with MR imaging. Radiographics 15:349-366
Murphey MD, Andrews CL, Flemming DJ et al (1996) Primary tumors of the spine: Radiologic-Pathologic correlation. Radiographics 16:1131-1158
Murphy Jr WA (1991) Imaging of bone tumors in the 1990s. Cancer 67 [Suppl 4]:1169-1171
Nakay T, Okuyama C, Kubota T et al (2005) Pitfalls of FDG-PET for the diagnosis of osteoblastic bone metastases in patients with breast cancer. Eur J Nucl Med Mol Imaging 32:1250-1252
Shaikh MI, Saifuddin A, Pringle J et al (1999) Spinal osteoblastoma: CT and MR imaging with pathological correlation. Skeletal Radiol 28:33-40
Wenger DE, Wold DE (2000) Benign vascular lesions of bone: radiologic and pathologic features. Skeletal Radiol 29:63-74

Capitolo 7

American College of Surgeons Committee on Trauma (1997). Advanced Trauma Life Support (ATLS) for Doctors. Chicago
Anderson LD, D'Alonzo RT (1974) Fractures of the odontoid process of the axis. J Bone Joint Surg Am 56:1663-1674
Beltramello A, Benati A, Piovan E, Caudana R (1987) L'imaging dei traumatismi del "contenente". In: Pistolesi GF, Bergamo Andreis IA (eds). L'imaging diagnostico del rachide. Libreria Cortina Verona, Verona, pp 668-689
Chance GQ (1948) Note on a type of flexion fracture of the spine. Br J Radiol 452-453
Daffner RH (2004) Controversies in cervical spine Imaging in trauma patients. Emerg Radiol 1:2-8
Demetriades D, Karaiskakis M, Toutouzas K et al (2002) Pelvic fractures: epidemiology and predictors of associated abdominal injuries and outcomes. J Am Coll Surg 195(1):1-10
Denis F (1983) The three column spine and its significance in the classification of acute thoracolumbar spinal injuries. Spine 8:817-831
Effendi B, Roy D, Cornish B et al (1981) Fractures of the ring of the axis. A classification based on the analysis of 131 cases. J Bone Joint Surg 63:319-327
Fielding JW, Hawkins RJ (1977) Atlanto-axial rotatory fixation. (Fixed rotatory subluxation of the atlanto-axial joint). J Bone Joint Surg Am 59:37-44
Hessmann MH, Rommens PM (2002) Transverse fracture-dislocation of the sacrum: a diagnostic pitfall and a surgical challenge. Acta Chir Belg 102:46-51

Imhof H, Fuchsjäger M (2002) Traumatic injuries: Imaging of spinal injuries. Eur Radiol 12:1262-1272

Jefferson G (1920) Fractures of atlas vertebra: report of four cases, and a review of those previously recorded. Br J Surg 7:407-422

Jonsson H JR, Cesarini K, Sahlstedt B, Rauschning W (1994). Findings and outcome in whiplash-type neck distortions. Spine 19:2733-2743

Linsenmaier U, Krötz M, Häuser H et al (2002) Whole-body computed tomography in polytrauma: techniques and management. Eur Radiol 12:1728-40

Magerl F, Aebi M, Gertzbein SD et al (1994) A comprehensive classification of thoracic and lumbar injuries. Eur Spine J 3:184-201

O' Down J (2000) Colonna vertebrale. In: Rüedi TP, Murphy WM (eds). Principi AO per il trattamento delle fratture. CIC Edizioni Internazionali, Roma, pp 601-615

Pretorius ES, Fishman EK (1999) Volume-rendered three-dimensional spiral CT: musculoskeletal applications. Radiographics 19:1143-1160

Spiegel PG (1996) Fracture and dislocations compendium. J Orthop Trauma 10 [Suppl 1]:151-153

Van Goethem JWM, Maes M, Özsarlak Ö et al (2005) Imaging in spinal trauma. Eur Radiol 15:582-590

Wintermark M, Mouhsine E, Theumann N et al (2003) Thoracolumbar spine fractures in patients who have sustained severe trauma: depiction with multi-detector row CT. Radiology 227:681-689

Capitolo 8

Benzel EC (2003) Biomechanics of the Spine. Thieme-Verlag, Stuttgart, pp 1-89

Cartolari R, Argento G, Cardello M et al (1998) Axial loaded computed tomography (AL-CT) and Cine AL-CT. Rivista di Neuroradiologia 11:275-286

Denis F (1983) Spinal instability ad defined by the three-column spine concept in acute spinal trauma. Clin Orthop Releated Research, 65-76

Denis F (1983) The three columns spine and its significance in the classification of acute thoracolumbar spinal injuries. Spine 8:817-831

Holdsworth FW (1963) Fracture, dislocation and fracture-dislocation of the spine. J Bone Joint Surg; 45-B:6-20

Kapandji IA (1974) The Physiology of the joints part III. Churchill-Livingstone, New Yor

Izzo R, Diano AA, Lacquaniti F et al (2005) Biomechanics of the Spine II. The Loss of Integrity and Stability of the Spine. Rivista di Neuroradiologia 18:592-605

Leone A, Guglielmi G, Cassar-Pullicino VN, Bonomo L (2007) Lumbar intervertebral instability: a review. Radiology 245: 62-77

Louis R (1989) Chirurgia del rachide. Piccin, Padova

Magerl F, Aebi M, Gertzbein SD et al (1994) A comprehensive classification of thoracic and lumbar injuries. Eu Spine J 3:184-201

Manfré L, Cartolari R, Trasimeni G, Cristaudo C (2007) Spinal instability. Axial loaded imaging of the spine. In: Van Goethem J, Van Den Hauwe L, Parizel PM (eds), Spinal Imaging, Springer, Berlin Heidelberg New York

Panjabi MM (1992) The stabilizing system of the spine. Part II. Neutral zone and instability hypothesis. J Spinal Disord 5: 390-6

Rabischong P (1989) Anatomie functionelle du rachis et de la moelle. In: Imagerie du rachis et de la moelle. Vigot, Paris, pp.109-132

White AA, Panjiabi MM (1990) Clinical Biomechanics of the spine. JB Lippincott Co, Philadelphia

Capitolo 9

Boos N, Rieder R, Shade V et al (1995) The diagnostic accuracy of magnetic resonance imaging, work perception, psychosoial factors in identifying symptomatic disk herniations. Spine 20:2613-2625

Gilbert JW, Wheeler GR, Lingreen RA, Johnson RR (2006) Open stand-up MRI: a new instrument for positional neuroimaging. J Spinal Disord Tech 19:151-154

Haughton VM, Rogers B, Meyerand ME et al (2002) Measuring the axial rotation of lumbar vertebrae in vivo with MR imaging. AJNR 23:1110-1116

Hiwatashi A, Danielson B, Moritani T et al (2004) Axial loading during MR imaging can influence treatment decision for symptomatic spinal stenosis. AJNR 25:170-174

Jayakumar P, Nnadi C, Saifuddin A et al (2006) Dynamic degenerative lumbar spondylolisthesis: diagnosis with axial loaded magnetic resonance imaging. Spine 31:E298-E301

Jinkins JR, Dworkin JS, Damadian RV (2005) Upright, weight bearing, dynamic-kinetic MRI of the spine: initial results. Eur Radiol; 15:1815-1825

Kent DL, Haynor DR, Larson EB, Deyo RA (2006) Diagnosis of lumbar spinal stenosis in adults. A metaanalysis of the accurancy of CT, MR and myelography. J Spinal Disord Tech 19:151-154

Nowicki BH, Haughton VM, Schmidt TA et al (1996) Occult lumbar lateral spinal stenosis in neural foramina subjected to physiologic loading. AJNR 17:1605-1614

Schönström N, Lindahl S, Willén J, Hansson T (1989) Dynamic changes in the dimensions of the lumbar spinal canal: an experimental study in vitro. J Orthop Res 7:115-121

Stadnik TW, Lee RR, Coen HL et al (1998) Annular tears and disk herniation: prevalence and contrast enhancement on MR images in the absence of low back pain and sciatica. Radiology 206:49-55

Weishaupt D, Schmid MR, Zanetti M et al (2000) Positional MR imaging of the lumbar spine: does it demonstrate nerve root compromise not visible at conventional MR imaging? Radiology 215:247-253

Weishaupt D, Zanetti M, Hodler J, N Boos (1998) MR imaging of the lumbar spine: disk extrusion and sequestration, nerve root compression, endplate abnormalities and osteoarthritis of the facet joints are rare in asymptomatic volunteers. Radiology 209:661-666

Wildermuth S, Zanetti M, Duewell S et al (1998) Lumbar spine: quantitative and qualitative assessment of positional (upright flexion and extension) MR imaging and myelography. Radiology 207:391-398

Willen J. Danielson B (2001) The diagnostic effect from axial loading of the lumbar spine during computed tomography and magnetic resonance imaging in patients with degenerative disorders. Spine 26:2607-2614

Capitolo 10

Albanese CV (2006) Tecniche densitometriche. In: Albanese CV, Passariello (ed) Osteoporosi e malattie metaboliche dell'osso - Compendio clinico diagnostico. 1° ed., UTET, Torino, pp 265-288

Albanese CV, Diessel E, Genant HK (2003) Clinical application of body composition measurements using DXA. J Clin Densitometry 6 (2):75-85

Bangerter NK, Hargreaves BA, Vasanawala SS et al (2004) Analysis of multiple-acquisition SSFP. Magn Reson Med 51:1038-1047

Bauer JS, Henning TD, Mueller D et al (2007) Volumetric quantitative CT of the spine and hip derived from contrast-enhanced MDCT: conversion factors. Am J Roentgenol 188:1294-1301

Binkley TL, Specker BL, Wittig TA (2002) Centile curves for bone densitometry measurements in healthy males and female ages 5-22 yr. J Clin Densitom 5(4):343-353

Cherney DD, Laymon MS, McNitt A, Yuly S (2002) A study on influence of calcified intervertebral disk and aorta in determining bone mineral density. J Clin Densitom 5:193-198

Ferrar L, Jiang G, Adams J, Eastell R (2005) Identification of vertebral fractures: an update. Osteoporos Int 16:717-721

Genant HK, Grampp S, Gluer CC (1995) Universal standardization for dual X-ray absorptiometry: patient and phantom cross-calibration results. J Bone Miner Res 10:1602-1603

Ito M, Ikeda K, Nishiguchi M et al (2005) Multi-detector row CT imaging of vertebral microstructure for evaluation of fracture risk. J Bone Miner Res 20:1828-1836

Link TM, Vieth V, Stehling C et al (2003) High-resolution MRI vs multislice spiral CT: which technique depicts the trabecular bone structure best? Eur Radiol 13:663-671

Magland J, Vasilic B, Wehrli FW (2006) Fast low-angle dual spin-echo (FLADE): a new robust pulse sequence for structural imaging of trabecular bone. Magn Reson Med 55:465-471

Mazzaferro S, Diacinti D, Proietti E et al (2006) Morphometric x-ray absorptiometry in the assessment of vertebral fractures in renal transplant patients. Nephrol Dial Transplant 21:466-471

Paganelli M, Albanese C, Borrelli O et al (2007) Inflammation is the main determinant of low bone mineral density in pediatric inflammatory bowel disease. Inflamm Bowel Disease 13 (4):416-423

Patel PV, Prevrhal S, Bauer JS et al (2005) Trabecular bone structure obtained from multislice spiral computed tomography of the calcaneus predicts osteoporotic vertebral deformities. J Comput Assist Tomogr 29:246-253

Van der Sluis IM, de Ridder MAJ, Boot AM et al (2002) Reference data for bone density and body composition measured with dual energy X ray absorptiometry in white children and young adults. Arch dis Child 87:341-347

Wehrli FW (2007) Structural and Functional Assessment of Trabecular and Cortical Bone by Micro Magnetic. J Magn Reson Imaging 25: 390-40

Capitolo 11

Fourney DR, Schomer DF, Nader R et al (2003) Percutaneous vertebroplasty and kyphoplasty for painful vertebral body fractures in cancer patients. J Neurosurg 98 [Suppl 1]:21-30

Guyer RD, Ohnmeiss DD (2003) Lumbar discography. Spine J 3 [Suppl 3]:11S-27S

Jang JS, Lee SH, Jung SK (2002) Pulmonary embolism of polymethylmethacrylate after percutaneous vertebroplasty: a report of three cases. Spine 27(19):E416-8

Jensen ME, Evans AJ, Mathis JM et al (1997) Percutaneous polymethylmethacrylate vertebroplasty in the treatment of osteoporotic vertebral body compression fractures: technical aspects. AJNR 18(10):1897-1904

Kim MJ, Lindsey DP, Hannibal M et al (2006) Vertebroplasty versus kyphoplasty: biomechanical behavior under repetitive loading conditions. Spine 31:2079-84

Kirby BS, Doyle A, Gilula LA (2003) Acute bronchospasm due to exposure to polymethylmethacrylate vapors during percutaneous vertebroplasty. AJR Am J Roentgenol 180(2):543-4

Lin CC, Chen IH, Yu TC et al (2007) New symptomatic compression fracture after percutaneous vertebroplasty at the thoracolumbar junction. AJNR 28(6):1042-5

Lindsay R, Silverman SL, Cooper C et al (2001) Risk of new vertebral fracture in the year following a fracture. JAMA 285(3):320-323

McGraw JK, Lippert JA, Minkus KD et al (2002) Prospective evaluation of pain relief in 100 patients undergoing percutaneous vertebroplasty: results and follow-up. J Vasc Interv Radiol 13(9):883-886

Muto M (2005) Vertebroplasty in the treatment of spine disease. Interventional Neuroradiol 11:309-323

Pneumaticos SG, Reitman CA, Lindsey RW (2006) Diskography in the evaluation of low back pain. J Am Acad Orthop Surg 14:46-55

Provenzano MJ, Murphy KPJ, Riley LH (2004) Bone cements: review of their physiochemical and biochemical properties in percutaneous vertebroplasty. AJNR 25:1286-1290

Riggs BL, Melton LJ (1995) The worldwide problem of osteoporosis: insights afforded by epidemiology. Bone 17 [Suppl 5]:505S-511S

Rosenthal DI, Hornicek FJ, Wolfe MW et al (1998) Percutaneous radiofrequency coagulation of osteoid osteoma compared with operative treatment. J Bone Joint Surg Am 80:815-21

Shapiro S, Abel T, Purvines S (2003) Surgical removal of epidural and intradural polymethylmethacrylate extravasation complicating percutaneous vertebroplasty for an osteoporotic lumbar compression fracture. Case report. J Neurosurg 98 [Suppl 1]:90-2

Sluijter ME, Cosman E, Rittman W et al (1998) The effect of pulsed radiofrequency fields applied to the dorsal root ganglion - a preliminary report. Pain Clin 11:109-117

Teng MM, Wei CJ, Wei LC et al (2003) Kyphosis correction and height restoration effects of percutaneous vertebroplasty. AJNR 24(9):1893-1900

Uppin AA, Hirsch JA, Centenera LV et al (2003) Occurrence of new vertebral body fracture after percutaneous vertebroplasty in patients with osteoporosis. Radiology 226(1):119-24

Van Kleef M, Barendse GA, Kessels A et al (1999) Randomized trial of radiofrequency lumbar facet denervation for chronic low back pain. Spine 24:1937-1942

Woertler K, Vestring T, Boettner F et al (2001) Osteoid osteoma: CT guided percutaneous radiofrequency ablation and follow-up in 47 patients. J Vasc Interv Radiol 12:717-22

Capitolo 12

Annertz M, Jönsson B, Strömqvist B, Holtas S (1995) Serial MRI in the early postoperative period after lumbar discectomy. Neuroradiology 37:177-182

Burton CV (1978) Lumbosacral arachnoiditis. Spine 3:24-30

Fan YF, Chong VF (1995) MRI findings in failed back surgery syndrome. Med J Malaysia 50:76-81

Floris R, Spallone A, Aref TY et al (1997) Early postoperative MRI findings following surgery for herniated lumbar disc. Acta Neurochir139:169-175

Gallucci M, Bozzao A, Orlandi B , Manetta R (1995) Follow-up of surgically treated and untreated disk pathology. Riv Neuroradiol 8 (S1):85-96

Gallucci M, Bozzao A, Orlandi B et al (1995) Does postcontrast MR enhancement in lumbar disk herniation have prognostic value? J. Comput Assist.Tomogr 19:34-38

Gallucci M, Limbucci N, Paonessa A, Splendiani A (2007) Degenerative disease of the spine. Neuroimaging Clin N Am 17:87-103

Gallucci M, Puglielli E, Splendiani A et al (2005) Degenerative disorders of the spine. Eur Radiol 15:591-598

Hamm B, Haring B, Traupe H, Mayer M (1993) The diagnostic role of contrast medium-enhanced MR tomography in the diagnosis of the post-diskectomy syndrome. A prospective study of 109 patients. Rofo 159:269-277

Jensen MC, Brant-Zawadzki MN, Obuchowski N et al (1994) MRI of the lumbar spine in people with outback pain. N Engl J Med 331:69-73

Jinkins JR, Garret D, Osbome AG (1993) Spinal nerve enhancement with Gd-DTPA: MR correlation with the postoperative lumbosacral spine. AJNR 14:383-394

Nygaard ØP, Kloster R, Dullerud R et al (1997) No association between peridural scar and outcome after lumbar microdiscectomy, Acta Neurochir 139:1095-1100

Rodrigues FF, Dozza DC, de Oliveira CR, de Castro Rg (2006) Failed back surgery syndrome: casuistic and etiology. Arq Neuropsiquiatr 64:757-761

Rodriguez-Garcia AJ, Sanchez-Gastaldo A, Ibanez-Campos T et al (2005) Related factors with the failed surgery of herniated lumbar disc. Neurocirugia (Astur) 16:507-517

Rosales-Olivares LM, Miramontes-Martinez V, Alpizar-Aguirre A, Reyes-Sanchez A (2007) Failed back surgery syndrome. Cir Cir 75:37-41

MIX
Papier aus verantwortungsvollen Quellen
Paper from responsible sources
FSC® C105338

If you have any concerns about our products,
you can contact us on
ProductSafety@springernature.com

In case Publisher is established outside the EU,
the EU authorized representative is:
Springer Nature Customer Service Center GmbH
Europaplatz 3, 69115 Heidelberg, Germany

Printed by Libri Plureos GmbH
in Hamburg, Germany